U0251557

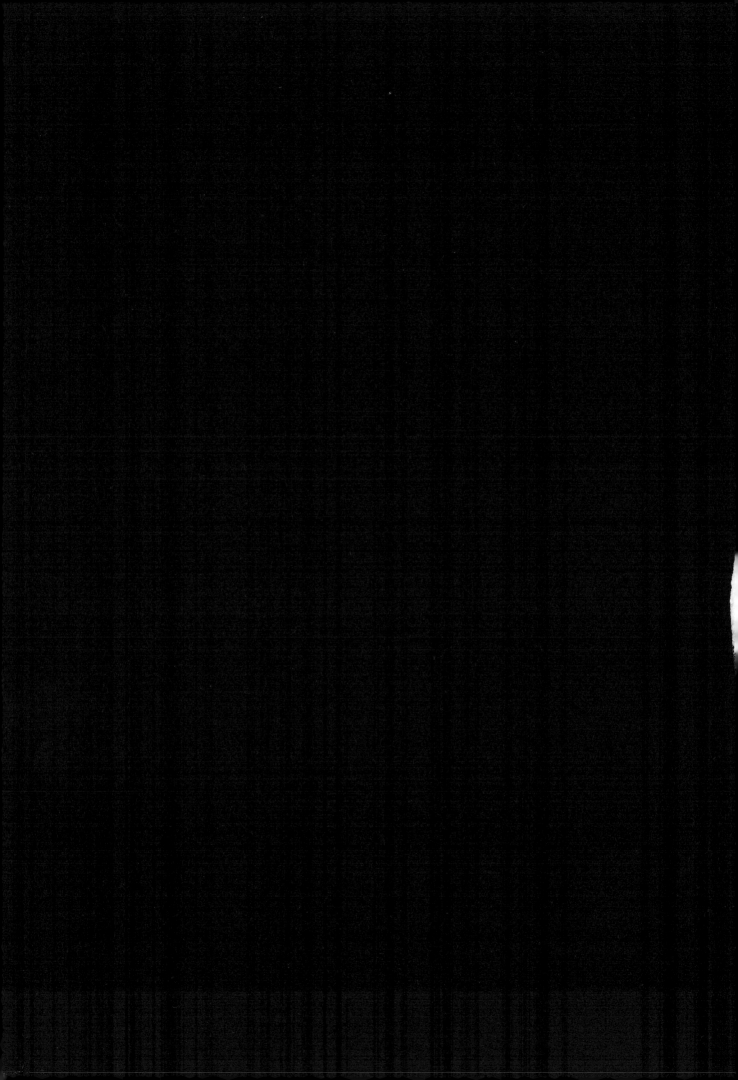

2018

QDT

QUINTESSENCE OF DENTAL TECHNOLOGY

（美）西拉斯·杜阿尔特　主编
（Sillas Duarte）

QDT中文版翻译委员会　译

北方联合出版传媒（集团）股份有限公司

辽宁科学技术出版社

沈 阳

图文编辑：

刘　娜　刘　菲　王丽娟　王梓涵

This is translation of QDT 2018 - Quintessence of Dental Technology
Editor-in-chief: Sillas Duarte
Copyright © 2018 by Quintessence Publishing Co, Inc

© 2019，辽宁科学技术出版社。
著作权合同登记号：06–2019第35号。

图书在版编目（CIP）数据

QDT 2018 /（美）西拉斯·杜阿尔特（Sillas Duarte）主编；QDT中文版翻译委员会译. —沈阳：辽宁科学技术出版社，2019.10

　ISBN 978-7-5591-1249-1

Ⅰ.①Q… Ⅱ.①西… ②Q… Ⅲ.①口腔科学 Ⅳ.①R78

中国版本图书馆CIP数据核字（2019）第158151号

出版发行：辽宁科学技术出版社
　　　　　（地址：沈阳市和平区十一纬路25号　邮编：110003）
印　刷　者：广州市番禺艺彩印刷联合有限公司
经　销　者：各地新华书店
幅面尺寸：210mm×285mm
印　　张：16
字　　数：350千字
出版时间：2019年10月第1版
印刷时间：2019年10月第1次印刷
责任编辑：陈　刚　殷　欣　苏　阳
封面设计：袁　舒
版式设计：袁　舒
责任校对：李　霞

书　　号：ISBN 978-7-5591-1249-1
定　　价：398.00元

投稿热线：024-23280336
邮购热线：024-23280336
E-mail:cyclonechen@126.com
http://www.lnkj.com.cn

机器学习：
人工智能用于诊断和治疗方案的制订

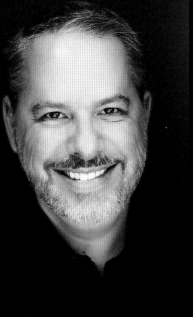

任何口腔美学修复重建的最复杂任务之一是治疗计划的制订。将多个来源全部数据收集在一起［例如医疗和牙科病史，患者主诉，X线片，锥形束计算机断层扫描（CBCT），模型，咬合记录，咬合分析，牙齿颜色分析等仅列举一些］，然后分析数据，得出结论，并制作视觉上可接受的修复体原型（虚拟或非虚拟）与患者和修复团队进行沟通，这些，并非易事。

虽然近年来数字化技术的进步已经产生了非常积极的显著影响，但信息仍然支离破碎。修复团队仍然需要使用数字化和非数字化的方式收集不同的信息，并使用不同的数字化平台或模拟方法将它们组合起来，以制订合适的治疗计划。更不用说口腔修复中涉及的变量太多，制订最终治疗计划的过程本身就难度很大，错综复杂。数据收集中的极小错误都可能导致不可预测的结果，缺乏可预测性是牙科中最令人担忧的事情之一。

我们迫切需要数字化工具，使我们能够以一体化的单个平台动态记录患者数据（休息位时的嘴唇位置，微笑和大笑时的牙齿显露，咬合的前伸和侧方运动）、静态数据（口内扫描，口外扫描，牙科数码比色和CBCT），以及病史采集（医疗和牙科病史）。虽然许多系统提供微笑设计、修复体设计、种植体植入设计或评估基础结构的机会，但大多数可用系统仍然缺乏对它们的完全整合。此外，许多数字化平台仍然基于传统牙科技术，牙齿仍然需要先进行预备，以便软件去设计和呈现出可被接受的修复体。理想情况下，我们需要全数字化的数据序列，所有数字记录的数据都可以完整分析和研究咬合（包括咬合垂直距离）、牙齿美学、牙齿位置、牙釉质和牙本质厚度、缺牙空间、根管治疗，以及牙龈美学来创造最终的虚拟患者。

在这项技术的帮助下，我们能够采用微创的手段制订一个成功的治疗计划，并在同一数字化平台中随时监测其结果。随着机器存储信息量的增加，我们将能够做出更好的决策。该技术已经运用于其他领域。例如，在医学领域，人们对机器学习的兴趣激增，使得一系列成功的数据驱动应用应运而生，这些应用包括从医学图像处理和特定疾病的诊断，再到更广泛的决策支持和结果预测。通过人工神经网络——它类似于生物学大脑，通过对周围环境做出的应答来学习并将所获得的知识存储在未来的决策中——数字化技术可以帮助预测既定治疗的成功性或提出其局限性。牙科可以真正受益于人工智能和人工神经网络，或至少在以合理的成本获得的一体化数字化平台。

数字化工作流程显然是QDT今年的主题，其收集的论文和案例展示了人类的独创性、艺术性和技术性，以促进牙科得到更好、更高质量的发展。我欢迎您花时间探索本书中展示的各种可能性，满怀好奇，怀揣着对所有新事物的兴奋来挖掘知识。

Sillas Duarte, Jr, DDS, MS, PhD

QDT 2018

QUINTESSENCE OF DENTAL TECHNOLOGY

Cover photo by Carlos Ayala Paz

PUBLISHER
H.W. Haase

**EXECUTIVE VICE-PRESIDENT,
Director**
William G. Hartman

JOURNAL DIRECTOR
Lori A. Bateman

PRODUCTION
Sue Robinson

**ADVERTISING/EDITORIAL/
SUBSCRIPTION OFFICE**
Quintessence Publishing Co, Inc
Moving Spring of 2018 to:
411 Raddant Road
Batavia, Illinois 60510
Phone: (630) 736-3600
Toll-free: (800) 621-0387
Fax: (630) 736-3633
E-mail: service@quintbook.com
Watch our Website for more information:
http://www.quintpub.com

QDT is published once a year by
Quintessence Publishing Co, Inc,
411 Raddant Road, Batavia,
Illinois, 60510. Price per copy: $148.

中文版翻译委员会
（按姓名首字拼音为序）

白洪波　柏景萍　蔡　宇　都本晖
华小宁　江　山　李文静　刘　琦
刘中宁　罗志强　毛　红　王　婷
徐　立　闫　夏　杨静文　张　豪
张海东　张家鑫　曾祥青

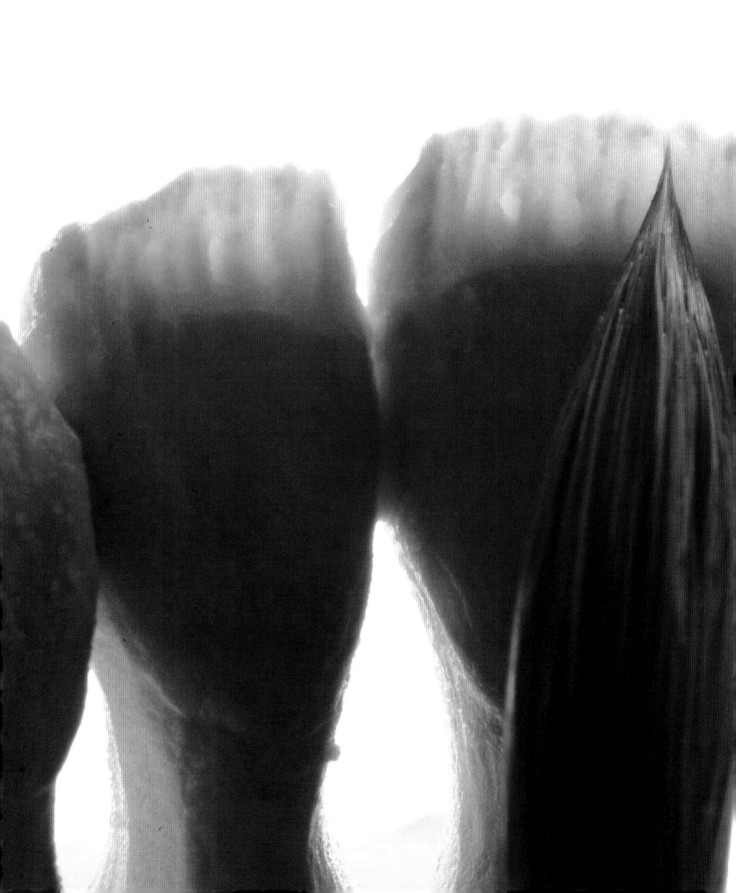

数字化微创全口重建

Minimally Invasive Full-Mouth Rehabilitation Adapting Digital Dentistry

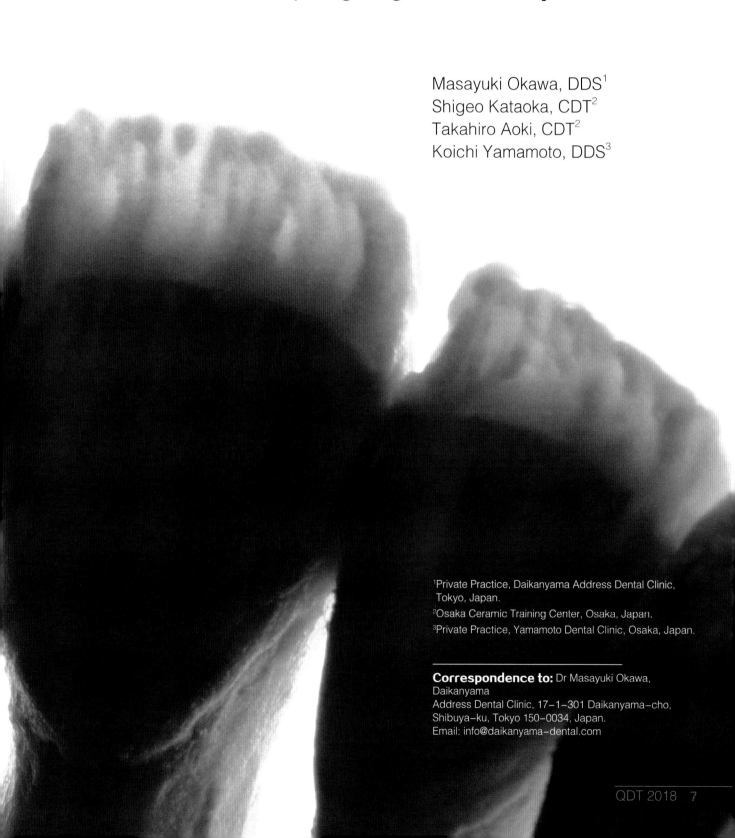

Masayuki Okawa, DDS[1]
Shigeo Kataoka, CDT[2]
Takahiro Aoki, CDT[2]
Koichi Yamamoto, DDS[3]

[1]Private Practice, Daikanyama Address Dental Clinic, Tokyo, Japan.
[2]Osaka Ceramic Training Center, Osaka, Japan.
[3]Private Practice, Yamamoto Dental Clinic, Osaka, Japan.

Correspondence to: Dr Masayuki Okawa, Daikanyama
Address Dental Clinic, 17-1-301 Daikanyama-cho, Shibuya-ku, Tokyo 150-0034, Japan.
Email: info@daikanyama-dental.com

如今，修复治疗的标准已经从以往的"固位和抗力"转变为微创理念。随着对牙体结构生物力学的深入理解，以及粘接技术的迅速发展，微创修复更加符合现代修复治疗追求仿生和仿真效果的目标[1]。

从2002年Magne和Belser介绍多种前牙瓷粘接修复病例开始[2]，包括本文作者在内的很多临床医生，都发表了有详细记录的前牙修复成功案例[3-4]。Magne等[5-6]和Dietschi、Argente[7]随后发表了在后牙区使用直接和间接粘接技术的微创修复病例。从那时候起，Duarte团队[8]、Fradeani团队[9]、Vailati团队[10]、Okawa[11]以及很多其他临床医生都发表了微创全口重建的病例[12]。适用于微创修复的新的临床操作流程和修复材料在不断更新。本文作者曾运用显微镜进行治疗，减少操作误差，实现微创修复[13]。

随着数字化技术的出现，牙科领域也随之发生了巨变，将数字化技术应用于微创修复也势在必行[14]。在这篇文章中，我们通过一个重度酸蚀−磨耗的全口重建病例讨论实现微创修复的几个重要方面。

直接微创修复的临床目标

如前所述，本文作者应用显微镜的病例获得非常好的治疗效果和预后。如图1～图6所示，术者在显微镜下完成前牙冠折的修复体粘接。治疗9年后修复体边缘密合，无绷瓷或边缘着色。

在完成这个病例的时候，还尚未采用数字化技术。然而，得益于显微牙科（显微镜下治疗）技术，术者可以在常规治疗基础之上获得更高的制备精度并避免修复中的误差。对于数字化牙科来说有

着相同的治疗原则：对于治疗效果不能做任何妥协。本文针对如何有效结合传统修复流程和数字化流程，从而获得高质量的治疗效果进行讨论。

微创全口重建的临床考量

1. 最近，用微创甚至无创的方法对重度磨耗的牙列（由化学酸蚀、咬合磨耗[15]、釉质发育不全等造成）进行全口重建的病例不断呈现。对于这一类病例，牙体预备是否是必需的[16]？如果是，在不同情况下，多少预备量合适？哪一种边缘线的设计合理？

2. 对比聚合树脂和全瓷修复：如何用数字化技术获得修复体的精确就位？如果想要切削出良好的修复体，什么材料是更佳的选择？牙位的不同是否会影响修复体材料的选择？

3. 对于全口重建病例来说，通过临时修复体评估咬合重建的功能和美学十分重要。既然粘接修复不要求固位形和抗力形，我们应当如何选择临时修复体的材料？我们应该如何粘接临时修复体？又应该如何选择临时粘接剂？

重度磨耗牙列的修复方案

重度牙列磨耗可由酸蚀、错𬌗畸形或磨牙症等副功能中的一种或几种原因引起。重度磨耗所引起的美学缺陷、功能障碍和生物问题，进一步导致全口咬合的紊乱。为了防止牙体组织的进一步损耗，及时进行修复是十分必要的[17]。针对这些病患，运用粘接修复保存剩余牙体组织是最佳的选择[18]。

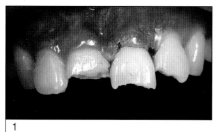
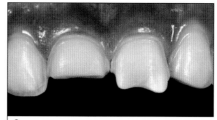
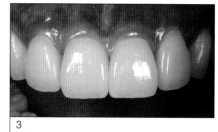

图1 4颗上颌前牙外伤治疗前口内观。

图2 牙体预备。

图3 显微镜下完成治疗后。

图4 治疗后3年根尖片检查。修复体边缘密合，未见放射线阻射树脂水门汀影像。

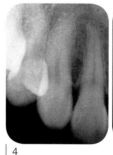
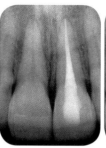
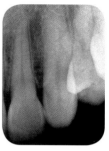

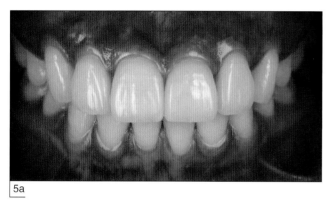
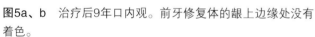

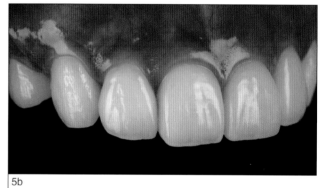

图5a、b 治疗后9年口内观。前牙修复体的龈上边缘处没有着色。

图6 龈上边缘显微镜下放大。治疗后9年临床检查无显著改变。

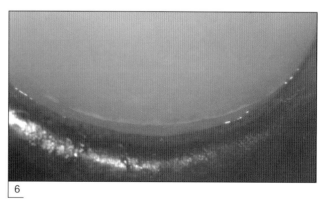

病例

主诉

患者21岁，是一名时尚模特，对自己短而薄的中切牙美观效果不满意。同时，她也主诉前牙敏感和紧咬牙引起的肌肉疼痛。详细的问诊发现该患者有饮食障碍（暴食症）。患者希望通过治疗改善前牙美观和后牙咬合，同时消除前牙敏感。

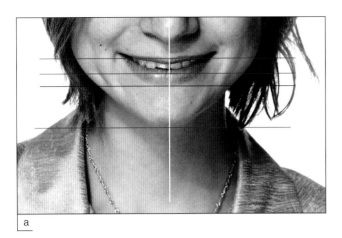

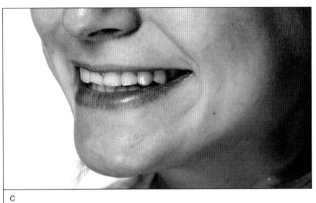

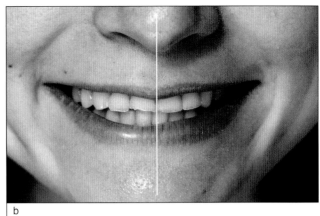

图7a～c 临床评估面部美学和面部-牙齿关系。主要的美学问题是上颌前牙切缘远离下唇微笑曲线，下颌前牙轻度过长。

初步临床检查

面部特征分析和唇齿关系分析

切缘形态凹陷且与笑线不匹配。下颌前牙轻度过长（图7a～c）。

口内照片分析

图8a～c显示前牙咬合、休息位和前伸运动。上颌前牙龈缘曲线基本正常，但咬合平面向右倾斜。上颌牙列中线与面中线一致。下颌牙列中线偏向右侧，左侧尖牙是Ⅲ类关系。患者的前牙引导可以通过检查咬合接触和磨耗形态进行分析。这个病例是端对端的磨耗。Spear认为此类病例应该增加覆盖，减小覆𬌗，使下颌运动轨迹的末期有咬合接触[19]。

上颌4颗切牙冠部较薄（图9a、b）。上颌6颗前牙均有切端缺损和明显的磨耗，未见龋坏和充填体。𬌗面观（图9b）显示典型的酸蚀后釉质形态以及有光泽的𬌗面磨耗面[17]。这些磨耗特征证实：酸蚀导致患牙牙本质暴露，而下颌前牙唇倾和磨牙症又进一步加重了上颌前牙的磨耗。

研究模型分析

在最初的研究模型上可以看到上颌前牙腭侧的酸蚀和磨耗面（图10a～d）。因磨耗和酸蚀造成的组织缺损在前牙区明显大于后牙区。左上第一磨牙可能缺失已久，其位置已由近中倾斜的第二磨牙和第三磨牙占据。在上颌磨牙的功能尖有明显的磨耗，对应的下颌磨牙𬌗面可见凹坑状缺损，和患者自述的右侧后牙紧咬牙的表现相吻合。二腹肌后腹部位触诊有疼痛。提示右侧髁突很可能后移位。

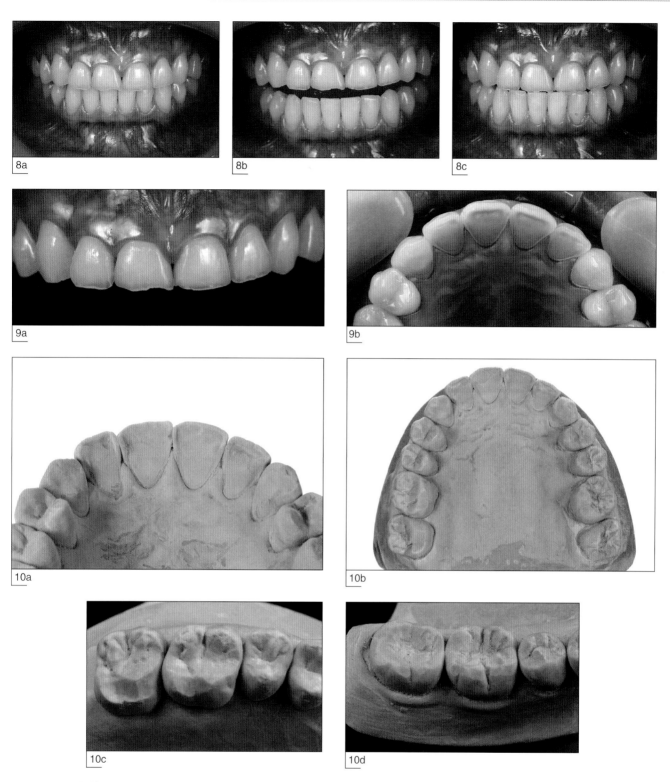

图8a~c　治疗前口内观。

图9a、b　治疗前上颌前牙唇面观和殆面观。

图10a~d　治疗前研究模型评估。（a）上颌前牙腭侧观；（b）上牙列殆面观；（c）右上第一和第二磨牙殆面观；（d）右下第一和第二磨牙殆面观。

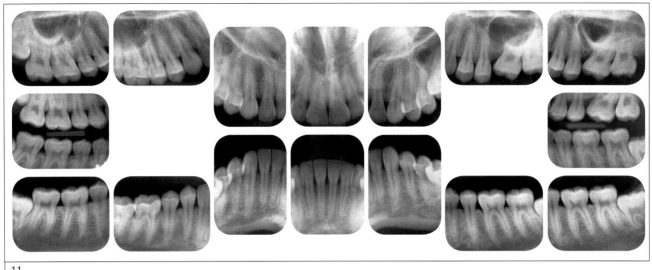

11

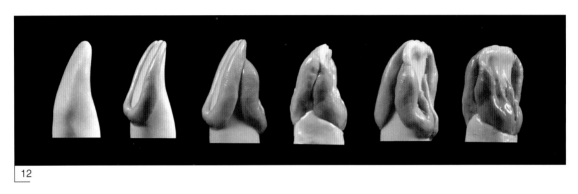

12

图11　全口根尖片。

图12　前牙的解剖外形在舌侧和邻面有较厚的釉质层，保留这些釉质结构对于牙齿的抗折性能非常重要。

影像学检查

所有牙齿均为活髓牙（图11）。下颌第一和第二磨牙的邻面有龋损。未见牙周相关疾病。左侧上颌第二磨牙近中倾斜。

修复治疗目的和治疗计划

去除酸蚀等风险因素后开始制订序列治疗计划[17]。对于酸蚀症的患者，需要恢复由于酸蚀而损失的牙体结构；重建咬合和恢复咀嚼功能；改善笑线等美观表现；以及消除牙本质敏感[11]。文中患者的前牙比后牙有更显著的磨损。考虑到患者的前牙已经有唇倾移位，为了避免治疗后前牙的过度暴露，理想的治疗方案是通过正畸压低或者冠延长术来获得未来修复空间，而不是抬高垂直距离（OVD）。与患者沟通包括排齐左上第二磨牙在内的正畸治疗[20]，但患者因工作原因无法接受。因此，增加OVD打开咬合的全口咬合重建成为首选治疗方案。

Abduo展示了增加OVD后能获得可预测的治疗效果[21]。Spear的观点认为理想的OVD是不存在的[21-22]；OVD会随着患者的适应性而发生改

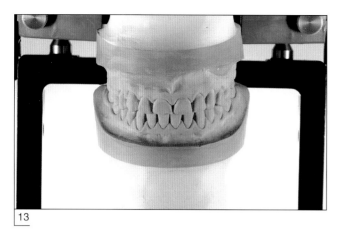

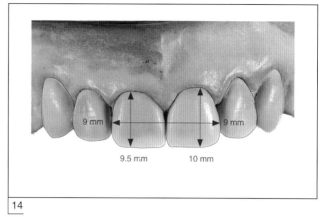

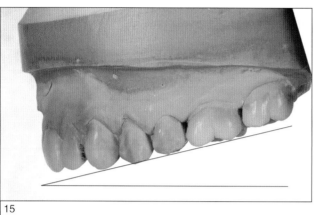

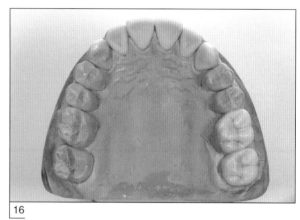

图13　用相同的正中关系记录将两副模型分别上𬌗架。一副用于制作诊断蜡型，另一副用于制作临时修复体和前导指示。

图14　美学评估并根据患者需求制作上中切牙诊断蜡型。在微笑时评估中切牙和上唇相对关系，通过加蜡确定理想的切缘位置。结合牙冠长度、宽度和长宽比确定整体形态。酸蚀症患者往往习惯了原有较短的牙冠外形，而并不要求牙齿加长[23]。

图15　根据𬌗平面定义和美观需求确定理想的𬌗平面。该患者的𬌗平面是根据排齐后的左上第一磨牙来确定。

图16　诊断蜡型恢复上颌前牙腭侧形态。上颌左侧的磨牙经由蜡型恢复理想形态。

变，所以对于每一个个体来说，合适的OVD是首先需要确定的[20]。在尽可能保存剩余牙体组织的前提下，通过增加OVD恢复功能和美观（图12）。

微创全口重建流程

　　根据咬合记录上𬌗架，通过在𬌗架上制作诊断蜡型为患者确立理想的OVD。参考以下顺序评估美学和功能：上中切牙，侧切牙和尖牙，上颌前磨牙和磨牙，下颌前牙，下颌前磨牙和磨牙。诊断蜡型可以将理想的治疗效果可视化。患者的美观需求和医生恢复其功能的目标是决定新OVD的重要因素。图13～图21展示了模型上𬌗架、诊断蜡型以及新的OVD的确定。

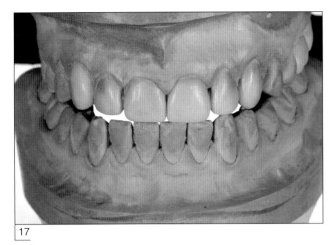

17

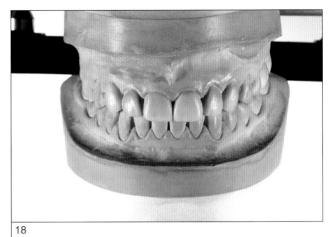

18

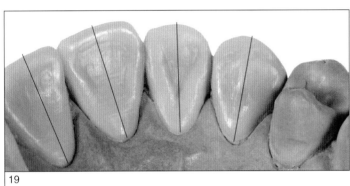

19

图17　在𬌗架上所展示的理想前伸运动轨迹。该病例是端对端磨耗，所以重建时应设计为较大的覆盖和较小的覆𬌗。

图18　合上𬌗架检查新确立的OVD。

图19　通过重塑上颌前牙腭侧形态设计下颌运动轨迹。

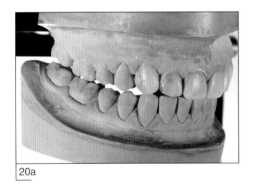

20a

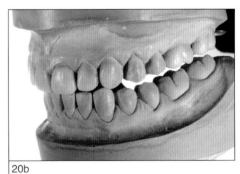

20b

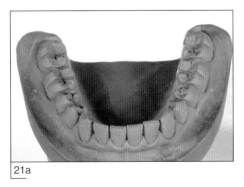

21a

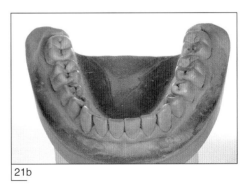

21b

图20a、b　诊断蜡型重塑下颌磨牙形态，确立理想的最大牙尖交错位并确保非工作侧的咬合分离。

图21a、b　右下磨牙𬌗面形态根据上颌磨牙的理想𬌗平面进行了重塑，从而获得理想的上下颌𬌗平面。

图22a、b　用台式扫描仪将治疗前研究模型和诊断蜡型扫描并配准。

图23a、b　配准后的图像。在上颌前牙的颊侧、切端和腭侧均有充足的修复空间。

图24a、b　在治疗前研究模型上设计上颌前牙腭侧贴面修复体和覆盖左上磨牙𬌗面的高嵌体。

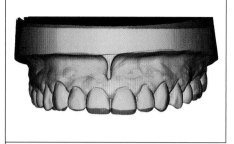
22a

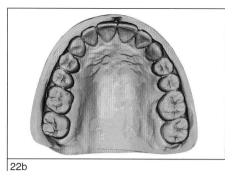
22b

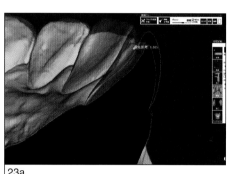
23a

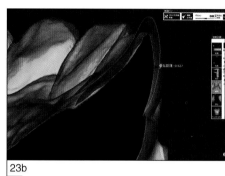
23b

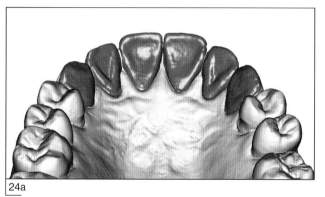
24a

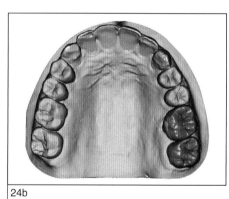
24b

应用传统方法将模型上𬌗架，打开咬合并完成诊断蜡型。在这之后，则采用数字化的方法。在牙体预备等修复操作阶段，为了减少技术误差，显微镜是必不可少的。以下是该患者治疗的5个主要步骤。

第1步：全口临时修复（数字化方式）

正如图22～图36所示，数字化方法制作临时修复是以无创为目的进行重建。

根据Vailati和Belser的ACE分析[18]，该病例属于第Ⅳ分类。笔者选择了三明治贴面技术，即分别制作颊侧和舌侧的贴面，以保存上颌前牙邻面的牙体组织，这对于防止因酸蚀和磨耗而损失了重要牙体硬组织患牙的进一步折裂十分重要。

前牙区临时修复体用点酸蚀、粘接和临时树脂水门汀粘接（Telio CS Link, Ivoclar Vivadent）。后牙临时高嵌体没有传统的"固位和抗力"形，但却需要承受垂直向和侧向的咬合力，传统临时粘接剂无法长时间胜任这一挑战。因此，后牙区临时修复体的组织面用处理剂（HC primer, Shofu）进行预处理，再用非自酸蚀的树脂水门汀（HC cement, Shofu）进行粘接（图32a、b）。

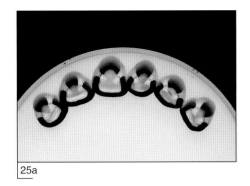

25a

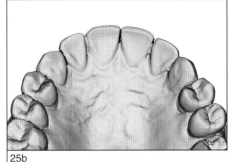

25b

图25a 聚甲基丙烯酸甲酯
（PMMA）树脂盘切削出腭侧临
时贴面。

图25b 带有腭侧贴面的上颌模
型三维扫描图像。

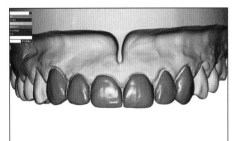

26a

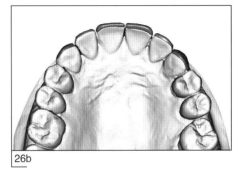

26b

图26a、b 数字化技术设计上颌
前牙唇侧临时贴面。

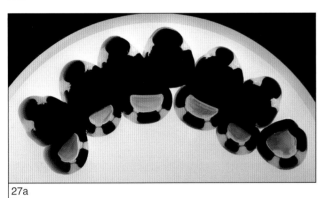

27a

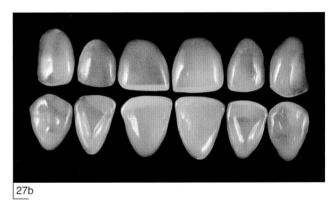

27b

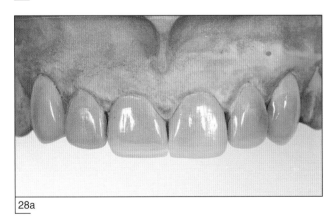

28a

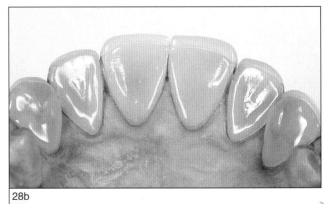

28b

图27a PMMA树脂盘切削出上颌前牙唇侧临时贴面。

图27b 上颌前牙颊腭侧贴面抛光后待粘接。

图28a、b 在石膏模型上试戴三明治临时贴面。

图29a、b 后牙临时修复体（a）设计和（b）制作。在这个病例中，垂直距离并没有显著升高，所以后牙临时修复体很薄，修复体连接在一起可以维持戴用期间的稳定性。

图30a、b 由于没有足够间隙，无法采用PMMA实现完全无创的临时修复，故下颌后牙的临时修复是用透光硅橡胶（Reveal，Bisco）在牙面上的直接粘接成形。该技术施用于右下第一和第二磨牙及左下第一和第二前磨牙。

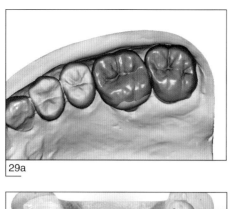

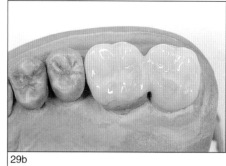

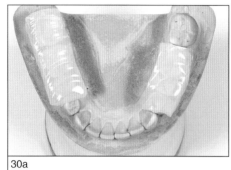

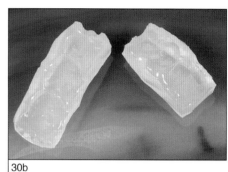

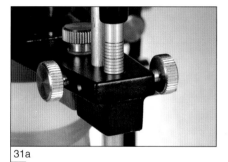

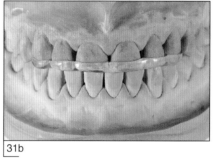

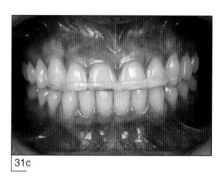

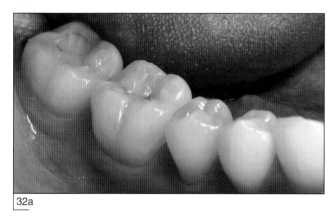

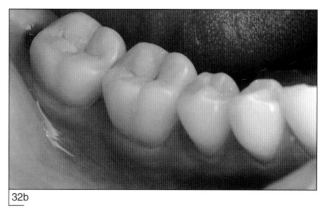

图31a～c 在𬌗架上确定初始模型的垂直距离抬高量，制作前牙区导板，以确保临时修复体制作过程中后牙的咬合分离。该导板还能作为口内的止点，有助于将𬌗架上的临时修复体形态转移到患者口内。在该导板的指示下，先行后牙临时修复，再行前牙的三明治临时贴面修复，形成前牙止点和前导。

图32a、b 戴入前牙导板后，就位左上第一磨牙PMMA临时修复体。右下磨牙直接树脂临时修复[7]。从而形成了新的垂直止点。

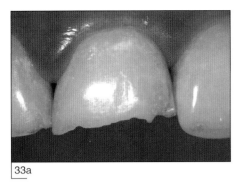 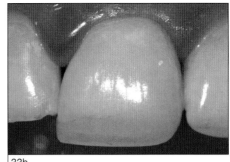

33a 33b

图33a、b　显微镜下完成上颌前牙三明治临时贴面修复。由于未预备的上颌前牙唇面为突面，修复体的就位较困难。同样，准确的腭侧就位也是一项十分具有挑战的工作。

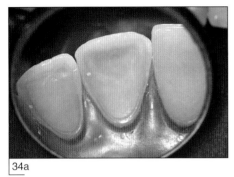 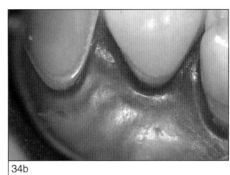

34a 34b

图34a、b　在腭侧临时贴面就位的过程中，显微镜的使用十分有必要。

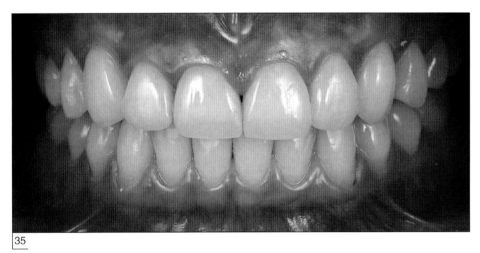

35

图35　无创全口重建的临时修复。

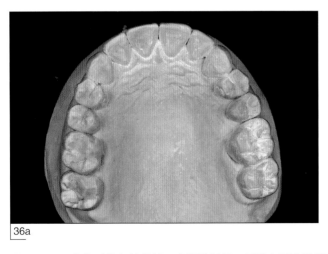 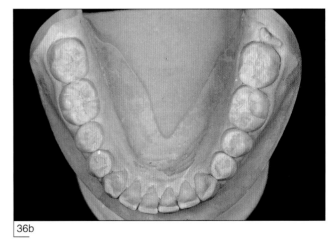

36a 36b

图36a、b　在临时修复体经过口内调整以后，只需少量改形即可复制为最终修复体的形态。上下颌模型修整后，扫描制作最终修复体的数字化诊断蜡型。

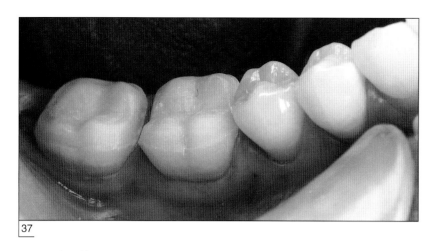
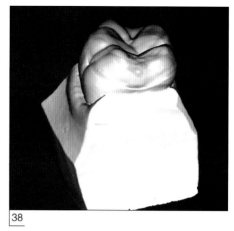

图37 右下第一和第二磨牙预备完成以后。临时修复体的殆面可见明显的磨耗；邻面可见龋坏。因此，对其进行了牙体预备并用二硅酸锂（IPS e.max CAD, Ivoclar Vivadent）制作最终修复体。

图38 测量最终修复体的材料厚度是非常重要的一个步骤。运用数字化牙科的技术可以轻松完成这项工作。牙体预备完成以后，用口内扫描仪（Trios 3，3Shape）对预备体以及整个牙列进行扫描，然后再用软件进行修复体设计。

重度磨耗患者进入咬合重建治疗以后，其垂直距离（OVD）会发生相应的改变。在治疗初期的2～3个月，患者的肌肉活动会更加活跃，在这一时期内临时修复体也往往出现损坏[24-25]。本文患者的右下磨牙树脂临时修复体就曾出现崩裂和磨耗。增加OVD以后，右侧髁突向前移位。由此推测，治疗前髁突由于压力而出现了后移位。

经过多次咬合调整以后，患者重新适应了调整后的垂直距离和咬合。右下磨牙临时修复体的损坏频率降低，二腹肌后腹的触痛也完全消失。面部观察，患者下颌角处的肌肉体积变小，其紧咬牙的情况也比治疗前显著减轻。

基于临时修复后的良好效果，正式修复得以继续推进。首先需要获取上下颌牙列的印模，用软件复制蜡型的功能和曲线修改功能获得精修的工作模型，作为最终修复的数字化蜡型。

第2步：磨牙牙体预备（显微镜技术）

全口的临时修复是采用无创方式完成的。然而，由于患者较重的磨牙症，导致右下第一和第二磨牙的直接树脂临时修复体不断地崩裂与磨损。因此具有更高强度和可酸蚀粘接的二硅酸锂陶瓷（IPS e.max，Ivoclar Vivadent）被选为正式修复的材料，防止修复后垂直距离的丧失或颞下颌关节髁突的向后旋转。笔者在临床使用低于厂家推荐厚度（小于0.8mm）的二硅酸锂陶瓷进行微创修复；然而，在重度磨牙症患者发生绷瓷和剪切破坏的情况时有发生。同时，笔者认为压铸技术也是制作后牙超薄殆贴面的有效方式。针对文中病例，第一和第二磨牙牙体预备后能够为全瓷修复体提供0.8～1mm的空间[9]。由于增加垂直距离提供了一定修复空间，牙体预备依然被控制在釉质范围以内。在显微镜下对戴有PMMA临时修复体的左上第一和第二磨牙进行预备。之后，在显微镜下对戴有直接树脂临时修复体的下颌第一和第二磨牙进行预备[26]。直接法粘接的双侧下颌第二前磨牙和左下第一磨牙的树脂修复体使用状态良好，因此，被作为永久修复体保留（图37～图40）。

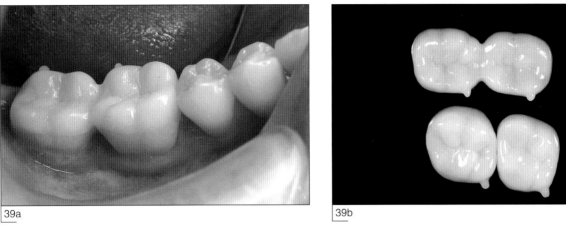

39a

39b

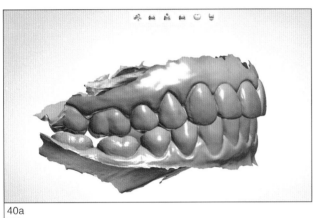

40a

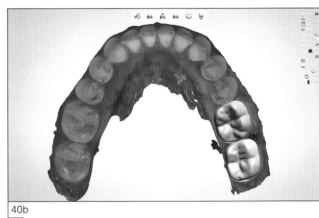

40b

图39a、b 右下第一和第二磨牙PMMA临时修复体：（a）口内观和（b）戴入前的4个PMMA临时修复体。右下第一和第二磨牙的临时修复体连接在一起以获得更好的固位。每个修复体上各有一个小突起，可以方便摘戴。PMMA修复体就位良好；由于修复体很薄，研磨过程中还是有可能发生变形。用HC水门汀粘接。

图40a、b 最终修复体蜡型设计的数字化图像（临时修复体改形）和牙体预备后的二次扫描图像。

第3步：后牙最终修复体戴入（数字化流程）

后牙的最终修复体是用IPS e.max CAD HT A1瓷块完成的。之所以选用e.max CAD作为该病例的修复材料，是因为其兼具良好的耐磨性能和美观效果。在选用新的研磨车针并设置较长的工作时间的条件下，虽然存在细微偏差，但e.max CAD瓷块可以最薄切削到0.3mm。在理想的切削条件下，e.max CAD瓷块的研磨比较容易。如果边缘位置修复体需要0.2~0.3mm的厚度，可以先研磨到一个较厚的厚度，再在3D打印的代型上进行调磨（图41~图43）。

图41a~d （a）用以调整咬合、表面纹理、修复体边缘、染色和抛光的3D打印模型。IPS e.max CAD HT A1瓷块（a，b）结晶前和（c）结晶后。（d）3D打印的预备体代型和染色完成后的全瓷嵌体修复体。

图42a Lava Ultimate HT A1 瓷块（3M ESPE），在同等条件下可以研磨至0.3mm。然而，同样是HT A1，e.max CAD表现出更好的透光性。

图42b Lava Ultimate嵌体试戴。树脂修复体的边缘密合性和强度令人满意。

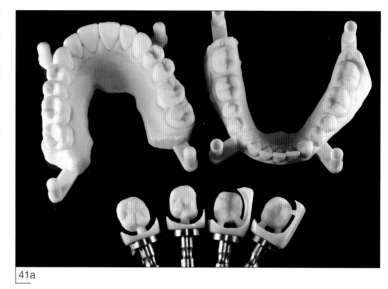

41a

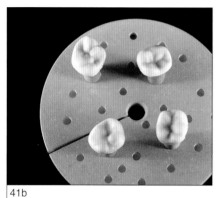

41b

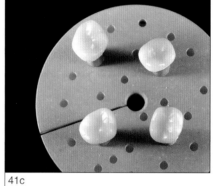

41c

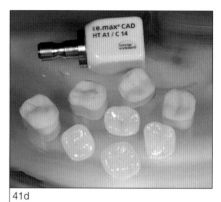

41d

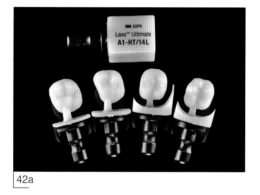

42a

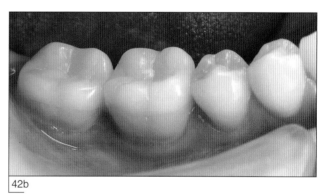

42b

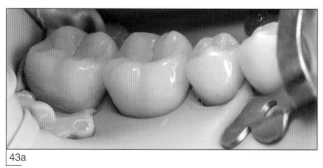

43a

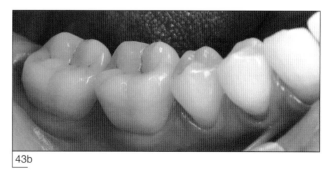

43b

图43a、b IPS e.max CAD全瓷嵌体戴入右下第一和第二磨牙。橡皮障隔湿下粘接。鉴于其硬度高的特点，高填料树脂（ENA HRi，Micerium）加热后作为树脂水门汀用以粘接全瓷修复体，以提供高强度的粘接力。数字化方法制作的全瓷嵌体和传统方法制作的修复体，在精密度和美观性方面表现同样优秀。

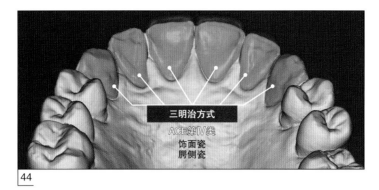

三明治方式

ACE第IV类

饰面瓷
腭侧瓷

44

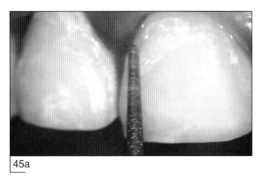

45a

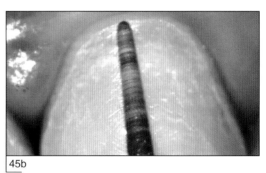

45b

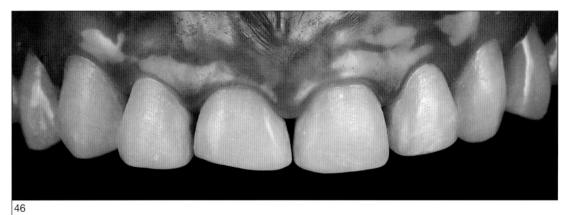

46

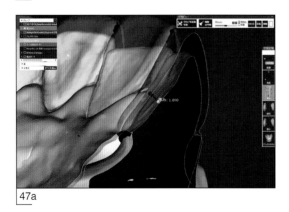

47a

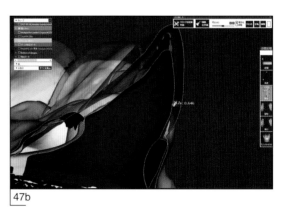

47b

图44 通过调整后的临时修复体数据和牙体预备前的数据来获得最终修复体的蜡型数据。上颌前牙区采用的三明治技术可以很好地保存邻面的釉质，这对于增加牙齿的抗折性能十分重要。

图45a、b 显微镜下颈部预备量0.2mm。

图46 牙体预备完成后。

图47a、b 用软件观测预备体形态和修复体所需的空间。

图48a、b　Trios3（3Shape）口内
扫描数据。

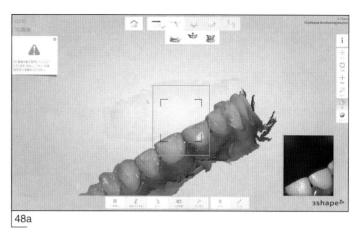

48a

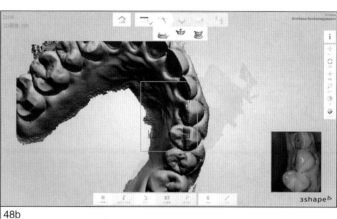

48b

第4步：前牙牙体预备（显微镜下）

　　上颌前牙选用了三明治技术。由于通过诊断蜡型确认了修复空间足够，临时修复是完全的无创修复。在临时修复阶段，发现修复体就位时容易沿唇面的弧面滑动。因此，在唇面设计了0.2mm宽的羽状边缘。这样，就可以在显微镜下确认修复体就位。如此微量的牙体预备不会影响牙齿的强度。切缘和舌侧的牙体预备仅限于圆钝锐利的边缘。

　　显微镜是微创预备精确度的保障。口内扫描的难点，不只在对于龈下边缘的扫描，对于贴面预备体的邻接触扫描也是非常困难的。因此，在不影响牙体强度的情况下，用纱条打开邻面接触点是很有必要的。如果上颌前牙预备体挠曲强度足够且粘接

界面位于釉质，那么唇侧贴面可以很薄而不会发生绷瓷或折裂。多颗前牙可以无须预备直接修复。考虑到咬合力的方向和大小，后牙区修复对修复空间的要求更加严苛（图44～图47）。

第5步：前牙最终修复体戴入（数字化流程）

　　为了对比传统流程和数字化流程制作修复体的效果，前牙修复体分别由两位技师用两种方法制作了修复体。数字化修复体是根据口内扫描数据制作，研磨完成后在3D打印模型上进行染色和最终的调整（图48～图58）。第二套修复体是结合了传统制作方法和数字化技术。唇侧贴面在常规印模

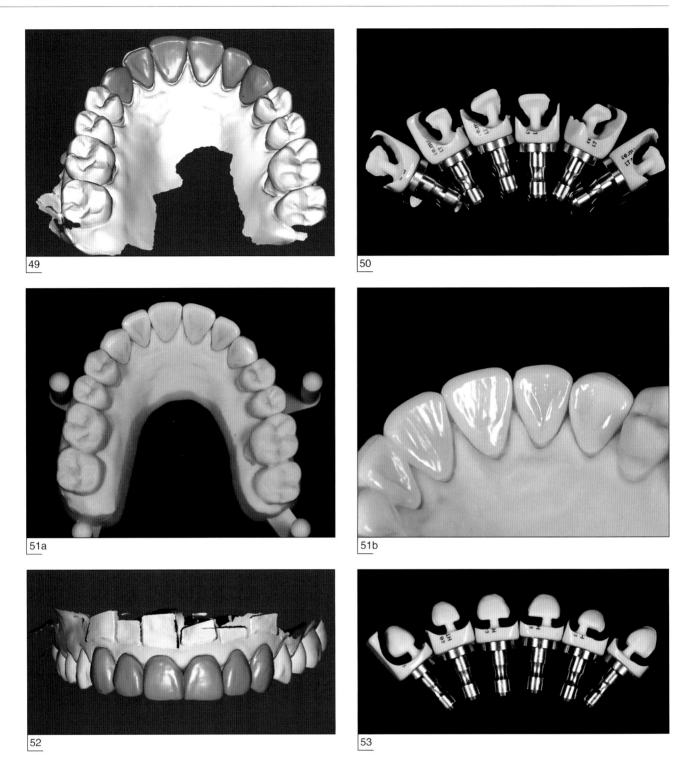

图49　根据临时修复的口内扫描数据和预备体扫描数据，设计上颌前牙腭侧贴面。

图50　根据图49的设计，用IPS e.max CAD瓷块研磨完成的腭侧贴面。

图51a、b　腭侧贴面结晶染色处理后，在3D打印模型上试戴。确认修复体在模型上就位良好以后，用台式模型扫描仪进行扫描。

图52　上颌前牙唇侧贴面设计是基于诊断蜡型和带有腭侧贴面的3D打印模型扫描数据实现的。通过切割3D打印模型获得独立的代型，将数据配准后获得清晰的贴面邻面边缘线形态。

图53　根据图52的设计，用IPS e.max CAD瓷块研磨完成的唇侧贴面。

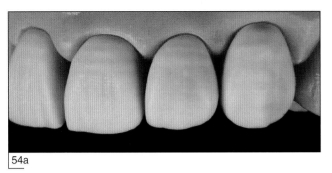

54a

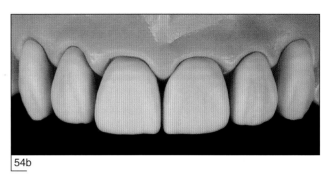

54b

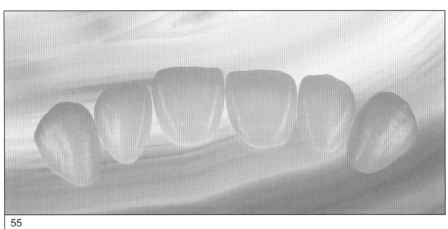

55

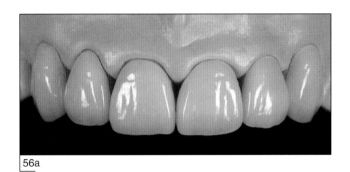

56a

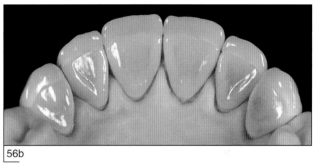

56b

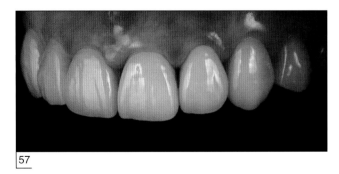

57

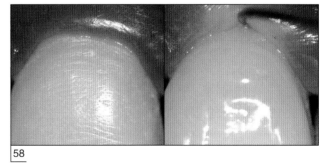

58

图54a、b　在修复体结晶前制作唇侧贴面的表面纹理。数字化研磨技术已经足够精确。然而，表面纹理的处理依然不能用数字化方法来实现。此外，铸道的去除依然需要手工完成。

图55　结晶染色完成以后的前牙唇侧贴面。

图56a、b　数字化方法完成上颌前牙三明治贴面制作（技师：Mr Takahiro Aoki, Osaka Ceramic Training Center）。

图57　三明治贴面试戴。用数字化方法获得了自然美观的效果。

图58　用数字化方法获得了高精度的边缘密合性。在试戴前后均很难用肉眼分辨牙龈缘的不同。

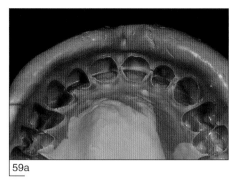

59a

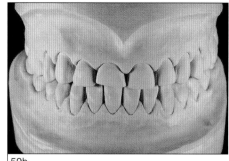

59b

图59a、b 用数字化方法制作完成腭侧贴面，并就位在石膏模型上。唇侧贴面用传统方法完成。图示为硅橡胶印模和石膏模型。

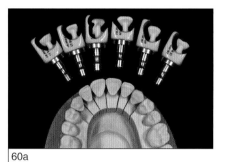

60a

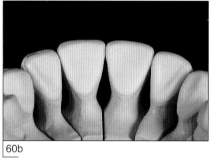

60b

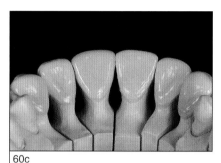

60c

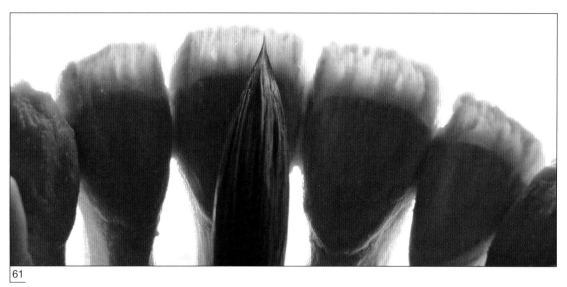

61

图60a～c 腭侧贴面根据蜡型设计数据和预备体扫描数据用IPS e.max CAD瓷块切削制作，结晶后在石膏模型上染色完成。

图61 唇侧贴面用分层堆塑技术在耐火模型上制作完成（技师：Mr Shigeo Kataoka, Osaka Ceramic Training Center）。尽管数字化制作的材料已经有了很大进步，例如渐变色的单层瓷块和更好的染色技术，但在颜色细节以及透光性上还存在缺陷。比如发育叶形态、切牙乳光效应、牙体内部的荧光效果仍然需要具有创造力的技师用手来创造。而这种局面在未来的一段时间还会持续存在。

翻制的耐火模型上用烤瓷粉制作，并在石膏模型上完成。腭侧贴面则是通过扫描石膏模型后用数字化的方法制作，研磨以后在工作模型上染色完成（图59～图64）。

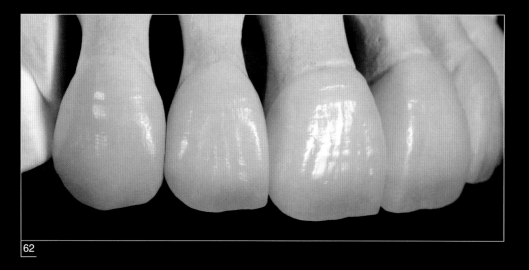

62

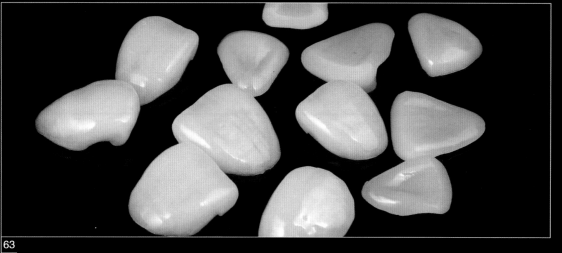

63

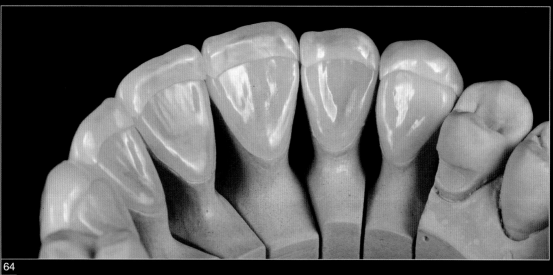

64

图62 在耐火模型上完成的唇侧瓷贴面。表面纹理由烤瓷大师完成。

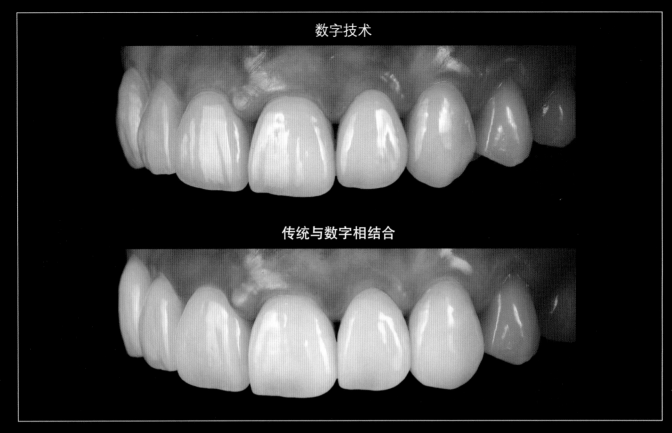

数字技术

传统与数字相结合

图65 对比两套修复体：完全数字化方法制作和数字化结合传统方法制作。

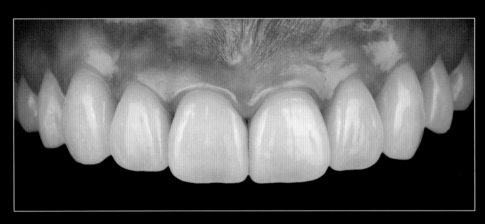

图66 患者选择了由Mr Kataoka用数字化结合传统方法制作的修复体。

两套修复体都取得了很好的适合性和美学效果（图65）。数字化方法的制作效果比治疗前预期效果更好。和两位技师讨论后，决定让患者来选择她喜欢的一套修复体。

患者选择了数字化结合传统方法制作的修复体（图66）。尽管如此，完全用数字化方法制作的修复体也能满足治疗的目的。患者对治疗后的功能和美观效果都表示很满意（图67~图72）。完全用数字化方法也可以获得同样高水平的效果。

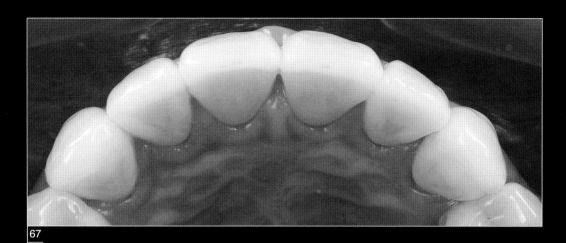

67

68a

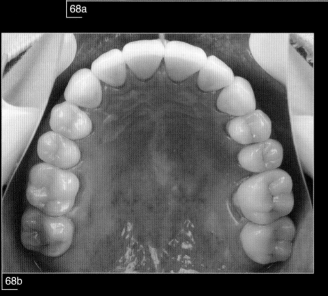

68b

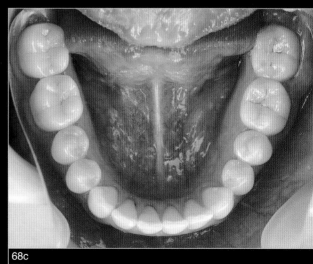

68c

图67 腭侧也获得了自然美观的效果。

图68a ~ c 运用数字化结合传统方法实现微创全口咬合重建后的上下颌咬合面观和唇面观。

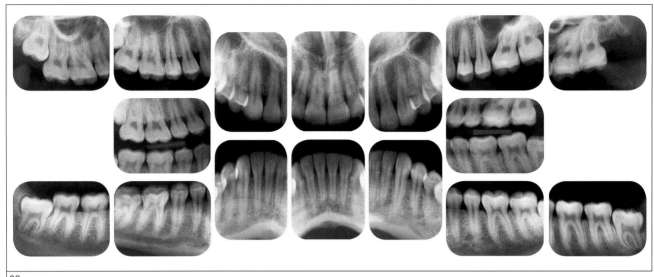

69

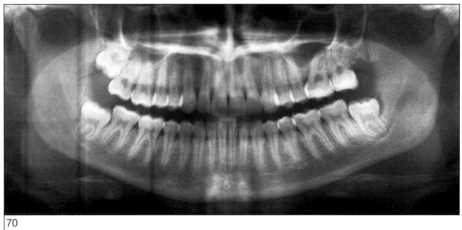

70

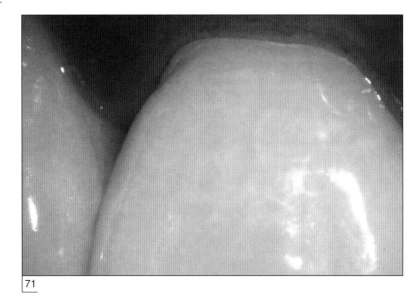

71

图69　治疗后全口根尖片。显然，牙体组织被最大限度地保存。

图70　治疗后曲面体层片。通过增加垂直距离，很好地调整了下颌𬌗平面。

图71　在显微镜下进行的治疗操作[27]。耐火模型上制作出贴面的颈部边缘密合度非常高，和周围的牙釉质融为一体，以至于在显微镜下也很难分辨。

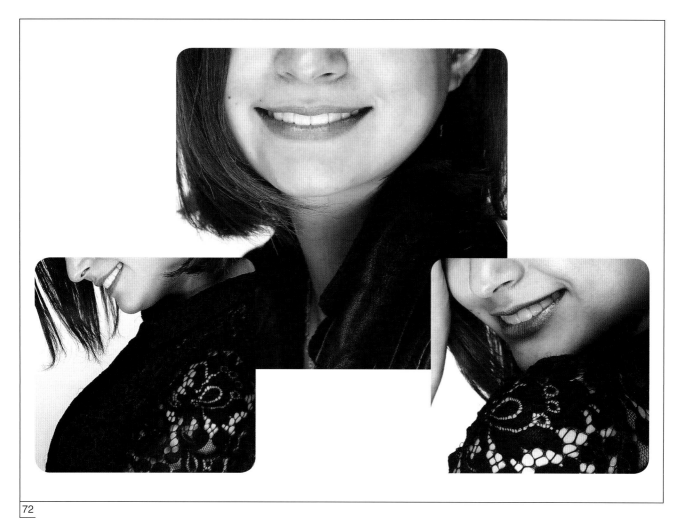

72

图72 患者治疗后微笑时的自然状态，微笑曲线明显改善。

总结

基于龈上边缘、精确的口内扫描数据、可复制的PMMA临时修复体等，数字化技术可以被应用于全口咬合重建的微创治疗中。牙医和技师需要发挥他们的创造力，并相应调整流程和方法，例如基牙预备、贴面设计、研磨和3D打印模型等。表面纹理、染色、调殆和边缘修整等加工流程则可以在3D打印模型或CAD/CAM模型上进行手工操作。

微创治疗会毫无争议地成为修复牙科的主流。牙医和技师需要明确如何应用数字化技术，并将其与传统技术结合，从而保持并改善现有的治疗效果。数字化软件的更新、研磨机器的改良和材料的发展不会就此止步。大师级的作品依然需要具有创造力的临床医生和技师来完成，这一点不会改变。正是由于我们将人工修复体赋予了接近真实的自然外观，才获得了患者的高度满意。

参考文献

[1] Dietschi D, Spreafico R. Evidence-based concepts and procedures for bonded inlays and onlays. Part 1. Historical perspectives and clinical rationale for a biosubstitutive approach. Eur J Esthet Dent 2015;10:210–227.

[2] Magne P, Belser UC. Bonded Porcelain Restorations in the Anterior Dentition. Chicago: Quintessence, 2002:129–176.

[3] Okawa M, Tsuchiya S. Team dynamics. Quintessence J Dent Technol 2008;6:1.

[4] Okawa M, Yamamoto S. Exzellente dentale asthetik. Quintessenz Zahntech 2013;39:11–12.

[5] Magne P, Knezevic A. Simulated fatigue resistance of composite resin versus porcelain CAD/CAM overlay restorations on endodontically treated molars. Quintessence Int 2009;40:125–133.

[6] Magne P, Belser UC. Rationalization of shape and related stress distribution in posterior teeth: A finite element study using nonlinear contact analysis. Int J Periodontics Restorative Dent 2002;22:425–433.

[7] Dietschi D, Argente A. A comprehensive and conservative approach for the restoration of abrasion and erosion. Part II: Clinical procedures and case report. Eur J Esthet Dent 2011;6:142–159.

[8] Duarte S, Sartori N, Cascione D, Phark JH. Ceramic-reinforced polymers: Overview of CAD/CAM hybrid restorative materials. Quintessence Dent Technol 2014;27:32–48.

[9] Fradeani M, Barducci G, Bacherini L, Brennan M. Esthetic rehabilitation of a severely worn dentition with minimally invasive prosthetic procedures (MIPP). Int J Periodontics Restorative Dent 2012;32:135–147.

[10] Vailati F, Brugera A, Belser U. Minimally invasive treatment of initial dental erosion using pressed lithium disilicate glass-ceramic restorations: A case report. Quintessence Dent Technol 2012;35:65–78.

[11] Okawa M. Minimally invasive full-mouth rehabilitation for dental erosion. Quintessence Dent Technol 2016;39:57–77.

[12] Duarte S. Sartori N. Biomaterials update: The adhesive restorative complex (ARC) Concept. Quintessence Dent Technol 2017;40:48–65.

[13] Okawa M. Efficacy of working under a microscope for bonded porcelain restorations [in Japanese]. Quintessence Microdentistry Yearbook 2011. Tokyo: Quintessence, 2011:66–78.

[14] Cofar F, Cofar I, Sttumpf L. RAW: A digital workflow. Quintessence Dent Technol 2017;40:6–25.

[15] Gerdolle D, Mortier E, Richard A. Full-mouth adhesive rehabilitation in a case of amelogenesis imperfecta: A 5-year follow-up case report. Eur J Esthet Dent 2015;10:12–31.

[16] Scopin O, Borges G, Kyrillos M. The area of adhesive continuity: A new concept for bonded ceramic restorations. Quintessence Dent Technol 2013;36:9–26.

[17] Dietschi D, Argente A. A comprehensive and conservative approach for the restoration of abrasion and erosion. Part I: Concepts and clinical rationale for early intervention using adhesive techniques. Eur J Esthet Dent 2011;6:20–33.

[18] Vailati F, Belser UC. Classification and treatment of the anterior maxillary dentition affected by dental erosion: The ACE classification. Int J Periodontics Restorative Dent 2010;30:559–571.

[19] Spear F. Facially Generated Treatment Planning. Scottsdale: Spear Education, 2005.

[20] Spear F, Kinzer G. Approach to vertical dimension. In: Cohen M (ed). Interdisciplinary Treatment Planning: Principles, Design, Implementation. Berlin: Quintessence, 2010:213–246.

[21] Abduo J. Safety of increasing vertical dimension of occlusion: A systematic review. Quintessence Int 2012;43:369–380.

[22] Walther W. Determinants of a healthy aging dentition: Maximum number of bilateral centric stops and optimum vertical dimension of occlusion. Int J Prosthodont 2003;16(suppl):77–79.

[23] Vailati F, Carciofo S. Treatment planning of adhesive additive rehabilitations: The progressive wax-up of the three-step technique. Int J Esthet Dent 2016;11:356–377.

[24] Maxwell LC, Carlson DS, McNamara JA Jr, Faulkner JA. Adaptation of the masseter and temporalis muscles following alteration in length with or without surgical detachment. Anat Rec 1981;200:127–137.

[25] Helsing G. Functional adaptation to change in vertical dimension. J Prosthet Dent 1984;52:867–870.

[26] Bacherini L, Brennan M, Bocabella L, Vigiani P. Esthetic rehabilitation of a severely discolored dentition with minimally invasive prosthetic procedures (MIPP). Quintessence Dent Technol 2013;36:59–76.

[27] Massironi D, Pascetta R, Romeo G. Precision in Dental Esthetics: Clinical and Laboratory Procedures. Milan: Quintessenza Edizioni, 2006:126–141.

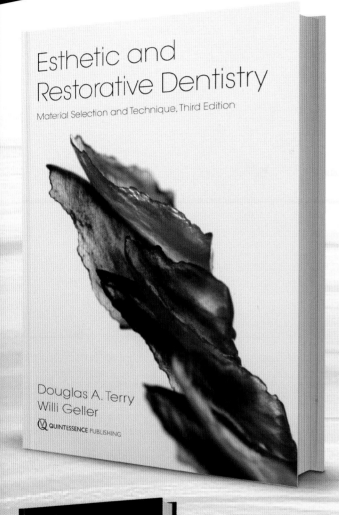
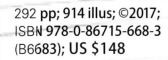
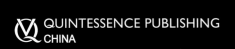

窄径理念——
The Slim Concept—

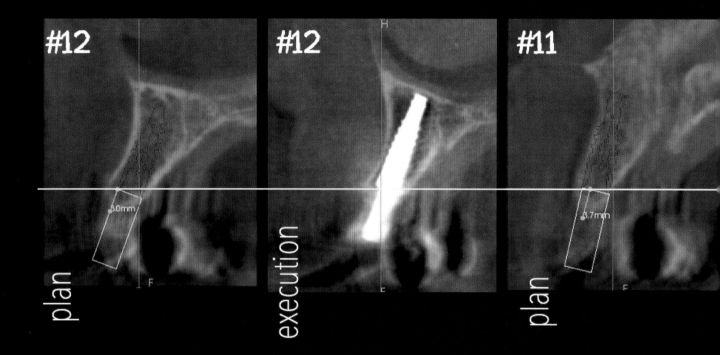

#12 plan 3.0mm

#12 execution

#11 plan 3.7mm

Iñaki Gamborena, DMD, MSD, FID[1]
Yoshihiro Sasaki, CDT[2]
Markus B. Blatz, DMD, PhD[3]

[1]Adjunct Professor, Department of Preventive and Restorative Sciences, University of Pennsylvania School of Dental Medicine, Philadelphia, Pennsylvania, USA, and Private Practice, San Sebastián, Spain.

[2]Shinbi Laboratory, San Sebastián, Spain.

[3]Professor of Restorative Dentistry and Chairman, Department of Preventive and Restorative Sciences, University of Pennsylvania School of Dental Medicine, Philadelphia, Pennsylvania, USA.

Correspondence to: Dr Iñaki Gamborena, C/ resurrección M Azkue #6 –4, 20018 San Sebastián, Guipúzcoa, Spain.
Email: Gambmila@telefonica.net, www.Drgamborena.com

前牙种植修复成功的临床步骤

Clinical Steps to Ultimate Success

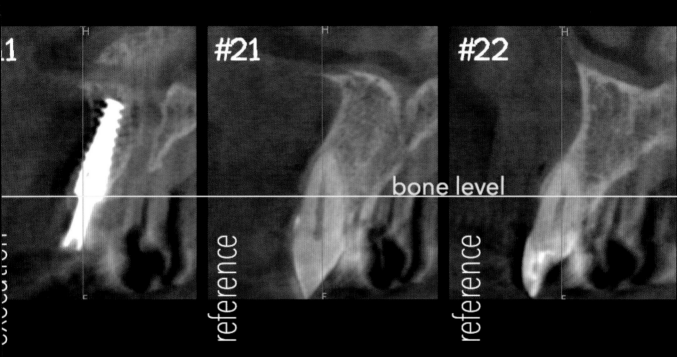

笔者在《QDT 2017》上发表的文章写道：在种植修复的一期手术阶段，采用缩窄的颈部结构有利于获得丰满的软组织封闭。特别是缩窄的愈合基台最为重要，能够保证修复体最终以及长期的

美学效果。下面这个病例详细地描述了怎样一步步通过缩窄的颈部结构完成最终的种植牙冠修复，同时结合前牙区的贴面修复达到最佳的美学效果。

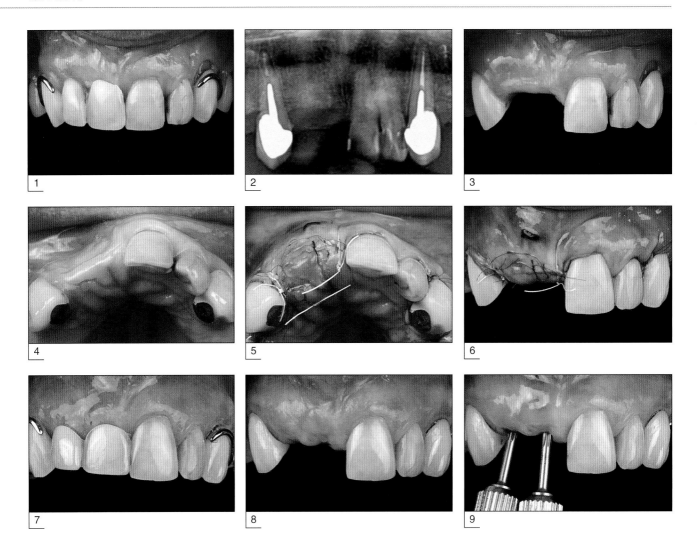

病例报告

一位女性患者，缺失右上中切牙、侧切牙及双侧的第一磨牙，长期佩戴活动义齿（图1）。她的主诉是用种植修复代替活动义齿。曲面断层片及CBCT显示，同相邻的中切牙和侧切牙比较，缺牙区有大量的骨缺损，尤其是唇侧（图2）。缺牙区近远中的龈乳头高度还是比较理想的，即使存在唇侧的大量骨缺损（图3）。垂直向及唇侧大量的骨缺损主要是由于长期活动义齿的压迫造成的，活动义齿已经佩戴10年。

移植物、种植体以及窄径应用
（图4～图9）

CBCT显示在上颌结节区有足够的软组织厚度，可以为术区提供丰富的上皮下结缔组织。从上颌结节区域获取的结缔组织比上腭区获取的结缔组织更加致密，有利于受植区软组织的长期稳定。但是要注意在受区移植的软组织一定要获得完全的覆盖，以利于再血管化，避免组织坏死。

考虑到前牙区骨增量手术的复杂程度及不可预期性，我们决定仅使用软组织增量。在缺牙区牙槽

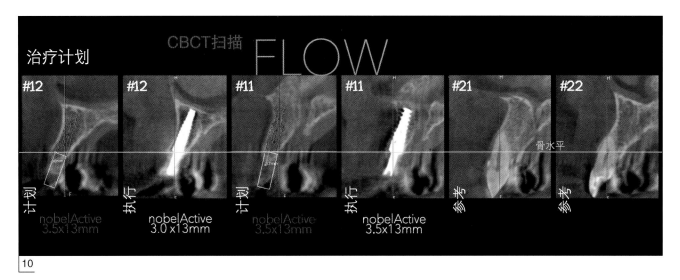

10

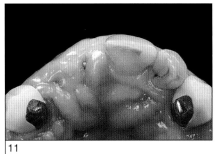

11

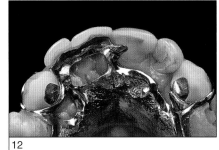

12

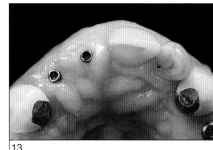

13

嵴顶做水平切口，翻半厚瓣，为后期增加种植体颊舌向的厚度做好准备。同时沿邻牙的近远中做沟内切口，翻开与缺牙区相邻的龈乳头。在膜龈联合上方翻起足够的半厚瓣，以获得足够的唇侧丰满度。没有使用垂直切口，并且完整保留骨膜。在右上中切牙位置植入1颗NobelActive NP 3.5mm×13mm植体，在右上侧切牙位置植入1颗NobelActive 3.0mm×13mm植体。选择7mm高度的窄径的愈合基台，保证唇侧软组织有足够的厚度，并形成完整的软组织封闭。从上颌结节区切取大量的带上皮的结缔组织，去上皮后，通过前牙区腭侧的缝线固定在术区，唇侧半厚瓣原位缝合，关闭切口。手术过程中使用6-0 PTFE缝线严密关闭切口。软组织手术和种植手术同期完成。

种植手术的计划及执行（图10）

术区骨的形态、种植系统的选择、外科手术的过程都是在术前利用数字化种植软件设计好的。可视性种植软件建议使用两颗NobelActive NP 3.5mm×13mm植体。但是黄线部分显示，为了与邻牙的骨高度保持一致，需要进行骨增量和软组织增量，在中切牙区域需要有3.7mm的组织厚度，在侧切牙区需要有3mm的组织厚度。考虑到唇侧骨板较薄，我们最终在侧切牙区选择了3.0mm直径的植体。

愈合阶段（图11~图13）

之前患者佩戴的活动义齿作为种植后的临时

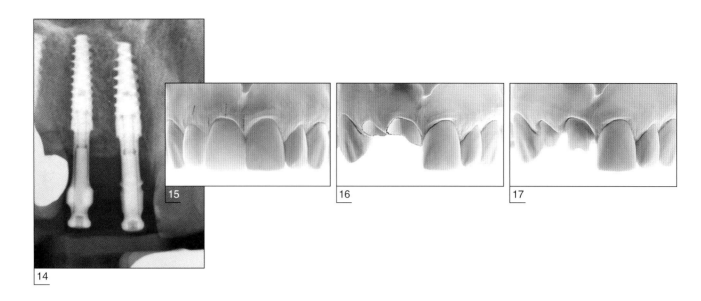

牙，对义齿进行调磨，保证其组织面不会接触到软组织增量的区域。3个月后复诊显示唇侧的软组织丰满度与邻牙基本一致，窄径的愈合基台完全被软组织包裹，提示软组织量足够。

初印模的制取（图14~图17）

手术后3个月，在局麻下取种植体初印模。首先使用扳手旋出愈合基台，再旋入转移杆，尽量选择较细的转移杆，垂直加压置入并拍片确认就位。制作诊断蜡型，复制天然牙的形态，特别是龈缘位置。在石膏模型上画出理想的龈缘曲线，设计理想的颈部穿出轮廓。使用PVS材料制作树脂基台，扫描后制作二氧化锆基台。

临时修复（图18~图20）

局麻下取下窄径的愈合基台，置入二氧化锆基台，拍片确认就位。邻间隙处用金刚砂车针进行少量的骨修整以适应基台的形态。在这个过程中不进行翻瓣操作，3.0mm直径的植体扭矩不能超过15Ncm。软组织在压力作用下会缺血发白，血供减少会导致软组织坏死。临时牙冠要在椅旁进行修整，形成理想的邻面接触和外形，然后再旋出愈合基台，在口外进行牙冠的抛光。

龈乳头缺失/第二次软组织移植（图21~图25）

在3个月的愈合期内，两颗植体之间的龈乳头缺

18

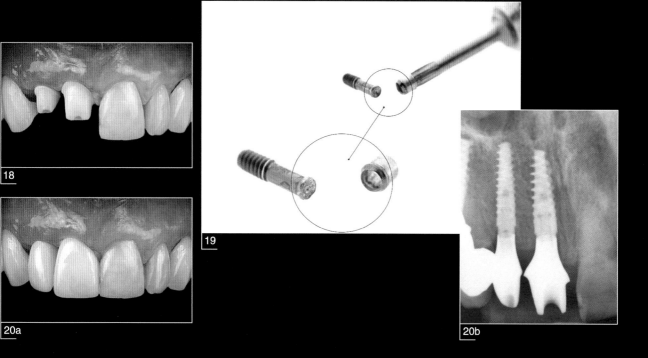

19

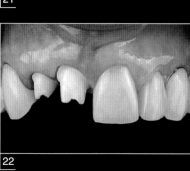

20a

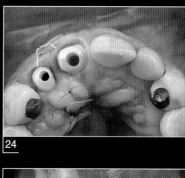

20b

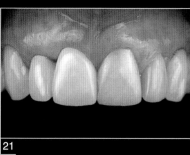

21

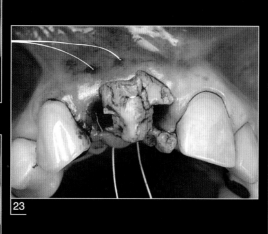

23

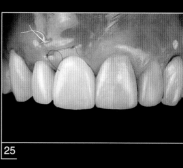

24

22

25

如，可能是由于临时牙的松动以及不正常的咬合创
伤造成的。唇侧组织量足够。因此在龈乳头区域进
行第二次软组织移植，二氧化锆基台的颈部形态也

进行修整，更好地适应软组织增量。手术方式采用
隧道技术，使用6-0 PTFE缝线进行缝合，完成软组
织瓣的精确复位。

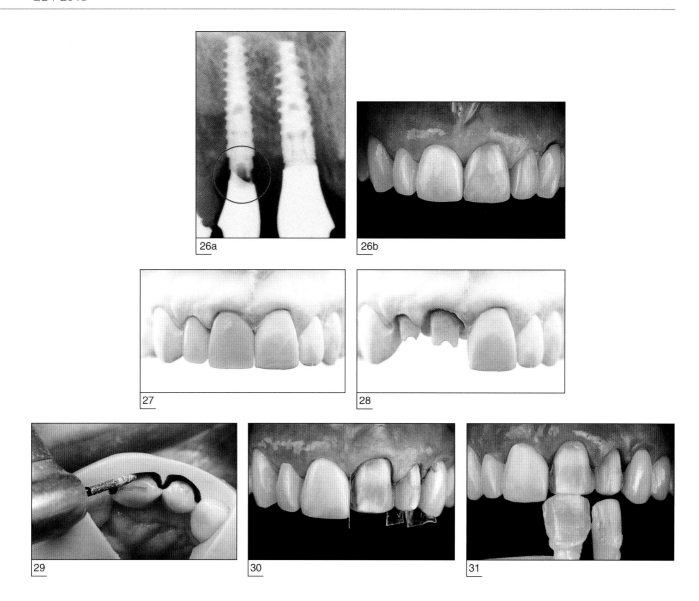

26a

26b

27

28

29

30

31

最终修复阶段（图26～图28）

经过9个月的愈合期后，对二氧化锆基台及临时牙四周的软组织量进行重新评估，其邻间隙的高度、唇腭侧的丰满度都是比较理想的。在中切牙唇侧龈缘的顶点需要进行加压塑形，以形成与相邻中切牙一致的龈缘外形，并将最初的二氧化锆基台替换为ASC二氧化锆基台，在侧切牙区由于原来的二氧化锆基台折断，替换为钛锆合金基台。使用Pick-up印模技术并在椅旁灌注石膏模型。这种印模技术可以很好地转移颈部的穿出轮廓，但是缺乏邻面接

触点的精确度。

贴面预备/制取终印模（图29～图31）

对上颌左侧的中切牙和侧切牙进行贴面预备，提高前牙区整体的美学效果。先完成天然牙的贴面制作，与种植牙牙冠在形态、颜色、透明度方面进行匹配，在牙体中1/3预备深度约1.4mm，以保证足够的瓷层厚度遮盖基牙较深的颜色。由于贴面在邻面预备时没有打开邻接，因此需要在代型切割时使用透明材料。制取终印模时采用双线法，第一根

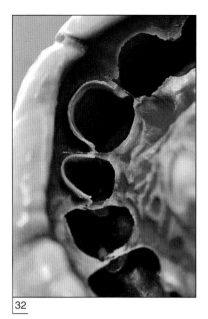

32

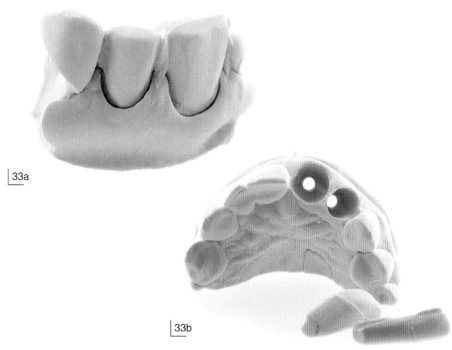

33a

33b

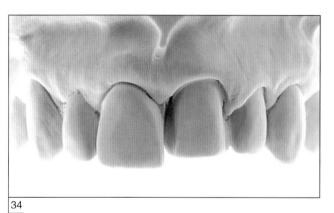

34

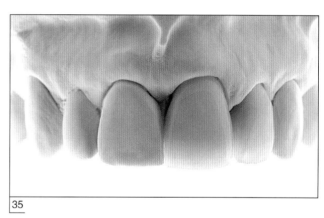

35

3-0排龈线放置于龈沟内，确定修复体边缘，控制龈沟液渗出和出血，第二根2-0排龈线放置在第一根排龈线上方，进一步推开牙龈组织，获得清晰的预备体的完成线。在放置印模材料之前取出第二根排龈线，仅保留第一根排龈线。

对基牙预备体的代型制作使用流体树脂，并且在椅旁完成代型的染色，尽可能地复制基牙的外形与颜色，这种代型有利于技师更好地进行个性化的分层堆塑。模拟最佳的美学效果。

贴面：模型制作及瓷的堆塑
（图32~图35）

从最终印模灌注一个胶冻状模型来制作贴面。这种材料可以帮助技师准确并且有效地进行代型切割，不破坏邻面的完成线。将切割下来的代型再放回印模中，保证准确的复位后，再用石膏灌注其余部分，这样就可以随时取出预备体的代型，同时保持周围软组织的完整。

在堆瓷过程中，技师可以在树脂代型上验证最终修复体的外形、颜色和透明度。

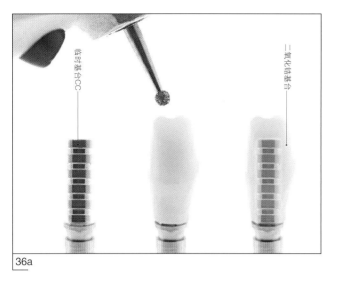

36a

临时基台CC 二氧化锆基台

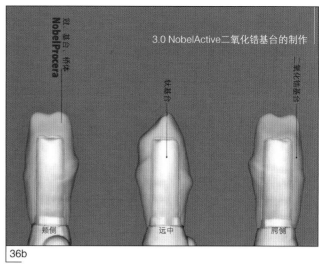

36b

冠,基台,桥体 **NobelProcera** 钛基台 二氧化锆基台

3.0 NobelActive二氧化锆基台的制作

颊侧　　　远中　　　腭侧

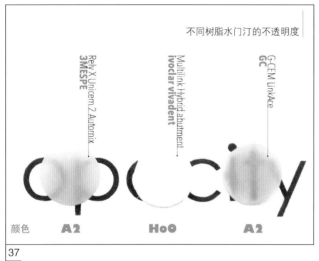

37

不同树脂水门汀的不透明度

RelyX Unicem 2 Automix
3MESPE

Multilink Hybrid abutment
ivoclar vivadent

G-CEM LinkAce
GC

颜色　　**A2**　　**H₂O**　　**A2**

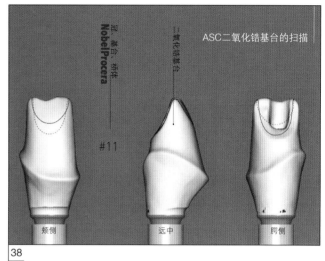

38

冠,基台,桥体 **NobelProcera** 二氧化锆基台

ASC二氧化锆基台的扫描

#11

颊侧　　　远中　　　腭侧

二氧化锆基台的制作（图36和图37）

第二次软组织移植完成后要制作新的二氧化锆基台，以更好地适应软组织的形态。基台要进行必要的修整，使软组织的支持90%来源于基台，10%来源于牙冠。在侧切牙采用两段式二氧化锆基台，因为没有针对3.0mm直径植体的金属连接。二氧化锆基台粘接在钛基台上，以获得最佳的美学效果。先用复合树脂在钛基台上堆塑外形，然后对其整体进行扫描，制作最终的二氧化锆基台。在二氧化锆

基台上打孔以利于粘接，并排出多余的粘接剂。

为了遮住钛基台的颜色，我们试用了3种不同透明度的树脂水门汀，发现低透的基台粘接剂可以更好地遮盖钛基台的颜色。

基台的扫描（图38）

将ASC蜡型肩领的基台与替代体连接，用复合树脂堆塑理想的基台外形，轻轻研磨基台，使其唇侧边缘位于龈下1mm，腭侧肩台略位于龈上。然后

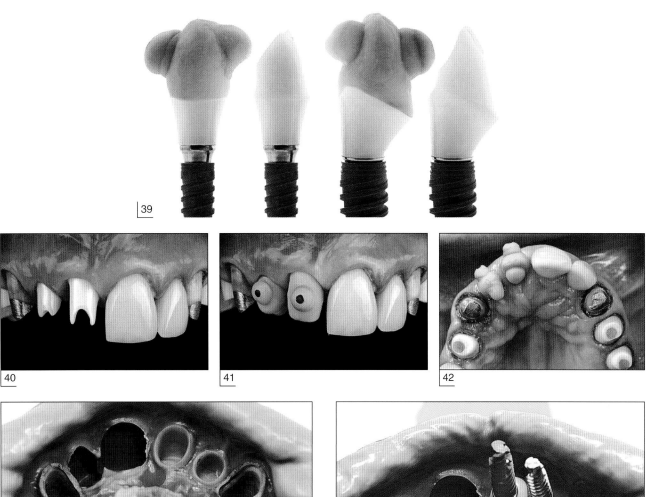

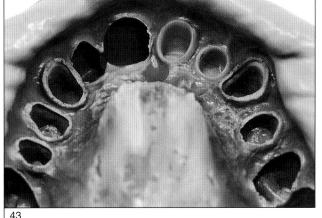

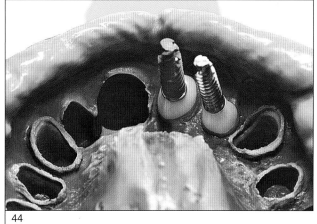

对树脂基台进行扫描，技师可以向加工中心定制切削的二氧化锆基台。

贴面的粘接和终印模的制取

（图39～图44）

粘接完两颗贴面后，用丙烯酸树脂材料制作印

模帽，放置在二氧化锆基台上，保证在灌注模型时的准确性，不破坏软组织形态，并且加快上颌制取终印模的速度。在尖牙区仍然使用双线法（先放置3-0排龈线，然后放置1-0排龈线），并且在前磨牙的二氧化锆基台周围放置多根1-0排龈线。

先将二氧化锆基台放回丙烯酸树脂材料的印模帽中，然后再灌注石膏模型。

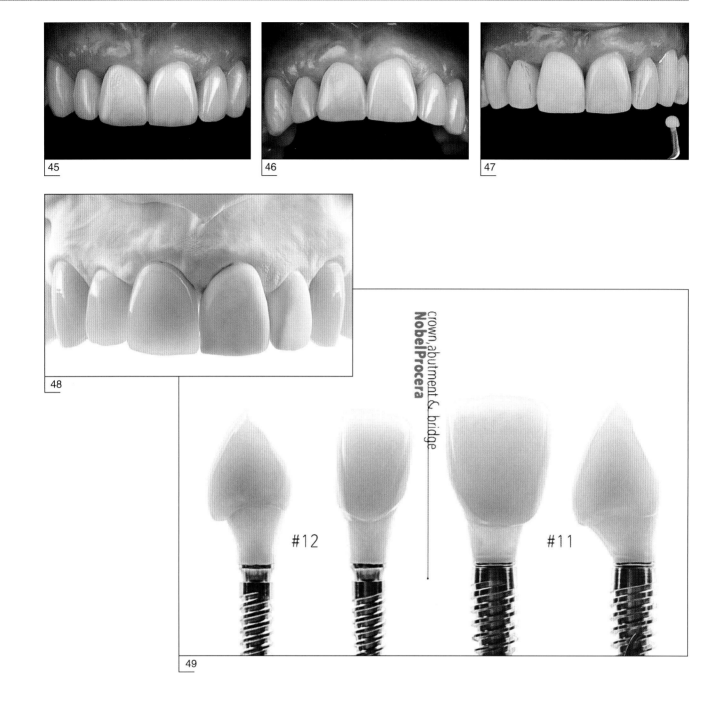

45

46

47

48

crown, abutment & bridge
NobelProcera

#12

#11

49

内冠试戴（图45～图47）

为了更好地评估最终种植牙冠的形态和颜色，我们在口内进行内冠试戴，在内冠组织面涂甘油，内冠外面用树脂堆塑外形，为技师提供最终修复体形态的参考。并同时评估前牙区的美学因素和功能因素，进行必要的调整。内冠用临时粘接剂粘接，使用Pick-up印模技术复制牙龈软组织的形态。

制作全瓷冠（图48和图49）

结合传统种植支持式牙冠的设计理念，在Pick-up模型上测量牙龈的顶点、牙龈厚度、邻间隙的牙龈形态、穿龈的空间大小及接触区。在颊侧利用半桥体的设计，对牙龈造成轻度的压力。

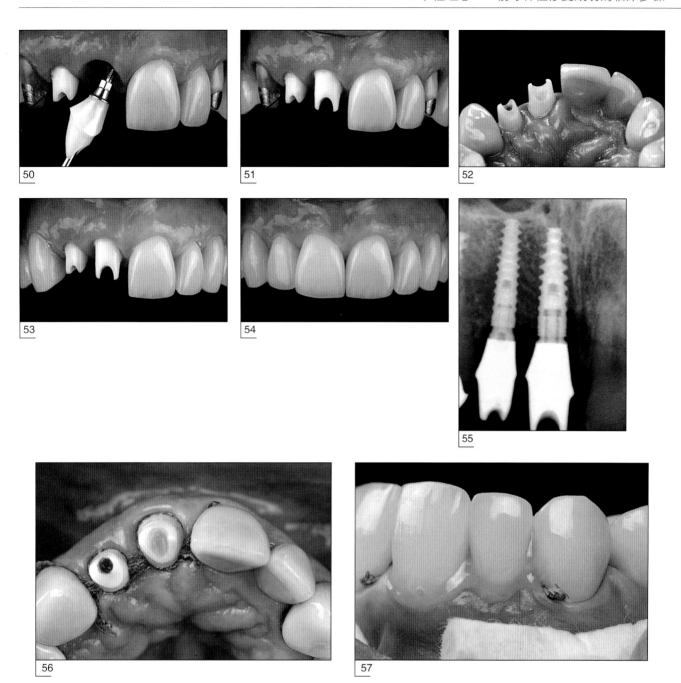

试戴种植牙冠（图50~图55）

种植基台在2%戊二醛中浸泡10分钟进行消毒，冲洗干净后与植体连接。仔细检查有无粘接剂的残留并彻底清除。中切牙基台加力至扭矩为35Ncm，侧切牙基台加力至扭矩为15Ncm，并拍摄根尖片以保证连接的准确性，在最后的试戴过程中进一步评估美学因素。

二氧化锆冠的粘接（图56和图57）

在最终种植牙冠粘接之前，使用两根排龈线，颊侧放置一根，腭侧放置一根，并且将排龈线延伸至邻牙的龈沟内，方便后期取出，清理残留粘接剂。使用自粘接系统（Rely X Unicem，3M ESPE）进行最后的粘接，用牙线清理完残留粘接剂后拍片确认。

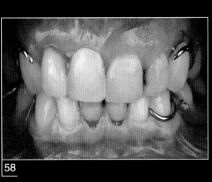

58

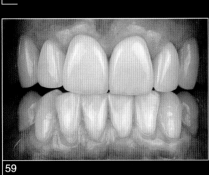

59

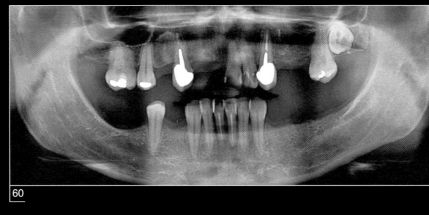

60

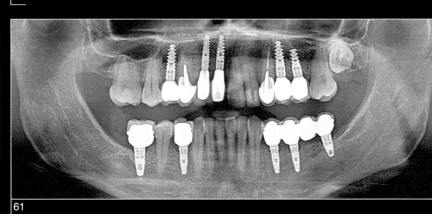

61

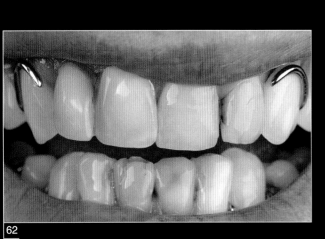

62

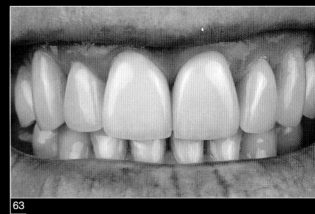

63

最终的效果

图58～图63展示了患者术前、术后的对比结果，图64～图68展示了粘接完成1年后的效果。在这个患者的治疗过程中，结合使用了多种技术方法，包括牙体内漂白、下颌前牙直接树脂修复、单颗牙的种植、软组织移植、瓷贴面、传统牙冠及二氧化锆支持的修复体。患者属于高笑线，需要术前精细的计划制订并一步步实施，达到最终长期稳定的美学效果。

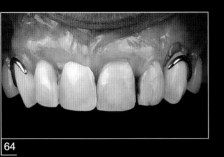

64

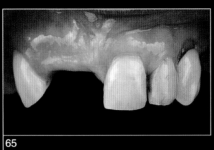

65

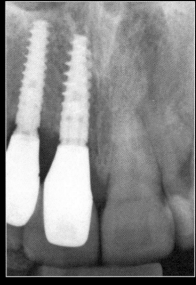

66

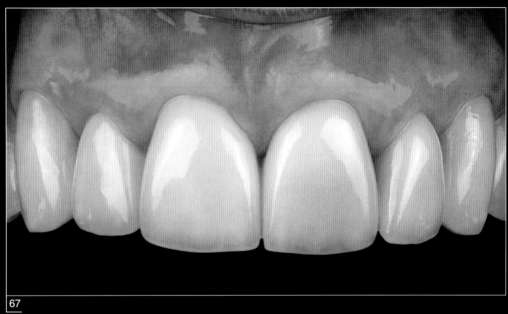

67

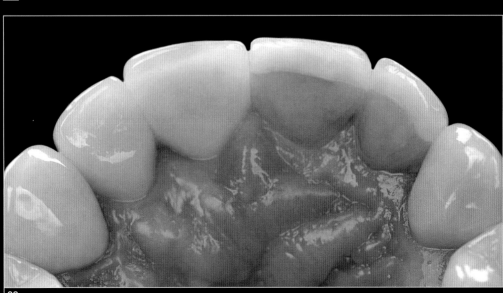

68

生物材料与数字化技术（研究）进展

BIOMATERIALS &
DIGITAL TECHNOLOGY UPDATE

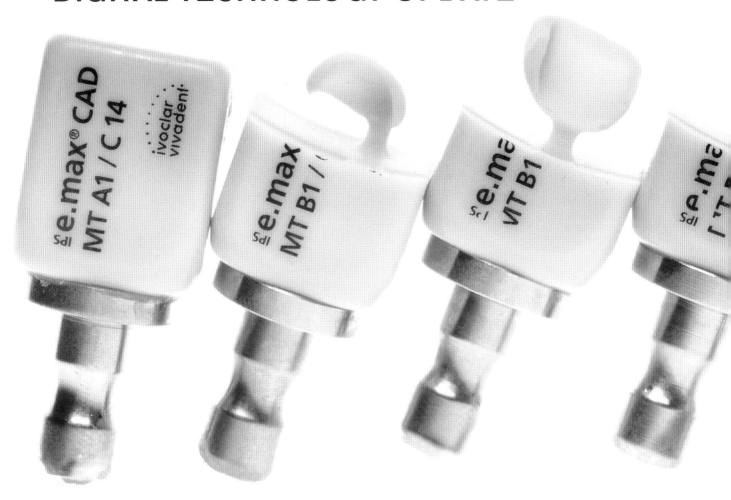

[1]Assistant Professor and Assistant Director, Advanced Program in Operative & Adhesive Dentistry, Division of Restorative Sciences, Herman Ostrow School of Dentistry, University of Southern California, Los Angeles, California, USA.

[2]Resident, Advanced Program in Operative & Adhesive Dentistry, Master of Science Candidate in Craniofacial Biology, Herman Ostrow School of Dentistry, University of Southern California, Los Angeles, California, USA.

[3]Assistant Professor, Advanced Orthodontics, Division of Endodontics, OMS, and Orthodontics, Herman Ostrow School of Dentistry, University of Southern California,
Los Angeles, California, USA.

[4]Associate Professor and Chair, Division of Restorative Sciences, Director of the Advanced Program in Operative Dentistry, Herman Ostrow School of Dentistry, University of Southern California, Los Angeles, California, USA.

Correspondence to: Dr Neimar Sartori, Division of Restorative Sciences, Herman Ostrow School of Dentistry, University of Southern California, 925 W 34th Street, DEN 4365 Los Angeles, CA 90089–0641, USA. Email: sartori@usc.edu

——多学科美学与功能修复的数字化工作流程

Digital Workflow for Multidisciplinary Esthetic and Functional Rehabilitation

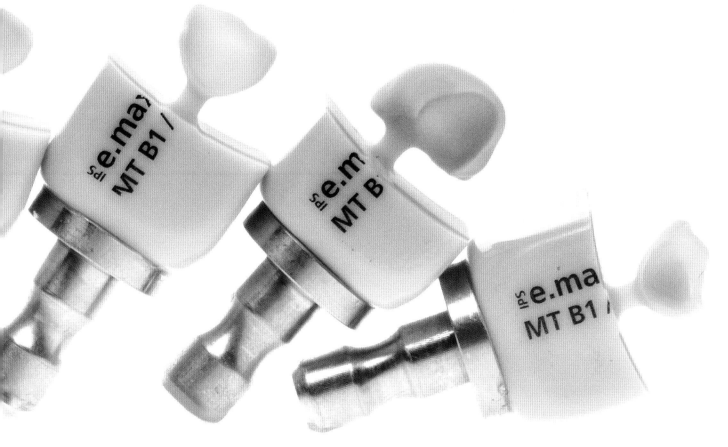

Neimar Sartori, DDS, MS, PhD[1]
Sara Casado, DMD, MS[2]
Dan Grauer, DDS, MS, MOrth, PhD[3]
Sillas Duarte, Jr, DDS, MS, PhD[4]

数字化技术是牙科领域发展最快速的分支之一。计算机辅助设计/计算机辅助制作（CAD/CAM）技术以往主要集中于单颗义齿或固定局部义齿修复的数字化设计与制作，目的是为了减少椅旁时间、因印模和铸造变形造成的不准确以及人为错误[1]。自20世纪80年代中期首个牙科椅旁CAD/CAM系统问世以来，数字化工作流程CAD/CAM系统的数量及其适应证的范围都有了相当大的扩增[2]。CAD/CAM技术快速发展的主要原因是：（1）口腔内扫描仪更好、更小、更快；（2）CAD设计软件更加人性化；（3）切削加工技术的进步。

从数字化技术中明显获益的一个领域是正畸

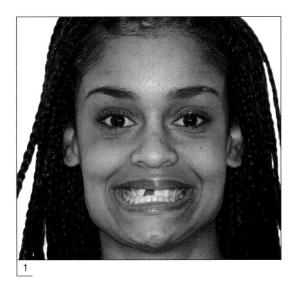
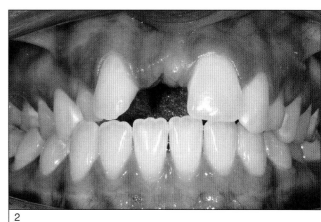

图1 患者术前面部表现为下颌骨垂直向不对称。

图2 术前口内观。右上中切牙和下颌第一磨牙缺失。诊断包括骨性Ⅱ类、过度深覆盖、开𬌗倾向、深Spee曲线、右侧后牙反𬌗、上颌尖牙乳牙滞留、下颌中线偏右。

学。三维数字化技术能协助正畸医生进行隐形矫治、个性化颊侧或舌侧矫治系统以及钛Herbst矫治器的治疗设计与诊断[3]。到目前为止，正畸医生还可以制作个性化支架、机器研磨的间接粘接夹具以及机器人制作的带有患者专用扭矩的弓丝[4]。数字化口内扫描与CBCT的结合能有效促进美学和功能性牙科修复的多学科三维计算机辅助治疗（3DCAT）计划的制订。3DCAT计划通过创建一个能在计算机屏幕上可视化的治疗计划来简化和改善牙科不同专家之间以及专家与患者之间的沟通[5]。一个由正畸科医生、修复科医生以及牙科技师组成的团队能在给出正确的修复体的数字化设计时将牙齿定位到理想的位置与角度。这种联合数字化设计对于更好地了解治疗的利弊以及确保未来美学和功能修复的成功是必不可少的。患者可以提供即时的反馈和可能的修改，甚至是在美学和功能性牙齿原型产生之前。一旦基于数字设计的原型被制作出

来，就有可能在任何修复治疗开始之前确定治疗的各个方面[5-6]。本文旨在概述多学科美学和功能修复的数字化工作流程。

数字化工作流程的三维计算机辅助治疗

跨学科3DCAT计划应该从清楚了解患者的主诉、临床评估和数据收集开始。强烈推荐二维（2D）数字记录，如口内、口外照片和视频（图1和图2）。另外，3D数字记录，如CBCT（图3）、口内扫描和咬合关系也必须记录，以产生一个3DCAT计划。如有必要进行正畸治疗，牙科团队可将这些信息用于2D和3D记录，通过虚拟正畸治疗，虚拟地对患者的牙齿位置和角度进行适当的修改。Insignia（Ormco）和Planmeca Romexis

图3　术前CBCT显示右上中切牙牙槽骨吸收以及牙槽嵴高度和宽度缺失。可见上颌尖牙阻生。

图4a、b　用Insignia（Ormco）创建一个虚拟设置。右上侧切牙被移至右侧正中位置，使牙槽骨在侧方再生。暴露右上尖牙，并通过助萌至侧切牙位点来移至牙弓上。左上第一前磨牙取代了先前被拔出的左上尖牙。通过侧向扩大上颌牙弓矫正对刃殆。通过对上颌切牙和尖牙的回收及拉出矫正牙性Ⅱ类关系。这种拉出增加了在休息和微笑时切牙的暴露。

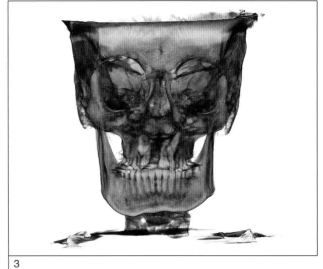

3

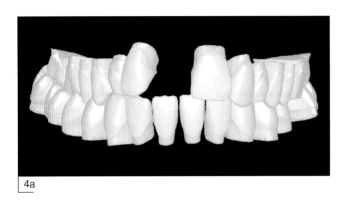

4a

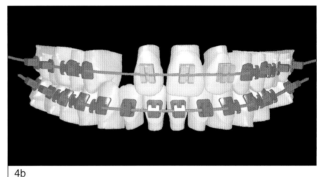

4b

（Planmeca）是可进行虚拟治疗设计的软件的例子（图4）[7]。一旦患者接受治疗，临床医生就可以启动虚拟化引导性正畸治疗。

　　一旦正畸治疗完成，就会进行新的口内、外照片及口内扫描来重新评估患者正畸后的美学情况和牙齿的长度、比例、轮廓与外观（图5和图6）。修复的数字化美学设计可采用2D的演示软件如Keynote（iWork，Apple）或Microsoft PowerPoint（Microsoft Office，Microsoft），制订治疗计划的独立软件（如Digital Smile Design），平板电脑应用程序（如GET App Fradeani Group Srl），或3D CAD/CAM 椅旁系统（例如，Cerec Smile Design；Planmeca Romexis Smile Design，Planmeca）[8-10]。对理想宽长比[11]的牙齿轮廓进行评估有助于修复团队评估病例的危险因素，并有助于医生与患者之间的沟通（图7a、b）[5]。使用

2D软件制订的数字化治疗计划的信息可以通过"透视"原理转移到3D系统中[12]，这样能将2D创建的设计叠加到患者的口内扫描的牙弓上，为审美原型提供参考。另一种选择是，如果CAD程序中有数字化治疗计划的软件，那就将患者的肖像影像导入CAD软件中，以患者的面部为参照来设计美学（图8）[8,10,12]。这种美学原型可以用PMMA或树脂基材料或3D打印出来[10,12]。制作完成后，对修复体原型的口内评估能让牙医和患者评价是否需要对修复或牙齿结构进行修改，以达到预期的功能、美学和语音效果（图9）。修复科团队一旦得到患者的同意，就会对修改后的美学原型进行口内数字扫描，将修改后的原型转化为最终的修复体。CAD软件工具，如生物通用拷贝（Cerec，Sirona Dentsply），术前（PlanCAD，Planmeca）或排齐和重用（3Shape，Trios）都是CAD/CAM系统中这

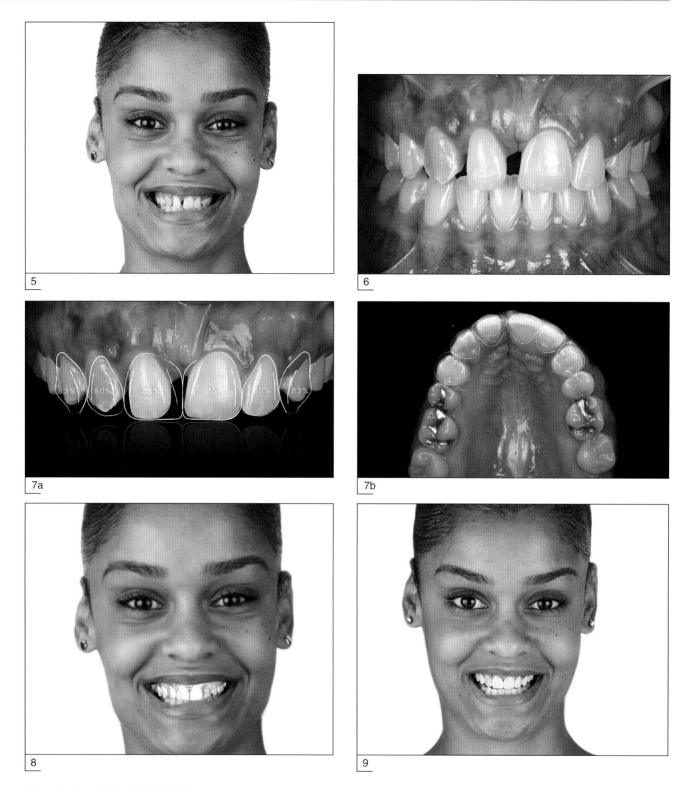

图5 患者正畸后手术前的微笑观。

图6 患者正畸后手术前的口内观，牙齿处于适当位置和角度，可进行修复治疗。

图7a 牙齿轮廓显示了术前情况与理想设计的关系。

图7b 咬合图显示了需要面部和近端复位的区域。

图8 患者肖像与虚拟设计的修复原型。

图9 在PMMA中研磨的修复体原型试戴。

图10a~c 牙面釉质成形术引导的修复体原型，以避免减少不必要的牙齿组织。

图11 最后微创牙体再修整。在光学印模之前去除突起和倒凹区域，并抛光牙面。

图12a、b 修复体是根据患者认可的修复原型设计的。

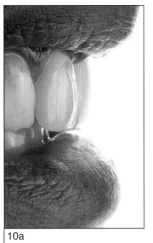
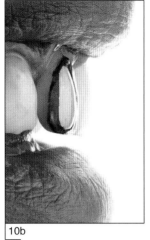
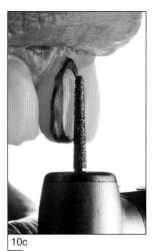

10a · 10b · 10c

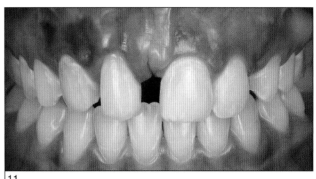

11

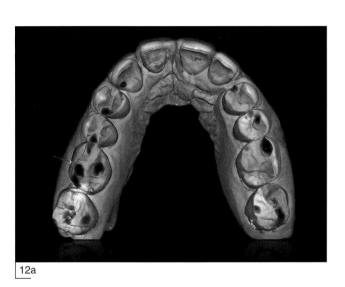

12a

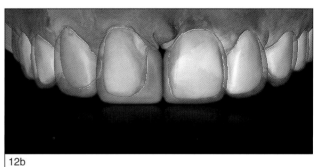

12b

些设计功能的示例[8,13]。

牙体预备的考虑

牙齿位置、角度和色度

由正畸治疗提供的具有良好的色度、正确的位置和角度的牙齿只需要釉质引导下再修整即可。

牙体塑形应以（1）增加牙齿表面体积的可能性和（2）需要为超薄粘接瓷贴面创建插入路径为基础[14-15]。为确保釉质保留最大化，牙体预备必须由修复原型和复位导向引导，牙龈终止线应小于0.3mm，以避免牙本质暴露（图10a、b）[14-15]。在口内扫描前，应抛光预备体，因光滑的表面可确保更好地扫描和陶瓷修复体的内部匹配。能获得更好的匹配原因是存在明显减少内部间隙，以及在粘接过程中，减少粘接剂涂膜厚度的可能性（图11）。

表1 市场上最常见的椅旁系统概述

		Carestream Dental CS (3600 和CS 3500)	Dental Wings DWIO	Dentsply Sirona (Cerec AC and Cerec Omnicam)	Fona Dental myCrown Scan
扫描仪	粉	无	无	无	有
	颜色显示	有	无	无	无（依赖粉）
	图像模式	CS 3600：视频 CS 3500：单幅	视频	视频	视频
	图像原理	三角剖分	多屏幕（10个相机）	三角剖分	立体摄影测量
	数字化工作流程	椅旁	椅旁	椅旁	椅旁
	数据导出	STL 和 PLY	STL	STL（模式）	未知
软件	CAD/Design	CS 储存	DWOS 椅旁	Cerec SW；Cerec Premium SW	myCrown Design
	CAM	CS 储存；CS 作为云端与实验室连接	DWOS 椅旁	Cerec SW；Cerec Premium；CAM	myCrown Design
切削/CAM单元		CS 3000	DW Lasermill–DWLM	Cerec MC (X/XL)	myCrown 切削
	轴	4轴	6个独立轴激光烧蚀	4轴:3+1轴；切削机器	4轴:3×2轴步进电机微步驱动
	材料	氧化锆，玻璃陶瓷，PMMA，复合材料，混合陶瓷	玻璃陶瓷，PMMA，复合材料，混合陶瓷	氧化锆，玻璃陶瓷，PMMA，复合材料，混合陶瓷（MCXL：CoCr）	氧化锆，玻璃陶瓷，PMMA，复合材料
	湿润/干燥程序	湿润	干燥	湿润/干燥	湿润
	切削/研磨	研磨	激光脉冲	切削/研磨	切削/研磨

椅旁系统信息来自Zaruba 和 Mehl[2]。

数字化口内扫描3D文件可采用椅旁CAD/CAM系统（表1）来设计和制作修复体（图12a、b）[2]。在加工超薄陶瓷修复体之前，对口内扫描仪和切削单元进行校准，并适当调整切削的设置非常重要。否则，陶瓷修复体的边缘可能有缺口或穿孔。如果修复体是由牙科实验室制造，牙医只需使用与实验室使用的CAD/CAM系统兼容的口内扫描仪（表1和表2）进行数字化印模[2,16]。

Planmeca (PlanScan and Emerald)	Zfx Zfx IntraScan	Ivoclar Vivadent/ 3Shape Trios 3	Lyra/ 3Shape Trios 3	Straumann/ 3Shape Trios 3; Straumann Cares intraoral scanner (Dental Wings DWIO)
无	无	无	无	无
有	无	有	有	Trio 3：是 Trio 3 Mono: 否
视频	视频	视频	视频	视频
三角剖分	共焦激光技术	共焦激光技术	共焦激光技术	共焦激光技术
椅旁	椅旁	椅旁合作	椅旁合作	椅旁合作
STL	STL	STL, DCM, UDX	STL, DCM, UDX	STL, DCM, UDX
PlanCAD Easy, integrated in Planmeca Romexis	Zfx CAD software	3Shape Trios Design Studio Open	3Shape LAB Praxis	3Shape Trios Design Studio Straumann Cares Visual
PlanCAD Easy, integrated in Planmeca Romexis	hyperDENT hyperMILL	3Shape Trios Design Studio PrograMill CAM V4 PrograMill One App	3Shape LAB Praxis Lyra Mill	3Shape Trios Design Studio Straumann Cares Visual Straumann Cares C series
PlanMill 40 S PlanMill 30 S	Zfx Inhouse5x wet & dry	PrograMill One	Lyra Mill	Straumann Cares C series
4 轴	5轴联动（伺服电机 A、B轴）	五轴轮流切削技术(5 xt)	4 轴	4 轴
玻璃陶瓷，PMMA，复合材料，混合陶瓷	氧化锆，玻璃陶瓷，CoCr,钛，PMMA，复合材料，蜡	Ivoclar材料: 氧化锆，玻璃陶瓷，PMMA，复合材料	玻璃陶瓷，PMMA，复合材料，混合陶瓷	玻璃陶瓷，混合陶瓷
湿润	湿润和干燥	湿润	湿润	湿润
研磨	切削/研磨	切削/研磨	研磨	切削/研磨

表2	目前最常见的口腔内扫描系统概述							
	3M ESPE (True Defnition Scanner)	Align Technology (iTero Element)	Dentium (rainbow iOS)	Densys	GC (AADVA)	KaVo (Lythos)	MFI (Condor)	Ormco (Lythos)	Sirona (Apollo DI)
粉	是	否	否	是	否	否	否	否	是
颜色显示	否	是	是	否	否	是	是	否	否
图像模式	视频	视频	单幅	视频	视频	视频	视频	视频	视频
图像原理	波阵面抽样	共焦激光技术	三角剖分	三角剖分	共焦激光技术	三角剖分	立体摄影测量视频	三角剖分	共焦激光技术
数字化工作流程	基于云的平台－3M连接中心	基于云的平台－My Aligntech	基于云的平台	直接	基于云的平台	基于云的平台	直接	基于云的平台-Ormco Digital	基于云的平台–Cerec Connect
数据导出	STL	STL	STL	STL	STL	STL	STL	STL	封闭系统：STL(模型)

口内扫描信息来自Zimmermann 等[16]。

修复材料

最终修复体材料类型的选择是在牙体准备过程中必须考虑的另一个因素。高强度微晶玻璃，如硅酸锂增强微晶玻璃或锆硅酸锂强化微晶玻璃，比长石增强铝硅酸盐玻璃、亮氨酸微晶玻璃和混合材料具有更高的杨氏模量E和挠曲强度[17-20]。由于其足够的机械性能（表3）和光学性能，高强度微晶玻璃可用于超薄CAD/CAM整体修复，厚度可达0.2mm（图13）[21]。

数字化的工作流程能微创粘接修复体，以保持牙齿结构的原始状态，这是任何现代美学修复的目标（图14～图18）。

表3	CAD/CAM材料：成分、适应证和特性					
材料	制造商	成分	临床适应证[a]	杨氏模量 E(GPa)[b]	挠曲强度 (MPa)[c]
e.max CAD	Ivoclar Vivadent	锂二矽酸盐微晶玻璃	贴面，嵌体，高嵌体，前、后牙冠，前、后种植体基台，到前磨牙的三单位固定修复体，多单位固定桥基底冠添饰瓷	102.7	609.8
Celtra Duo	Dentsply DeTrey	全烧结硅酸锂/磷酸盐微晶玻璃	贴面，嵌体，高嵌体，前、后牙冠	107.9	565.8
Suprinity	VITA Zahnfabrik	预烧结硅酸锂/磷酸盐微晶玻璃	贴面，嵌体，高嵌体，前、后牙冠	104.9	537.03
Vitablocs Mark II	VITA Zahnfabrik	长石钢筋铝硅酸盐玻璃	贴面，嵌体，高嵌体，前、后牙冠，多单位固定桥基底冠添饰瓷	71.3	118.65
Empress CAD	Ivoclar Vivadent	基于白榴石的微晶玻璃	贴面，嵌体，高嵌体，前、后牙冠	65.5	187.77
Enamic	VITA Zahnfabrik	聚合物膨胀颗粒增强玻璃网	贴面，嵌体，高嵌体，前、后牙冠	37.8	193.45
Lava Ultimate	3M ESPE	预聚合树脂复合材料	贴面，嵌体，高嵌体	12.7	300.64

a由制造商提供的临床适应证。
b弹性模量值来源于Beli等[19]。
c挠曲强度值来源于Wendler等[20]。

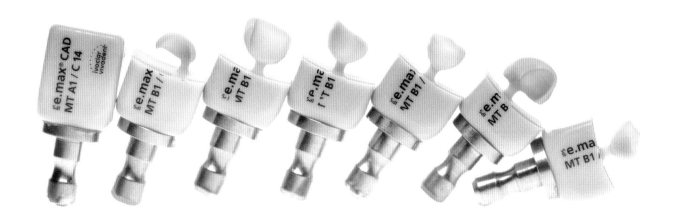

图13　超薄CAD/CAM整体修复材料在高强度微晶玻璃（IPS e.max CAD）结晶前研磨。

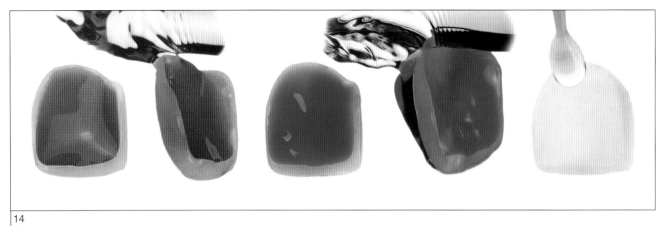

14

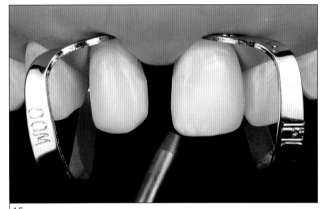

15

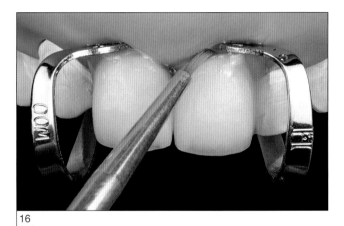

16

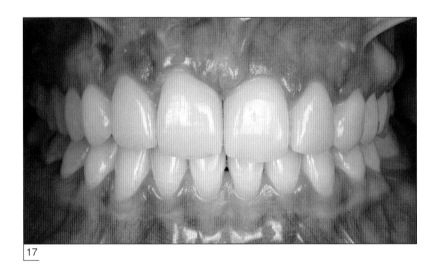

17

图14　修复体采用5%氢氟酸酸蚀，35%磷酸清洗和硅烷化。

图15　牙齿空气（teeth air）采用氧化铝研磨，35%磷酸酸蚀，用通用粘接剂粘接。

图16　采用光固化树脂水门汀粘接修复。用艺术画笔去除多余的水门汀。

图17　术后上牙弓视图。

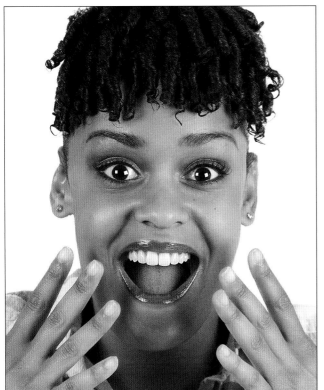

图18a、b 术后面部照片。

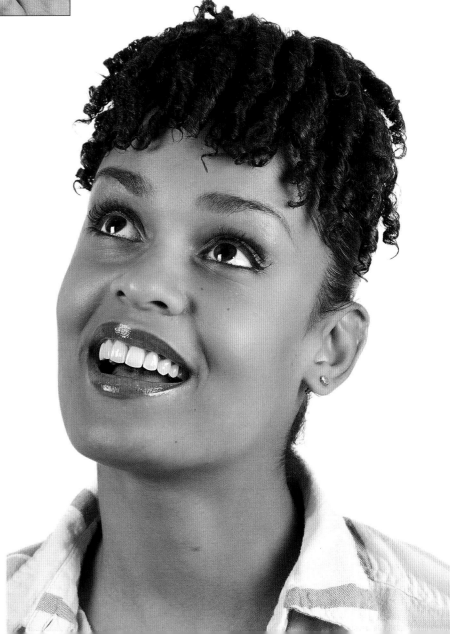

讨论

使用3D跨学科计算机辅助治疗计划为诊断和治疗阶段提供了比传统技术更多的优势。它促进不同牙科团队成员之间的沟通来产生一个多学科的最终治疗计划。实际上，可视化步骤能让卫生保健人员识别治疗所带来的挑战和不足，并能与其他团队成员和患者对此进行讨论。

然而，仍有一些不足是计算机无法预测的。目前还很难预测牙齿矫正治疗后周围的牙龈组织会如何呈现。在正畸治疗期间，如果发生牙根和/或牙槽骨的吸收，这可能导致最终的牙龈水平不同于虚拟正畸治疗计划所要达到的水平。这些差异可能归因于组织对正畸力的反应，或是因为数字化数据与实际情况之间存在差异。全牙弓数字印模也有其局限性。口内扫描仪仍在改进中，由于扫描过程中的数据失真，全牙弓形光学印模可能不准确[22]。

为确保数据的准确性，避免在治疗计划中不匹配的情况，牙科团队的提供者应该理想地使用相同的CAD/CAM平台或与官方合作的系统（表1和表2）。用扫描仪从一个系统导出到另一个系统进行CAD修复设计时，口内数字化记录可能会丢失光学印模数据，譬如颜色和细节。此外，并不是所有CAD软件都能将模型和修复体以开源格式导出，比如STereoLithography（STL）。牙齿矫正、口腔手术、修复治疗计划和美学设计等不同数字平台之间的交叉合作仍然是一个挑战。数字模型、CBCT以及所建议的修复体通常必须得到转换，然后再转移到正畸、种植和/或修复治疗的专用软件上。目前，并不是所有的CAD/CAM系统都完全集成到单个专用软件中。三维数字化治疗的计划与实施仍需使用多个数字化平台来制订多学科治疗计划。然而，制造商们开始意识到一个软件能在一个系统内集成多个模块进行正畸治疗、种植计划、微笑设计和修复制作的需求。

结论

使用3D计算机辅助工具来治疗美学病例仍然需要结合包括CBCT、3D数字化印模及患者的二维内、外照片和CAD软件这些系统，以便于更好地制订数字化治疗计划。对于多学科传统美学和功能修复，数字化工作流程知识、理想的牙齿比例、位置和角度，以及CAD/CAM材料和上述系统是必要的。

参考文献

[1] Miyazaki T, Hotta Y, Kunii J, Kuriyama S, Tamaki Y. A review of dental CAD/CAM: Current status and future perspectives from 20 years of experience. Dent Mater J 2009;28:44–56.

[2] Zaruba M, Mehl A. Chairside systems: A current review. Int J Comput Dent 2017;20:123–149.

[3] Al Mortadi N, Eggbeer D, Lewis J, Williams RJ. CAD/CAM applications in the manufacture of dental appliances. Am J Orthod Dentofacial Orthop 2012;142:727–733.

[4] Muller-Hartwich R, Prager TM, Jost-Brinkmann PG. SureSmile—CAD/CAM system for orthodontic treatment planning, simulation and fabrication of customized archwires. Int J Comput Dent 2007; 10:53–62.

[5] Coachman C, Calamita M. Digital Smile design: A tool for treatment planning and communication in esthetic dentistry. Quintessence Dent Technol 2012;35:103–111.

[6] Dawson PE. Functional Occlusion: From TMJ to Smile Design. St Louis: Mosby Elsevier, 2007.

[7] Scholz RP, Sarver DM. Interview with an Insignia doctor: David M. Sarver. Am J Orthod Dentofacial Orthop 2009;136:853–856.

[8] Zimmermann M, Mehl A. Virtual smile design systems: A current review. Int J Comput Dent 2015;18:303–317.

[9] Kurbad A, Kurbad S. Cerec Smile Design—A software tool for the enhancement of restorations in the esthetic zone. Int J Comput Dent 2013;16:255–269.

[10] Cofar F, Cofar I, Stumpf L, Popp I, Pineda A, Van Dooren E. RAW: A digital workflow. Quintessence Dent Technol 2017;40:7–25.

[11] Duarte S Jr, Schnider P, Lorezon AP. The importance of width/length ratios of maxillary anterior permanent teeth in esthetic rehabilitation. Eur J Esthet Dent 2008;3:224–234.

[12] Coachman C, Calamita MA, Sesma N. From 2D to 3D: Complete digital workflow in interdisciplinary dentistry. J Cosmet Dent 2016;32: 62–74.

[13] Kano P, Xavier C, Ferencz JL, Dooren EV, Silva NR. The anatomical shell technique: An approach to improve the esthetic predictability of CAD/CAM restorations. Quintessence Dent Technol 2012;36: 27–36.

[14] Clavijo V, Sartori N, Phark J-H, Duarte S. Novel guidelines for bonded ceramic veneers: Part 1. Is tooth preparation truly necessary? Quintessence Dent Technol 2016;39:7–25.

[15] Sartori N, Alsamman R, Bocabella L, et al. Biomaterials Update: The adhesive restorative complex (ARC) concept. Quintessence Dent Technol 2017;40:48–65.

[16] Zimmermann M, Mehl A, Mormann WH, Reich S. Intraoral scanning systems—A current overview. Int J Comput Dent 2015;18:101–129.

[17] Anusavice KJ. Phillips' Science of Dental Materials. St Louis, MO: Elsevier, 2013.

[18] Guess PC, Selz CF, Steinhart YN, Stampf S, Strub JR. Prospective clinical split-mouth study of pressed and CAD/CAM all-ceramic partial-coverage restorations: 7-year results. Int J Prosthodont 2013; 26:21–25.

[19] Belli R, Wendler M, de Ligny D, et al. Chairside CAD/CAM materials. Part 1: Measurement of elastic constants and microstructural characterization. Dent Mater 2017;33:84–98.

[20] Wendler M, Belli R, Petschelt A, et al. Chairside CAD/CAM materials. Part 2: Flexural strength testing. Dent Mater 2017;33:99–109.

[21] Sartori N, GilbertoTostado, Phark J-H, KazunariTakanashi, Lin R, Duarte S. Biomaterials Update: CAD/CAM high-strength glass-ceramic. Quintessence Dent Technol 2015;38:39–54.

[22] Muallah J, Wesemann C, Nowak R, et al. Accuracy of full-arch scans using intraoral and extraoral scanners: An in vitro study using a new method of evaluation. Int J Comput Dent 2017;20:151–164.

修复治疗方案的新工具：
微创修复程序（MIPP）和GET App的应用

A New Tool for the Prosthetic Treatment Plan:
Use of Minimally Invasive Prosthetic
Procedures (MIPP) and GET App

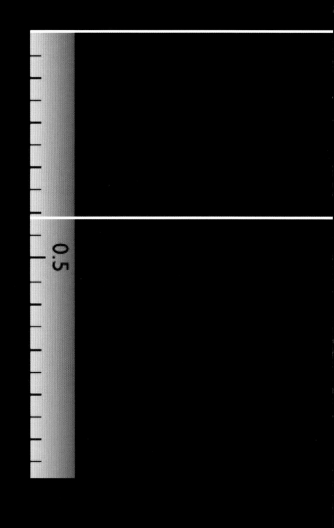

所有修复重建的目标应该包括：（1）恢复最佳美学；（2）平衡或维持口颌系统的健康状态；（3）最终实现微创治疗。现在可通过遵循Fradeani等[1]描述的微创修复程序MIPP基本原理来实现以上目标。

为实现第一个目标，临床医生必须进行精确的美学分析，充分了解需要分析的参数，并在必要时进行校正。

对于第二个目标，适当的功能分析是十分必要的。首先需分析口颌系统是否处于平衡状态或者其中的一个或多个组件（关节、肌肉、牙齿）是否受到损害。其次，功能分析的目的应该是收集与患者功能参数相关的所有数据，将其与那些被认为更具生理性的参数进行比较，并评估是否有必要通过修复重建来优化它们，这一切都是为了改善口颌系统的健康状况。

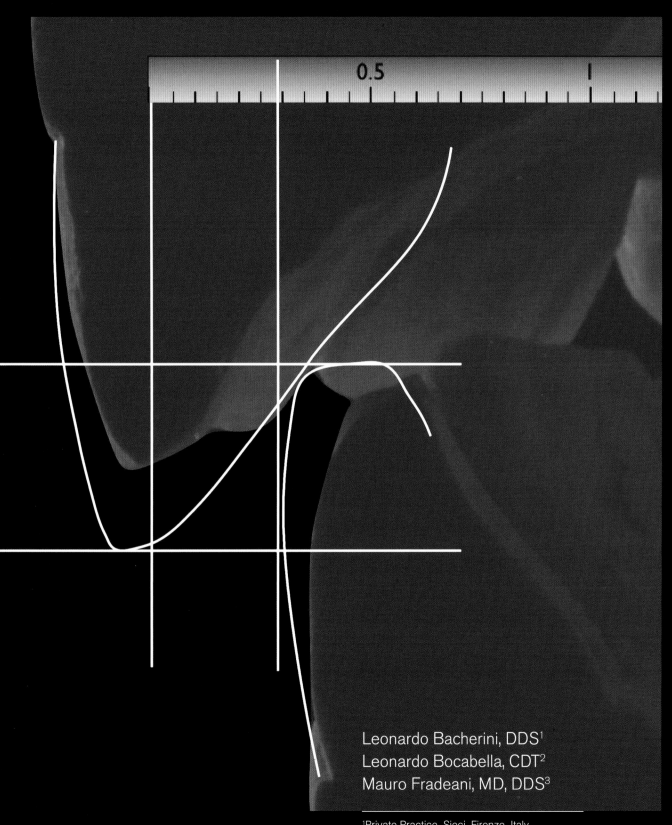

Leonardo Bacherini, DDS[1]
Leonardo Bocabella, CDT[2]
Mauro Fradeani, MD, DDS[3]

[1]Private Practice, Sieci, Firenze, Italy.
[2]Dental Technician, Campinas, São Paulo, Brazil.
[3]Private Practice, Pesaro, Italy.

即使任何一个口颌系统组件都没有出现疾病或者功能障碍的情况下，临床医生也应该尝试观察理想的咬合参数，以提高修复体的稳定性并获得保留时间长的修复体。

对于第三个目标，要进行微创治疗，重要的是正确处理前两个步骤中收集的数据来建立理想的治疗方案，并培养微创牙体预备所需的一些特定技能。

从上述因素考虑，显然治疗方案是微创修复重建的关键要素。在这个阶段，临床医生必须能够同时收集和处理不同的信息。对于未经训练的临床医生而言，这通常是一个令人不悦的障碍。几年前，Fradeani[2]提出了一种系统的修复重建方法，该法清晰描述了应如何正确收集制订治疗方案所需的所有美学和功能参数。

收集了所有数据后，临床医生应该能够处理这些数据、制订治疗方案，并利用技工室图表，将所有信息发送到技工室，以便技师可以制作诊断蜡型，这是最终修复体的原型。

近年来，鉴于牙医在治疗计划方面提出的许多要求以及急需一种够简化和加速修复治疗程序的创新技术，一种新的应用程序应运而生。GET App（引导式美学治疗应用程序）在收集和处理数据的各个阶段可以给临床医生提供帮助，在修复重建的全数字化工作流程中，它还可与修复治疗的不同步骤中提供的各种技术工具（口内扫描仪、研磨仪、3D打印机等）进行交互。收集的数据最终由应用程序处理，以制订理想的修复治疗方案。

GET App是根据Fradeani数据收集的系统方法研发而成。除了自动处理这些数据外，该应用程序还提供治疗方案。临床医生可以随时修改建议的治疗方案，通过GET App，临床医生可以在检查时保留可能的变化，也能够经常确认设定的参数是否合适。

在整个过程中，所有不同的步骤和每一项操作的目的都有详细的解释；因此，对于未接受过简单和复杂修复重建专科培训的临床医生而言，GET App

也是一种有效的学习工具。该工具可被认为是Mauro Fradeani[2]书中理念的更新和简化的数字版本。

处理完数据后，GET App会生成一个pdf文件，包含技师对修复重建设计的全部信息。对于修复重建而言，与牙科技师的沟通一直被认为是治疗的基础。因此，临床医生使用可靠的工具确保与技工室取得有效的沟通非常重要。

以下是GET App为临床医生提供的好处和可能性：

· 收集患者病历的数据（GET App系统可以取代病历）
· 收集与牙科团队进行适当沟通所需的所有临床数据（X线片，牙周大表，每颗牙齿的健康状况，牙齿颜色，以前治疗过的患牙需要再治疗，口颌功能障碍）
· 牙科摄影及病例记录指导性的和可预测的方法
· 收集制订治疗方案所需的所有美学和功能相关参数
· 完全的自动化的支持治疗方案的制订
· 与技工室进行有效沟通
· 与患者进行有效沟通

GET App是制订完整的美学和功能治疗方案的有用工具，但它对于那些从生物学和结构学层面已受损的患牙不能提供任何治疗性建议。牙齿治疗的最终方案或是否需要拔出患牙都由临床医生制订。GET App由两个独立的部分构成：（1）数据收集（由程序完全引导或也可以由助理完成）；（2）数据处理（椅旁或在其他时间进行）。这个过程结束后，该应用程序将生成一个pdf文件，给技师提供治疗方案建议和说明，指导技师完成诊断蜡型的制作，为后续Mock-up以及最终修复体的完成做好准备。

本文将通过临床案例展示GET App与传统修复技术和全数字化技术相结合展开工作。请注意，

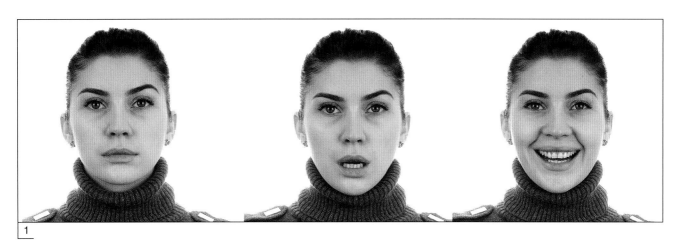

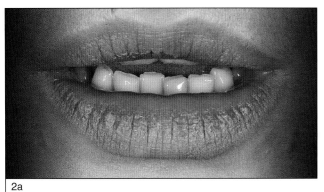

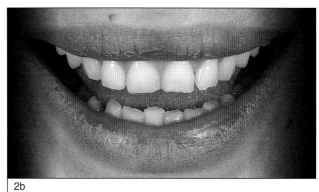

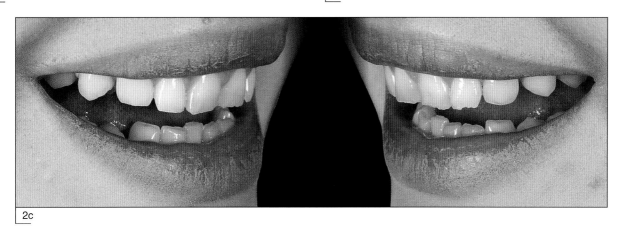

图1　术前患者的面部照片。

图2a～c　唇齿评估照片。

GET App仅适用于平板电脑。

患者介绍

　　一位35岁的女性患者，主诉是前牙的美观问题。她想要改善她的笑容，因为她认为她的牙齿很小而且对牙齿的颜色也不满意。术前照片如图1～图4所示。

　　在患者第一次就诊期间，医生询问了她想要进行修复重建的原因，以及使用该应用程序来制订治疗计划的可能性。患者渴望改善她的笑容，决定接受治疗，并同意在第二次预约中使用该应用程序进行数据收集。使用该应用程序进行的数据收集预约通常只需几分钟，但此时也应该进行全口X线片检查，以评估患者的口腔健康状况。

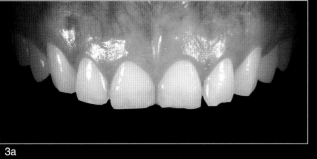

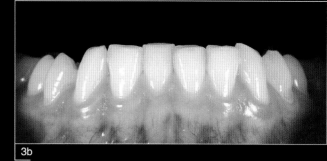

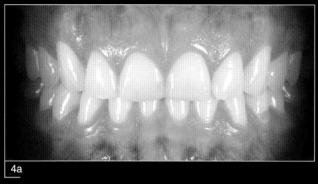

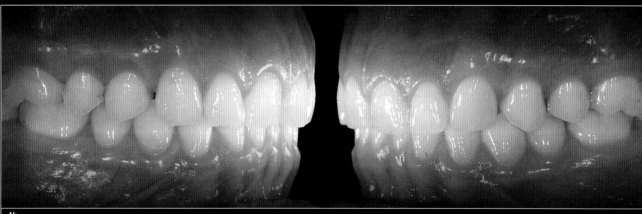

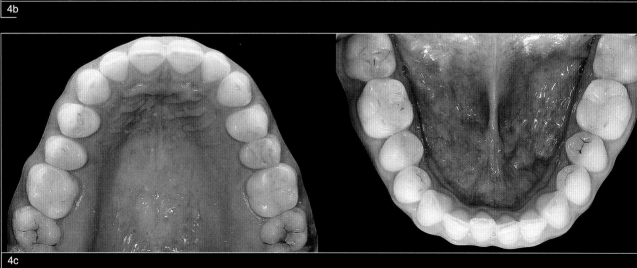

图3a、b　照片显示了上颌和下颌牙齿的形态、比例、排列以及颜色。

图4a～c　患者的咬合。

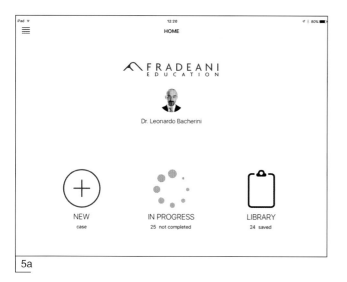

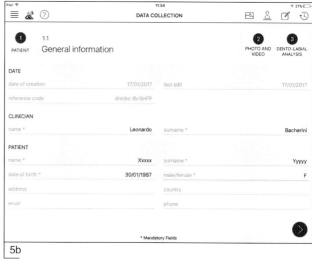

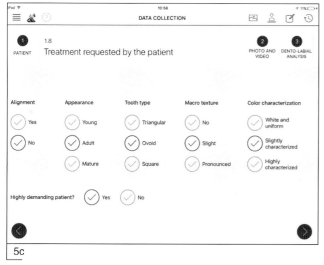

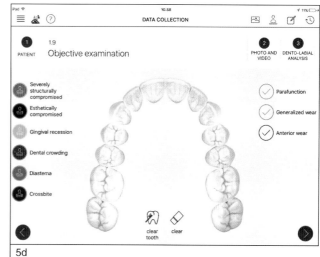

图5a ~ d 　使用GET App进行数据采集阶段。在第1步中，临床医生需要采集一些基本数据，例如患者的治疗史以及针对患牙的一些特殊细节。

使用GET App进行数据采集

第1步：患者

在此步骤中，将获取患者的基本信息。一些信息是强制性的，非常重要，因为它能够让这个程序根据参考的美学参数制订最佳的治疗计划。在这些数据中，特别关注患者的年龄和性别，因为这些参数对应着患者休息位时牙齿暴露量的不同。

在该步骤中收集的其他信息是：主观认知、患者的治疗需求、客观检查和骨性分类。还可以选择收集患者病史的数据。

对于这名患者，她有明显的前牙非生理性磨耗，这就是她最主要的美学问题。患者还要求改变牙齿的颜色和尺寸。因此，她的要求是只通过治疗上颌前牙得到一副整齐的、白的、看起来年轻的牙齿。她的骨骼分型是骨性Ⅰ类（图5a ~ d）。

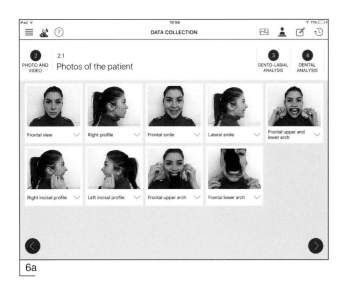

6a

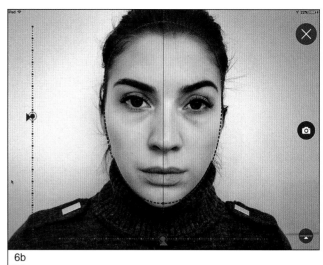

6b

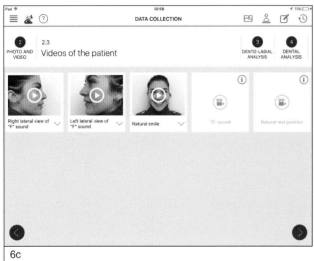

6c

图6a～c　照片对于治疗计划的制订是非常必要的。这个程序需要固定数量的照片。程序中呈现的一个拍摄标准可以帮助临床医生正确地拍摄每一张照片，而程序对操作的完全引导可以使整个过程简单快捷。仪器的适当倾斜是将地平线作为参考平面的基础，而这决定了修复重建的方向。视频对于美学和功能参数的动态分析非常重要。

第2步：照片和视频

数据收集中最重要的一步是拍照。在制订治疗计划时，将这些照片用于数据处理，以进行一些关键的测量（图6a～c）。

使用GET App拍摄的照片总是根据地平线正确定向。重要的是患者的头部需要处于自然位置并且由水平板确定方向（检查水平仪）。这种设置使得临床医生能够在患者照片上对一些参考线进行分析，将其与地平线进行比较，并决定将哪条线作为修复重建的基准线。临床医生在GET App指导下进行照片的拍摄，从而避免了那些对有诊断意义的牙科摄影不太熟悉的临床医生常犯的错误。可以说，

GET App充当了数字面弓。

还可以记录短视频以动态分析一些美学和功能参数。提供一些示例以向患者展示拍摄的正确位置和该有的面部表情。

第3步：唇齿分析

在该步骤中，收集关于患者嘴唇和牙齿之间关系的数据（图7a～c）。要收集的最重要的数据是笑线，用于优化修复体的最终外观。如果笑线很高，则治疗计划准备期间设置App为最优化休息位时牙齿的暴露、牙齿的比例以及软组织的外观。如果笑线很低，参数仅仅设置为休息位时牙齿的暴露

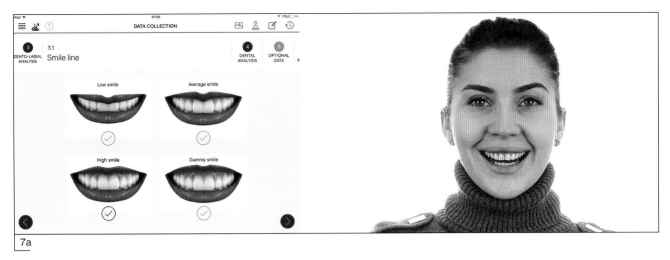

7a

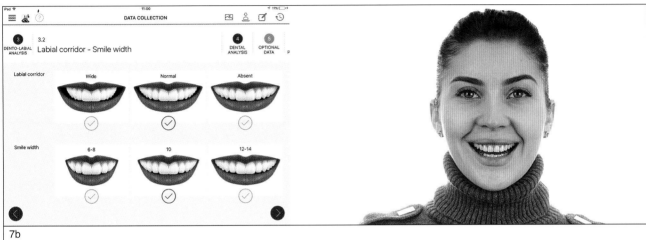

7b

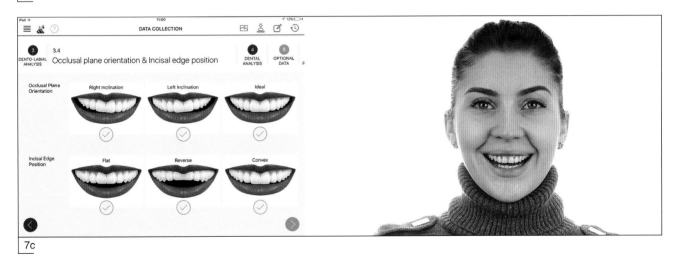

7c

图7a ~ c　在第3步中，如Fradeani[2]描述的系统方法那样收集更多关于重要美学参数的数据。

即可，我们知道这是任何修复重建的起点。在该步骤中其他美学参数如颊廊、微笑宽度、牙齿中线、牙齿中线与上唇人中的关系等也会被分析。

　　该患者中位笑线，颊廊正常，微笑时上颌牙弓中可见10颗牙齿，牙齿中线垂直居中，与上唇人中保持一致，以及与唇腭中心的中间线。因此有必要对牙齿比例和软组织的外观进行最优化。应用程序会对此进行分析，根据数据的处理选择合适的方法自动确定中切牙切缘的位置。

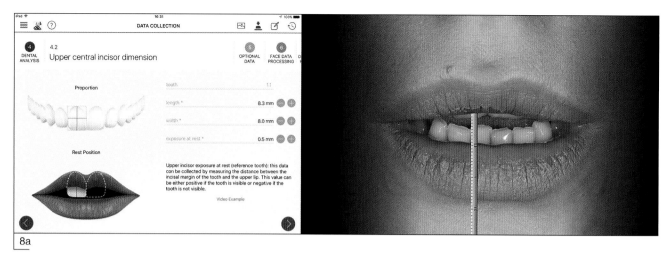

8a

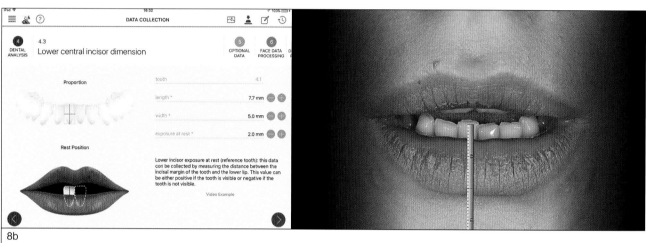

8b

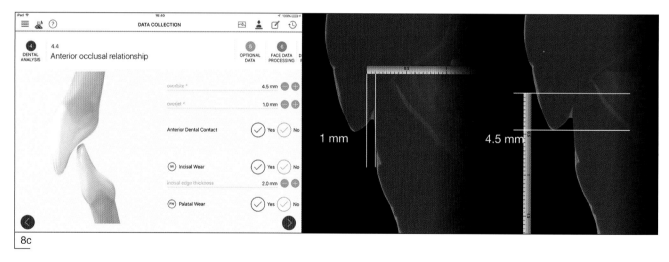

8c

图8a~c 这个工具指导临床医生进行一些数据的收集：关于牙齿大小，休息位时的暴露量等美学数据以及上下颌前牙之间的关系等功能参数。所有的数据都将被GET App自动处理以优化美学和功能。

图9a、b 在制订治疗计划过程中，临床医生可能会忽略下颌前牙的功能参数，然而这些参数对于优化患者的咬合非常重要。在第4步中，GET App可以帮助临床医生进行两个重要参数的评估：下颌前牙的倾斜以及下颌后牙与前牙𬌗平面之间的关系。

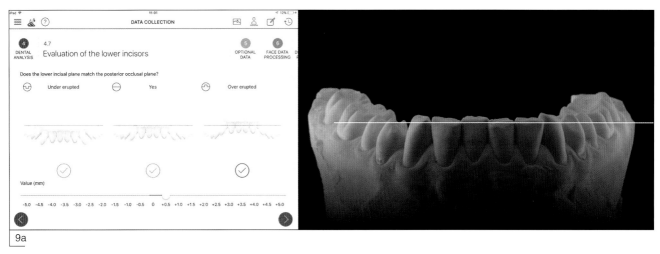

9a

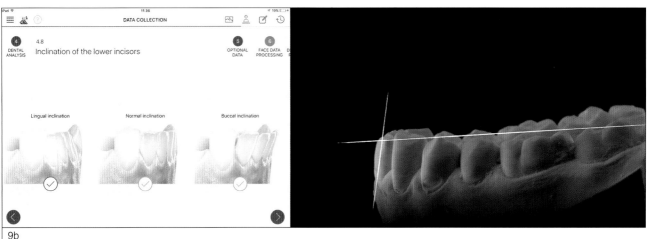

9b

第4步：牙齿分析

在这一步骤中，美学和功能数据都会被采集，因为整个过程的目的不仅是优化前牙的美学外观，而且还需将功能数据（覆𬌗和覆盖）与美学数据相互参考，从而优化前牙关系。所有这些都是为了获得与患者的口颌系统协调一致的修复体并确定合适的前导（图8a～c）。采集的数据包括牙齿大小（长度和宽度），休息位时牙齿的暴露量，覆𬌗大小，覆盖大小，上颌前牙与下颌前牙之间是否存在接触，牙齿磨耗，上颌中切牙切缘厚度的测量值，以及是否存在腭侧磨耗。

其他关于下颌牙齿的数据也将是非常重要的：特别是下颌前牙的过度萌出或萌出不全以及它们相对于𬌗平面的倾斜。在此步骤中收集的所有数据将被处理并与第1步中已收集的数据交叉匹配。而且，

这些数据对于第9步也将非常有用，第9步将以图形方式显示在数据处理之前、期间和之后的切牙之间的关系。

该患者的重要数据是上颌切牙的尺寸，其牙齿的宽长比完全不正确，而休息位时切牙的暴露量即便是最小，考虑到患者的年龄和性别这也是不理想的。此外，她的前牙覆盖减小，切缘的磨耗很重，以及上颌切牙的腭侧存在磨耗。下颌牙齿轻度过萌（约0.5mm）并且舌侧倾斜（图9a、b）。

第5步：可选数据

在该步骤中，临床医生可能想要收集与牙齿颜色、牙髓治疗过的患牙、剩余牙齿结构和/或牙周健康有关的信息的一些附加可选数据。

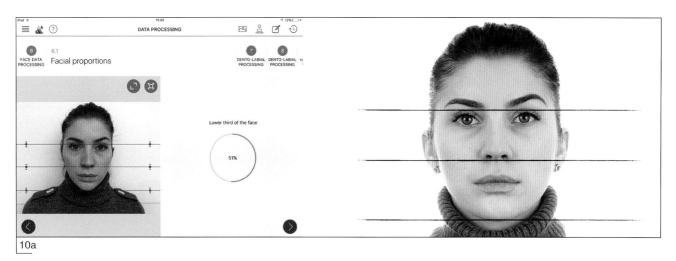

10a

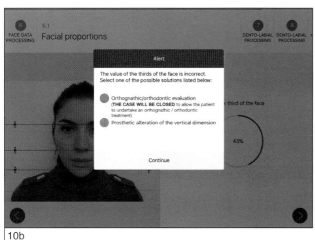

10b

图10a~d 治疗计划的制订始于对患者面部的一些美学参数的数据处理。注意，在图10b中，圆形图中的红色线表示面部下1/3的比例不正确。在这种情况下，程序会出现警报并建议由矫正医生和正颌外科医生进行分析。

数据处理

与市场上已有的其他应用相比，GET App的优势在于它不仅限于美化患者的笑容，还考虑到患者理想咬合的建立。目的是了解计划用于前牙的美学改变是否与新的咬合相协调，这意味着上颌前牙与下颌前牙之间建立了新关系（前导）。

该应用程序可以兼顾所有美学和功能方面，同时优化它们，从各个角度分析从而提出有效的治疗方法。该应用程序使用特定的颜色代码：红色、绿色和橙色。当显示美学和功能参数的数字为红色时，它们超出可接受的范围。绿色数字表示理想值，而橙色数字则视为可接受。在每一幕中随时都

可以使用适当的按钮来调用有关如何正确执行步骤以及如何处理和管理数据的重要信息。

问号按钮可用于查看与屏幕上显示的各种活动按钮进行交互的方式和原因。在屏幕上的功能完成之前，系统不允许继续下一步。

第6步：面部数据处理

在该步骤中，处理与患者面部有关的数据，例如采用Andrews法对面部1/3的距离、侧貌分析以及上颌切牙的位置的数据进行收集（图10a~d）。目的是识别患者面部的重要美学异常并为治疗提供建议。如果任何值显示为红色，则应用程序在继续

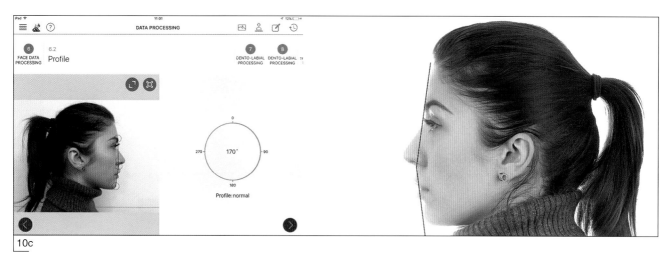

10c

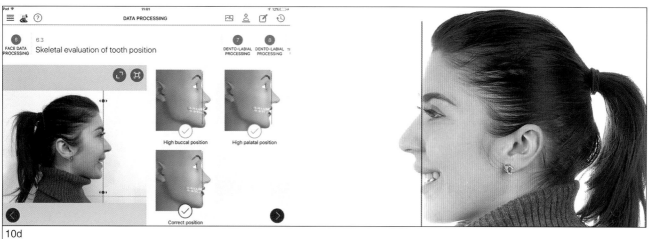

10d

之前将显示警告并建议咨询正畸医生和正颌外科医生，或给出接受存在美学缺陷的修复治疗的可能性（图10b）。

对于该患者，所有数据均在正常范围内。

第7步：唇齿数据处理-正面观

该步骤特别重要，因为它从垂直/正面的角度确定了切缘的位置。我们知道所有的修复重建都是从确定切缘的位置开始，然后接着进行功能参数的优化。

该步骤的第一部分是确定修复重建的参考平面。拍摄照片，正确显示患者头部的自然位置，使应用程序像面弓一样工作。因此，可以将地平线作为参考，同时可以观察到瞳孔连线与地平面的关系。因此，临床医生可以决定修复重建的参考平面是选择地平面还是瞳孔连线（图11）。

接下来，GET App将自动确定中切牙的理想长度作为参考。考虑到患者中位笑线，因此必须优化切牙的比例，这意味着应用程序将交叉参考不同牙齿长度、宽度的测量和休息位时牙齿的暴露量，以找到它们之间的最佳折中并建立正确的切缘位置。一旦从应用程序获得了数据，临床医生可以决定是否修改这些数据以改变切牙的尺寸，并且能够在每次修改时控制宽长比的合理性（理想的在75%～85%之间）以及休息位时牙齿暴露量（图12a～d）。

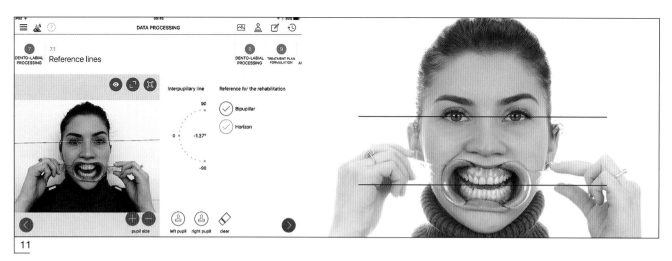

11

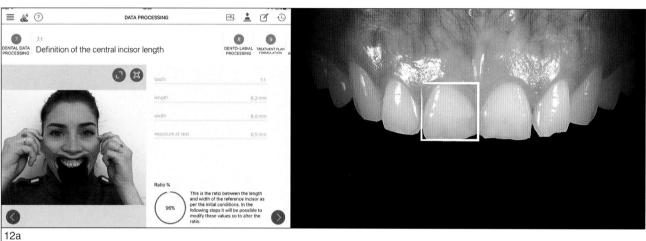

12a

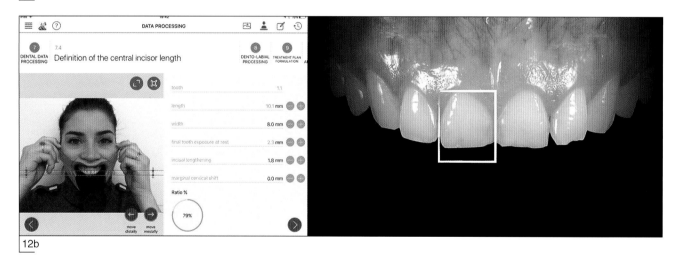

12b

　　一旦确定了上颌中切牙的切缘，就必须确定尖牙的切缘。临床医生有机会使用牙弓模板来确定上颌牙弓的理想弧度，并决定尖牙尖端的位置，然后根据修复治疗的范围来确定前磨牙和磨牙的位置。（6~8颗牙齿或10颗或12颗牙齿）。

　　该患者，选择瞳孔连线作为修复重建的参考，因为它与地平面仅相差几度。按照自动程序优化牙齿暴露和牙齿比例的所有美学参数，该应用程序建议加长中切牙1.8mm。这样一来，所有参数都是绿色的。程序询问是否有进行手动修改的需求，选择

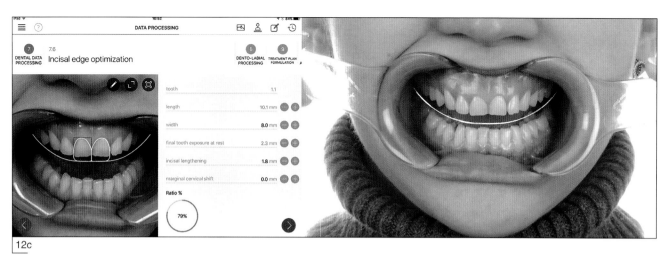

12c

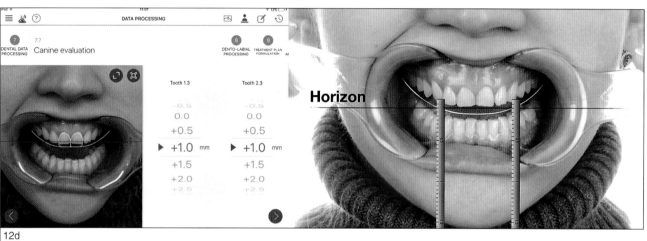

12d

图11 在第7步中，可以对一些参考线进行分析，例如瞳孔连线和骀平面，并且将它们与地平面做比较。临床医生能够将瞳孔连线或者地平面确定为修复重建的参考平面；这样一来，该应用程序就扮演着数字化面弓的角色。

图12a～d GET App针对上颌前牙呈现了数个美学参数，用以优化牙齿在休息位时的暴露量以及牙齿比例。这将决定上颌牙齿的切缘位置，而这是任何治疗计划制订的起点。

了"NO"，因为一切都是理想的。建议将右侧和左侧尖牙加长1mm。

第8步：唇齿数据处理-侧面观

　　该步骤确定了切缘的颊舌向位置。应用程序将测量鼻翼耳屏线和切牙唇面切线形成的夹角以及通过发"F""S"音来进行语音分析，以验证和修改中切牙切缘的位置。对于与被认可的正常值的每一度的偏差，该应用程序提供精确的以毫米为单位的切缘位置腭侧或颊侧向移动。如果这与语音分析不一致，则会发出错误信号。由于该应用程序的指导，临床医生能够避免切缘位置的过度颊倾或者舌倾。此外，该应用程序能够提供一种可能性的切缘

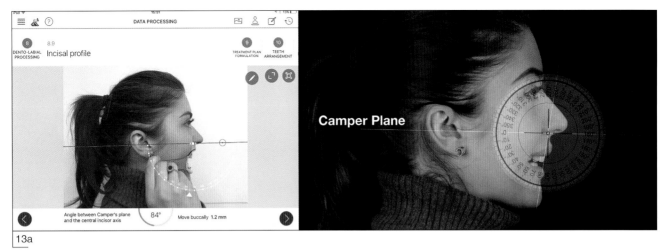

13a

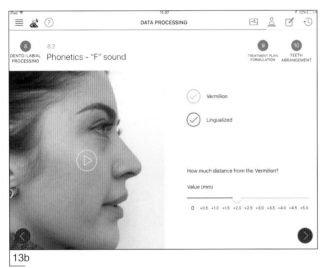

13b

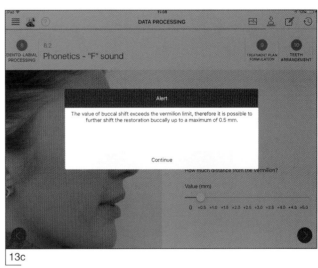

13c

图13a～c 一旦中切牙的切缘位置在正面观的视角被确定，应用程序将继续引导临床医生从侧面观的角度去决定切缘的理想位置。在这个过程中，中切牙的倾斜度将被考虑，并在发"F"或"S"音时参考下唇唇红将其切缘的位置进行比较。

位置颊侧移动，以减少侵入性修复治疗的程度。在切缘位置过于舌倾的情况下会出现警报，提示治疗过于激进。

该患者需要1.2mm切缘颊侧移动。从语音分析来看，这也被认为是正确的，因为发"F"音时将使得切缘舌倾2mm（图13a～c）。

第9步：治疗方案制订

一旦完成上颌牙齿的美学优化，接下来就可以评估上下颌中切牙之间新的咬合关系。在对牙齿做出美学改变之后，可能会出现不正确覆𬌗、覆盖比例。如果是这样，临床医生将不得不调整治疗计划以使得该参数回到理想值。

现在要进行最重要的一步——制订治疗计划，即通过确定正确的前导向来实现功能的优化。为了优化功能，在该步骤中还可以修改患者的咬合垂直距离（OVD）和之前已经确定好的所有美学参数。同时在做出调整后可以通过图像来实时查看在调整之前、调整期间、调整过后上下切牙覆𬌗、覆盖的比例。临床医生始终保持数值及其对应的颜色在可控范围内，可以修改已经输入的内容，以使一切都落在理想值内（图14和图15）。

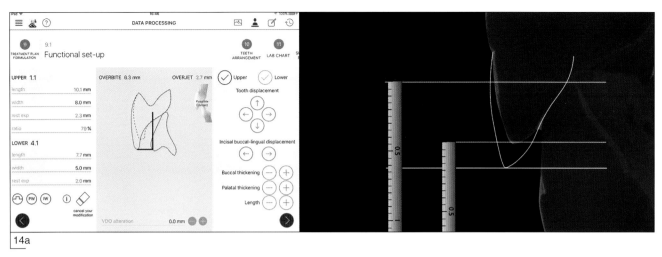

14a

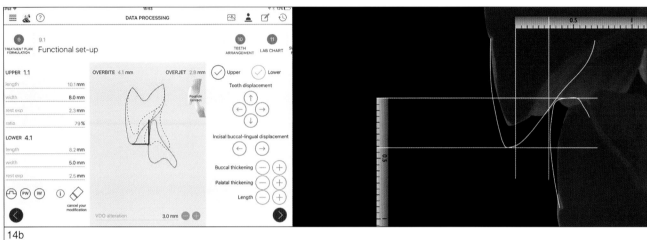

14b

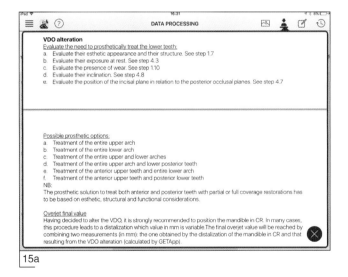

15a

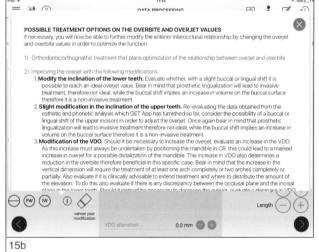

15b

图14a、b 第9步在整个治疗计划的制订中最为重要。美学参数得到优化后，应用程序将指导临床医生对吸附物重建的功能层面进行检查分析。通常患者最终的覆𬌗覆盖不太理想，这会导致最终的修复重建的前导不正确。因为每个案例的治疗目标都是对美学和功能的优化，临床医生就需要对已经确定好的美学参数做出相应的改变，使得其与一些重要的功能参数值例如OVD协调适应。GET App允许临床医生完全调控美学和功能参数，由此确定一个理想的治疗计划。

图15a、b 应用程序提供的信息指导临床医生在理想治疗计划的制订中做出决策。

选择正确的治疗方案还涉及评估治疗后牙的可能性。临床医生通常更多地关注上颌前牙，因为这是患者的诉求。然而，如果每次治疗的目的都是恢复美学和功能，下颌缺陷（磨耗，不正确的倾斜或前牙萌出的异常）的存在意味着治疗也应该延伸到下颌牙齿。GET App对临床医生非常有帮助，它能帮助完成患者口腔分析，检测下颌牙齿可能缺陷，以及决定是否仅治疗前牙、后牙或两者都需要被治疗。

修改某些功能参数（如OVD）需要更深入的修复知识（例如，如何在上颌和下颌之间分配OVD）。该应用程序中一些有用的注释可用于帮助临床医生做出这个决定。在此步骤中，GET App会提供另外一种有效的帮助来优化覆𬌗覆盖。

就该患者而言，在对之前进行牙齿调整产生的新的覆𬌗覆盖比例进行分析之后，决定将OVD增加3mm。由于美学需要改变了牙齿的长度，从而导致前牙覆𬌗为6.3mm，从功能的层面是不被接受的。此外，考虑到下颌牙齿的舌侧倾斜和磨耗，决定对它们进行治疗，同时从最小值开始逐渐增加覆盖。

OVD以1mm增量逐渐增加，直到达到可接受的覆𬌗值（4.1mm）、理想的覆盖值（2.9mm）和新的下颌切牙的倾斜（大约与𬌗平面成90°角）；所有的美学参数均都是绿色的，因此是理想的。

此时，考虑到咬合空间仍未关闭（上下颌中切牙在咬合时无接触），并且下颌牙齿切缘的位置无法修改（冠向移动），因此决定覆盖上颌切牙的腭侧面。这样一来，我们就可以确定上颌前牙的修复类型（全贴面）。

最终，在这一步骤中的程序阐释了如何更理想地确定上下颌切牙之间关系，同时达到理想的OVD：首先确定上颌切牙切缘的位置，然后确定下颌切牙切缘的位置，最后是正确的OVD，以获得理想的覆𬌗覆盖值。

第10步：牙齿排列

该步骤处理关于上下颌6颗前牙的分布。在这一步之前，仅建立了上下颌两颗切牙的位置，而现在则必须和技师沟通关于其他牙齿的改变，从而完成蜡型制作。还可以确定牙齿的旋转改变，以及整个牙冠的整体腭侧或颊侧移位。

在该患者中，鉴于她的诉求是排齐牙齿，因此建议技师调整上下颌全部牙齿来实现这一效果。

第11步：医生技师沟通表

在该步骤中，选择一系列参数以向技师传达如何上𬌗架和需要制作的修复体类型。它详细说明了以下信息：

- 诊断饰面
- 临时修复或最终修复工作
- 功能方面（例如，尖牙保护𬌗或组牙功能𬌗）
- 在𬌗架上设置的功能值（平均值或个体值）
- 修复重建所需的硅橡胶导板类型
- 双侧牙弓每一颗牙齿的修复类型（全覆盖，颊侧覆盖，𬌗覆盖）
- 每颗牙齿的修复材料选择
- 颜色选择

对于该患者，技师进行诊断蜡型和诊断饰面的制作。采用平均值上𬌗架以获得前导和尖导。𬌗架上的平均值设定均为标准值（迅即侧移：0°；Bennett角：10°；髁突凸出角：25°）。

根据第9步获得的结果，决定制作全贴面（二硅酸锂陶瓷，仅在颊面饰瓷）修复上颌前牙，制作颊侧贴面（表面饰瓷的二硅酸锂陶瓷）修复下颌前牙，用𬌗贴面（单晶二硅酸锂陶瓷，不加饰瓷）修复下颌后牙。Vitapan比色选择A1。所选择的陶瓷材料是e.max Ceramic MT AI（Ivoclar Vivadent）。

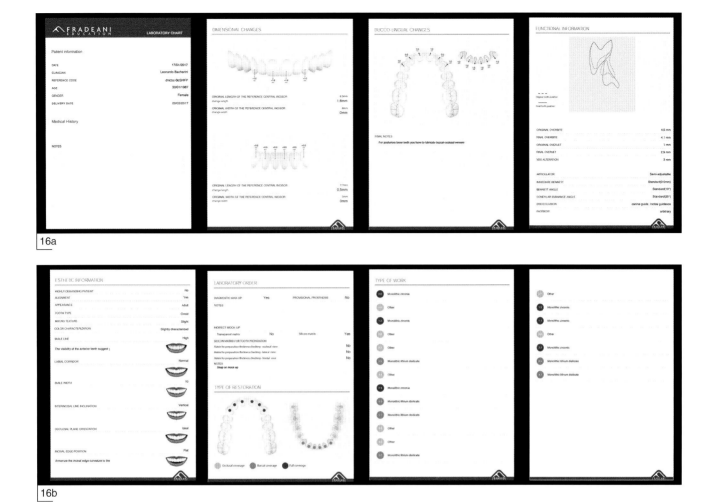

16a

16b

图16a、b GET App生成最终的pdf文件，包含了技师设计这个案例的全部有用信息。这个pdf文件既适用于采用传统面弓进行的模拟方法，也适用于与Face Hunter系统（Zirkonzahn）相结合的数字化工作流程。

第12步：最终小结

在此步骤中，可以图形方式查看对治疗中包含的每颗牙齿进行的所有修改，以便制作蜡型：

· 正面视图：牙齿长度和宽度调整
· 咬合视图：切缘的颊舌向移位
· 初始功能层面
· 最终功能层面
· 制作的修复体类型
· 必要时附加说明

第13步：审核

最后一步将结束整个程序，显示工作上传的日期。GET App会创建一个pdf文件，然后将该文件发送给技师或与牙科团队共享（图16a、b）。

如前所述，该应用程序制订的治疗方案可能需要额外的正畸或手术治疗。如果这是必要的，可与正畸医生和正颌外科医生分享关于如何移动牙齿以及移动的量（迁出、压低、颊舌移动或扭转）和/或移动颈缘的量（冠向或根向）。

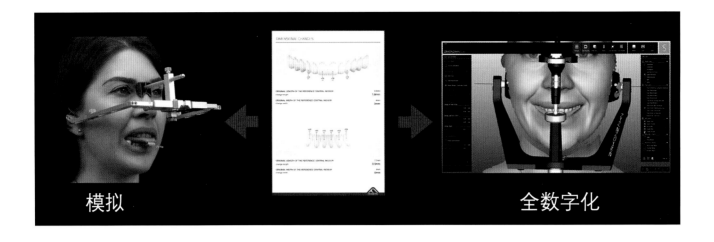

模拟　　　　　　　　　　　　　　　　　　　　全数字化

修复治疗程序

　　一旦使用GET App确定了治疗计划，修复重建即可以采用传统方法或全数字化工作流程进行（图17~图51）。

传统方法

　　将诊断蜡型制作方法说明的pdf文件通过电子邮件发送给牙科技师，同时还有牙列的硅橡胶印模以及在CR位（Dawson手法[3]和使用蜡）的咬合记录和面弓转移结果传递给技师。得益于治疗计划较为理想和精确确定了OVD增加的量（第9步），我们可以在最终确定的OVD上用蜡进行CR位的咬合记录。

　　收到所有信息后，技师将模型上殆架，制作诊断蜡型，制作硅橡胶导板以便后续在口内进行诊断饰面（Mock-up）。采用双丙烯酸树脂在上下牙列上进行Mock-up的制作，在下颌的CR位进行选磨调殆。

　　然后从美学和功能的角度重新对Mock-up进行评估，目的是为了在后牙上获得均匀分布的触点，

在前牙上具有精细的咬合接触，并且有合适的前导和尖导。由于使用GET App进行了精确规划，可以完全复制前牙覆殆覆盖的比例，如第9步中的图表所示。

　　一旦Mock-up被确认，就可以进行印模的制取，其可作为技师的参考去制作最终的修复体。Mock-up也可指导医生进行下颌后牙的牙体预备，采用微创的牙体预备方式旨在保存所有的牙釉质，以进行颊殆向贴面的制作，其邻接触点要么保留要么打开。

　　打开或不打开接触点取决于是否存在邻面缺陷（龋齿或树脂充填体）。当牙体预备完成时，使用金属托盘和硅橡胶材料（聚乙烯硅氧烷，轻体和重体），用传统方法（一步法双混合）进行印模的制取。同时再次进行面弓转移。

　　由于前牙区Mock-up的存在，可以使下颌在新的垂直距离上维持在CR位，因此可以在后牙区的预备体之间进行咬合记录。将模型上完殆架后，技师为后牙最终的修复体制作诊断蜡型。这些修复体是单晶二硅酸锂（e.max Press, Ivoclar Vivadent）通过压铸技术制作完成的。

在下一次复诊时，使用粘接技术对后牙修复体进行粘接，并通过对后牙修复体选磨调𬌗进行咬合调整，采用Dawson手法再次确认下颌位于CR的位置。在这次复诊期间，同时也要对上下颌前牙进行牙体预备。对于上颌前牙而言，采用了一种特殊的设计进行牙体预备，这样能够保留邻接触点不发生改变，同时用一种独特的修复体（"V"形贴面）覆盖预备体颊侧面和腭侧面（图35a～d）。采用这种技术，就不需要用两种不同的材料制作两种不同的修复体，从而减少了治疗的侵入性。如图33a～c所示，预备体表面牙釉质完整覆盖。因此，在牙体预备时，不需要进行麻醉。

预备下颌前牙时，选择了颊侧贴面的常规设计，打开了邻接触点。牙体预备后采用前面描述过的传统技术制取印模。这些印模连同面弓转移记录再次被送到技工室，再加上一个新的面弓注册。关于所有修复体类型和材料的信息都已经在最初通过GET App以pdf文件的形式发送给技师。

再次对工作模型上𬌗架后，技师为最终的前牙修复体制作蜡型。为了获得强度很好的上颌前牙修复体，其腭侧面均由单晶二硅酸锂陶瓷制成，以对切缘的饰瓷进行很好的支持（图34a～c）。对于具有绷瓷高风险的患者进行全覆盖修复，这是美学和应力之间的最佳折中。修复体制作完成后，在患者口内试戴，然后进行最后的调改，采用粘接技术对修复体进行粘接。对修复体进行调𬌗，使得在静态（CR位）和动态（前伸，切缘到切缘）时，上下颌修复体有均匀的咬合接触。

粘接完成1周后复查和拍照。

全数字化工作流程

如传统方法一样，在pdf文件生成后发送给技师，进行数字化印模（True Definition Scanner，3M）的制取并且对患者的不同表情进行面部扫描（Face Hunter Scanner，Zirkonzahn）。在面部扫描时还使用了一种工具确定患者的自然头部位置，由此评估患者面部的水平参考线相对于地平面的位置关系（Plan Finder, Udo Plaster）。通过这种方式，将患者的真实图像转换为虚拟图像并且在将数字化印模与数字化面部图像进行重叠之后，技师总是可以将地平线作为参考平面以正确地设计虚拟诊断蜡型。因此，虚拟蜡型将遵循GET App的设计思路，但是可以实时地查看具有不同面部表情的不同虚拟图像中的数字化修复设计的效果。

这当然是数字化设计中最有趣的方面之一，即使患者的呈现总是静态的而非动态的。因此，不可能用面部模拟的多个时间点出现的不同表情来评估数字化设计。

一旦完成了数字化Mock-up的设计，遵循第9步中所示的前导参数，技师就能够使用CAD/CAM技术制作出非常薄的PMMA树脂壳。这个数字化Mock-up（snapon）将用于患者口内的美学和功能评估。如传统技术中的操作一样，在牙体预备的步骤，对Mock-up进行口内调改。

接下来，完成数字化印模的制取，并将其发送到技工室，将数字化印模安放在虚拟𬌗架上，作为最终的工作印模。

下颌后牙的修复体选用单晶二硅酸锂陶瓷，采用CAD/CAM技术进行制作，然后在精度方面与前面描述的压铸技术进行比较。对于制作的全部修复体而言，使用压铸技术完成的修复体更精确，因此选择它们用于最终粘接。

如前所述，将后部修复体粘接完成后，开始对前牙进行牙体预备并制取前牙数字化印模。获取数字化印模后，技师使用先前描述的相同的设计制作单晶二硅酸锂表面饰瓷的前牙修复体。

使用数字化工作流程设计制作的最终修复体与传统印模制作完成的修复体精确度进行比较，无论是在石膏模型上还是在患者口内，数字化制作的那些修复体精度略低，因此决定使用传统技术完成最终的修复（图37）。

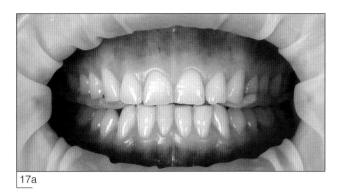

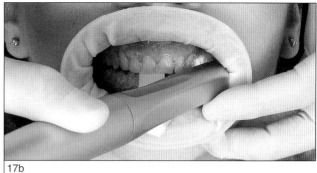

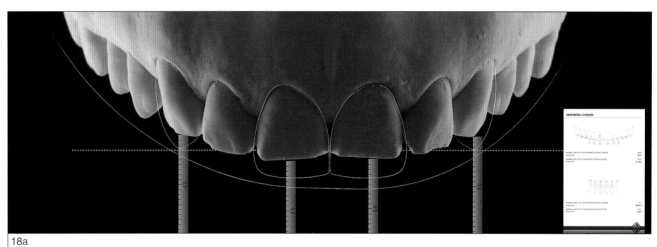

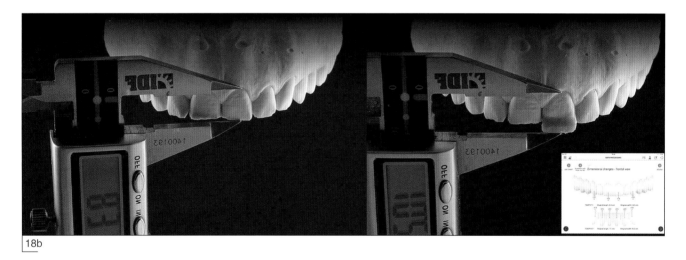

图17a、b　传统和数字化CR位咬合记录。

图18a~e　依据GET App提供的设计说明进行传统蜡型的制作。

传统技术与数字化技术的比较

传统和全数字化工作流程之间的比较如下：

治疗方案的制订：由于使用了GET App，数字化技术具有显著的优势，GET App有助于数据收集，允许对这些数据进行正确的编辑，并为医生提供完整指导（在某些步骤，自动）帮助优化患者的美学和功能参数。

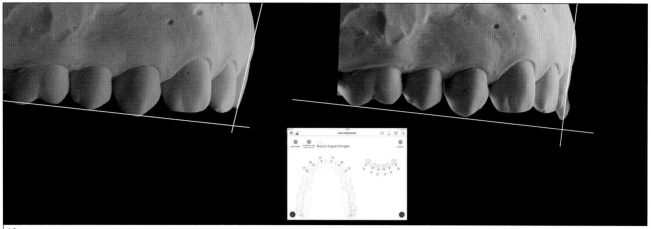

18c

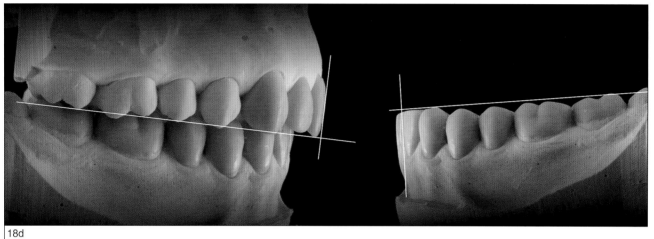

18d

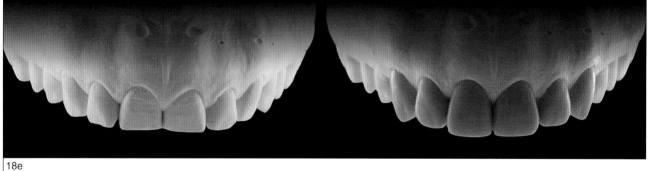

18e

修复设计：GET App与口内扫描、面部扫描和参考平面探测仪的结合允许医生完全掌控和提前查看还不太理想（非动态）的修复设计，这比传统方法更好。

修复体的制作：在本文所述的案例中，采用了并非寻常的修复体设计制作了极其薄的最终修复体，与CAD/CAM技术相比，传统技术制作的修复体在精度和边缘密合性方面具有优势。

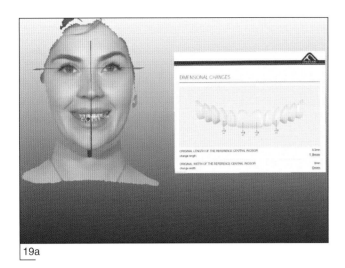

19a

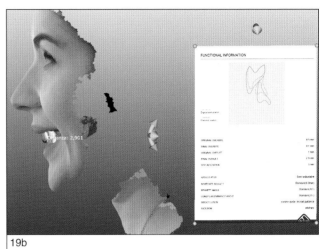

19b

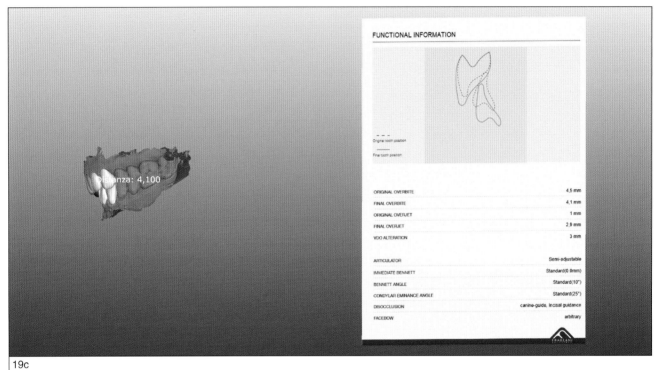

19c

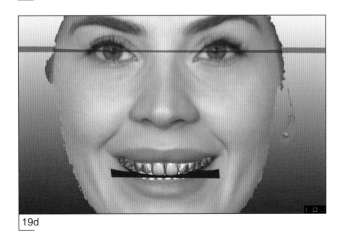

19d

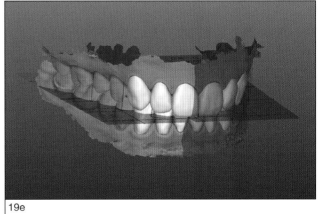

19e

图19a~e 依据GET App提供的设计说明对修复重建进行数字化流程的设计。通过使用Face Hunter系统，可以对美学效果进行预览。

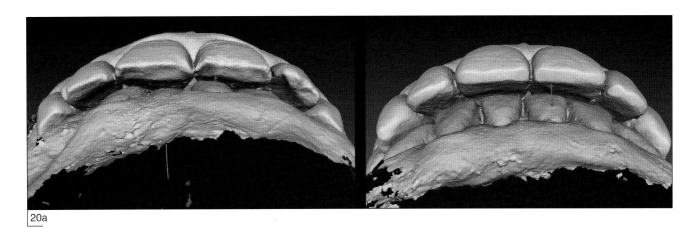

20a

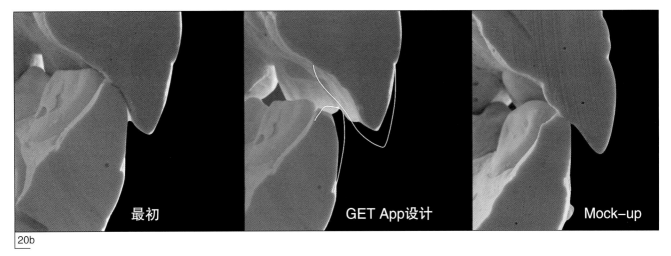

最初 　　　　 GET App设计 　　　　 Mock-up

20b

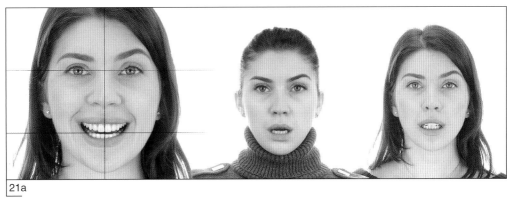

21a

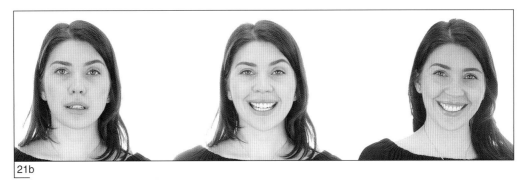

21b

图20a、b Mock-up戴入后，上下颌前牙之间最初与最终的关系。应用程序允许临床医生能够预览覆𬌗覆盖比例，而这将通过Mock-up在患者口内进行复制。

图21a、b 在Mock-up戴入后，参考患者的面部对美学进行评估。

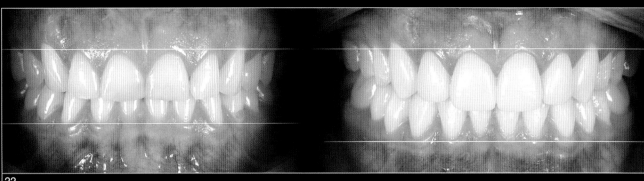

22

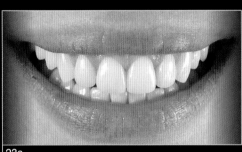

23a

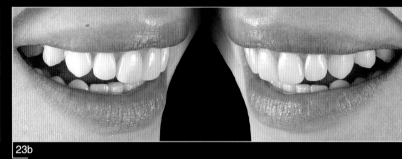

23b

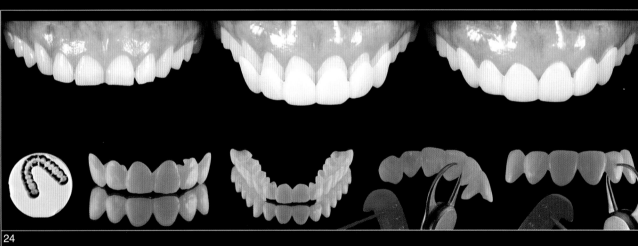

24

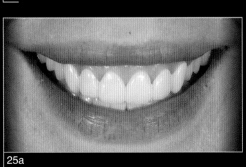

25a

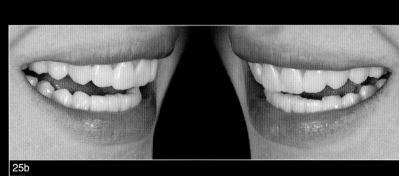

25b

图22 Mock-up戴入前后对比，注意OVD的增加。

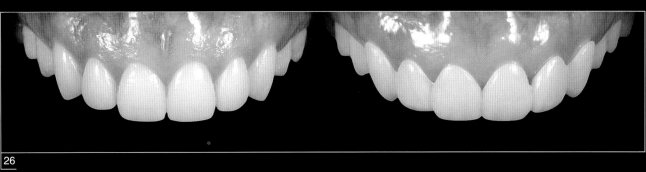

26

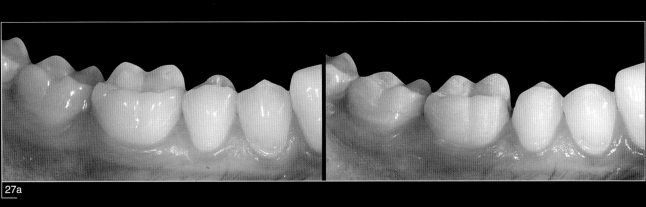

27a

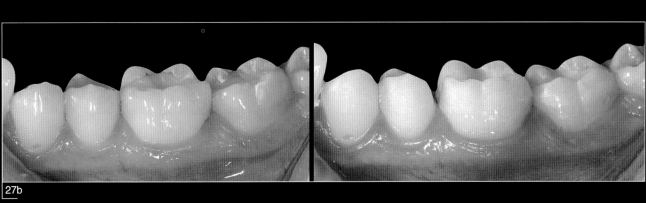

27b

图26 传统Mock-up与数字化Mock-up的对比。注意二者在牙齿最终形态和大小的差别。传统Mock-up在修复体的最终设计和对患者的评估上依然是最精确的。

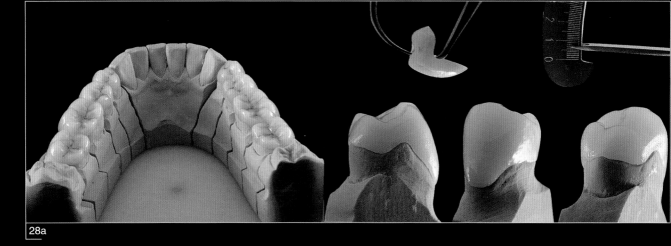

28a

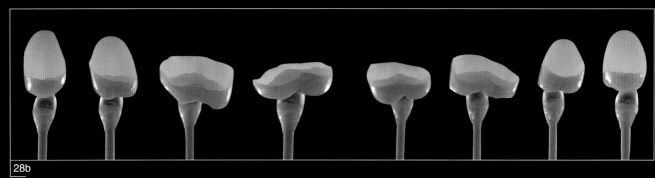

28b

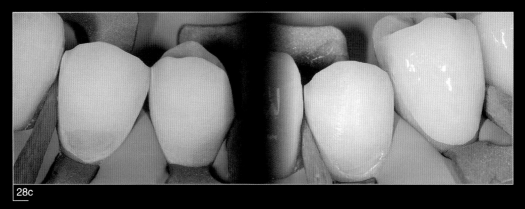

28c

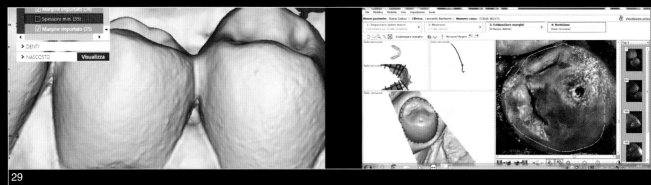

29

图28a ~ c　下颌后牙的颊𬌗向贴面。请注意牙体预备后剩余的牙釉质的量。

图29　数字化流程确定预备体的边缘以及尽可能精确地制作最终修复体。

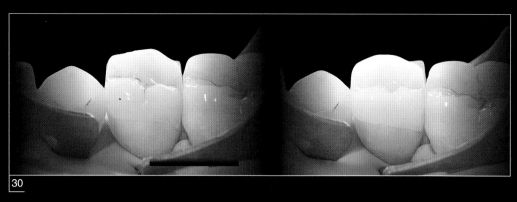

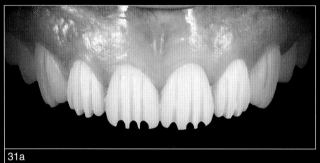

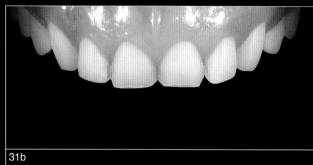

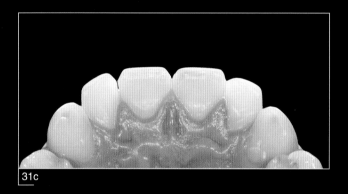

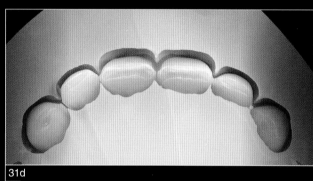

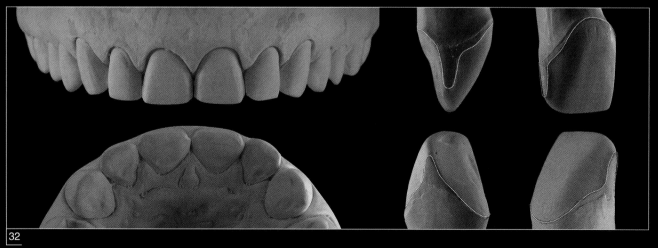

图30 传统技术（左）制作的修复体和数字化流程（右）制作的修复体的对比。

图31a～d 戴入Mock-up后对上颌前牙进行牙体预备。传统的Mock-up更为精确，因此在牙体预备期间对牙齿需要磨出的量提供了最好的指导。

图32 最终的牙体预备保留了邻接触点。通过这种预备，可以制作出单个修复体同时覆盖颊侧面和腭侧面。

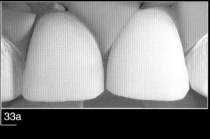 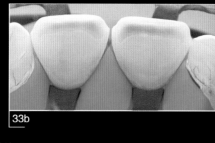 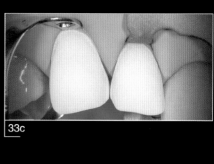

图33a ~ c　牙体预备后牙齿剩余的牙釉质的量。

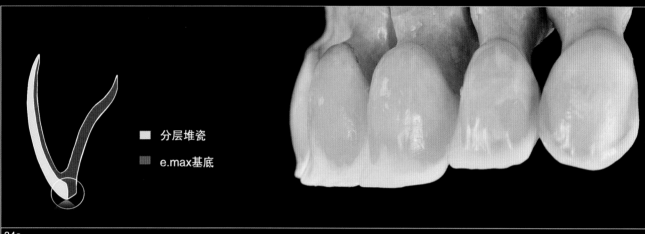

分层堆瓷

e.max基底

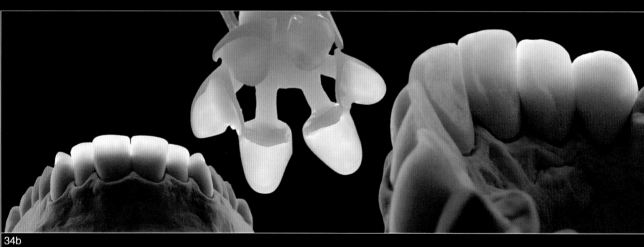

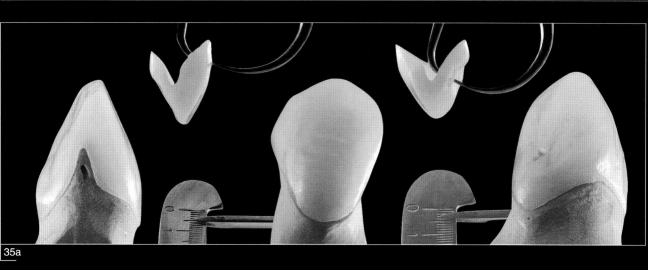

35a

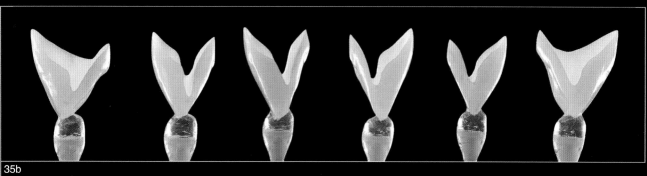

35b

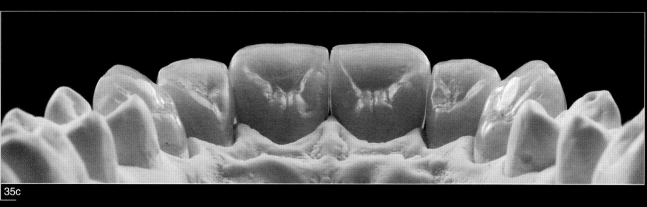

35c

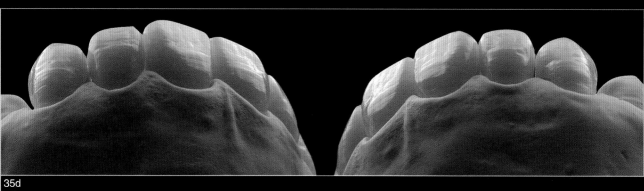

35d

图34a ~ c　基体的设计用以支撑颊侧面的饰瓷。腭侧面一直到切缘由单晶二硅酸锂陶瓷制作完成。

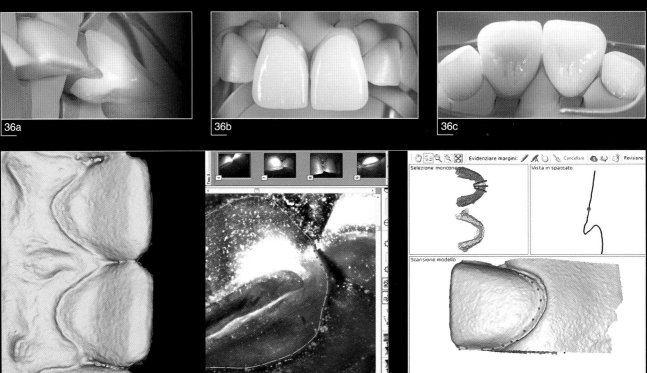

36a

36b

36c

37a

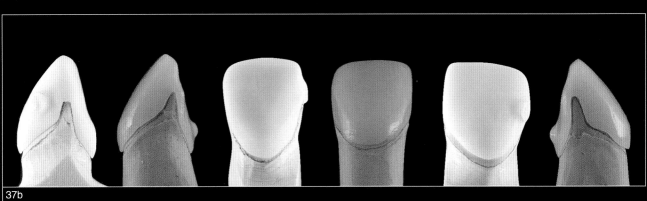

37b

图36a~c "V"形贴面的试戴。

图37a、b CAD/CAM技术制作修复体。最终修复体的精确性不及传统技术制作完成的修复体。

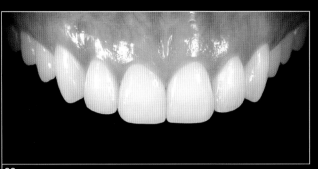

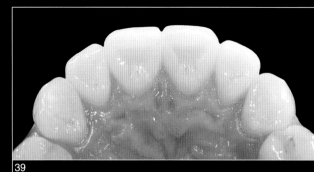

图38　粘接后最终的修复体。

图39　上颌前牙修复体的骀面观。

图40　患者新的咬合。

图41　最终的侧面观。

图42　患者在合适的前导和尖导的引导下下颌做前伸侧方运动。

图43　最终咬合的侧面观。

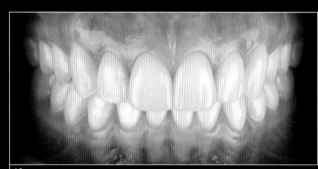

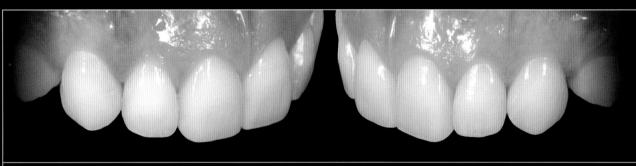

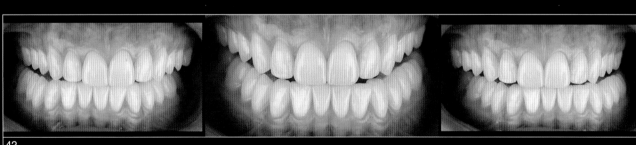

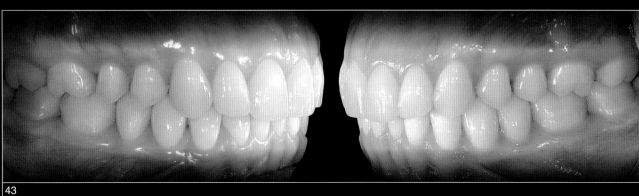

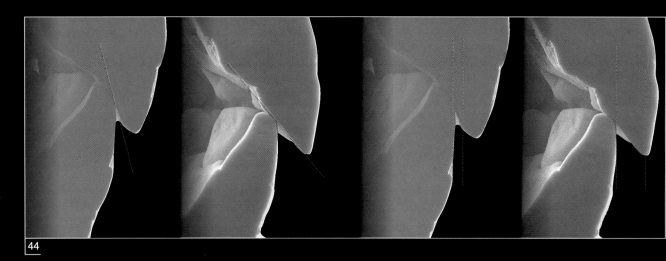

44

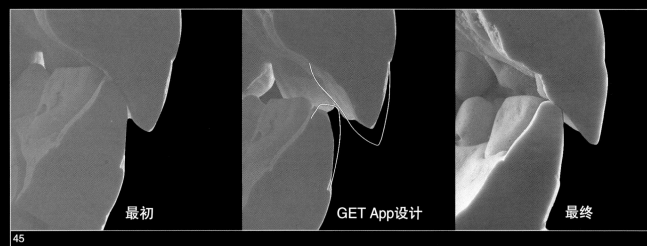

最初   GET App设计   最终

45

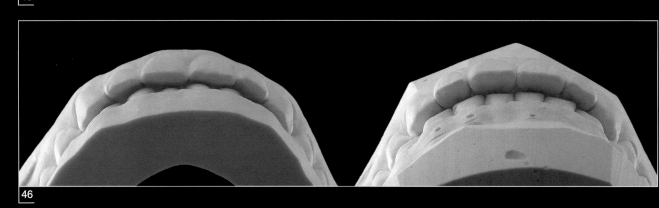

46

图44   上下颌中切牙的关系术前与术后对比。注意覆盖的增加以及新的前导比术前的更平。

图45   治疗的演变。通过GET App可以将覆𬌗覆盖比例调整为理想值，同时在最终的修复体上进行复制。

图46   术前与术后的覆盖。

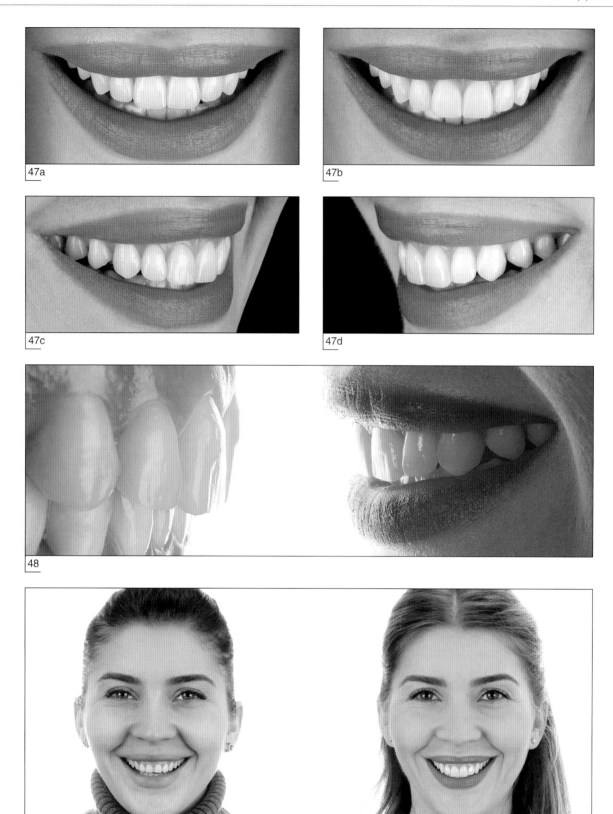

图47a ~ d　患者最终的微笑观。

图48　最终的照片展示了传统方法制作的修复体表面的纹理特征。

图49　术前与术后面相对比。

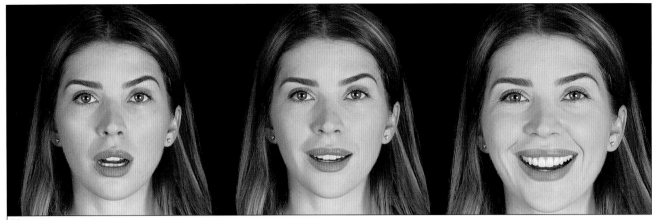

50

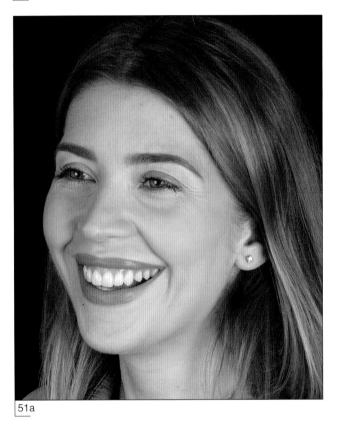

51a

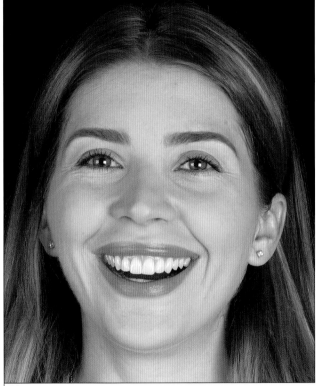

51b

图50　最终的照片展示了不同的牙齿暴露量。

图51a、b　最终患者的肖像照片

致谢

本文作者对Antonio Corradini，MDT表示感谢，感谢他为数字化流程以及扣锁式Mock-up的制作所付出的努力。

参考文献

[1] Fradeani M, Bacherini L, Brennan M. Esthetic rehabilitation of a severely worn dentition with minimally invasive prosthetic procedure (MIPP). Int J Periodontics Restorative Dent 2012;32:135–137.

[2] Fradeani M. Esthetic Rehabilitation in Fixed Prosthodontics: Esthetic Analysis. Chicago: Quintessence, 2004:28.

[3] Dawson PE. Functional Occlusion: From TMJ to Smile Design. St Louis: Mosby/Elsevier, 2007.

New from Quintessence

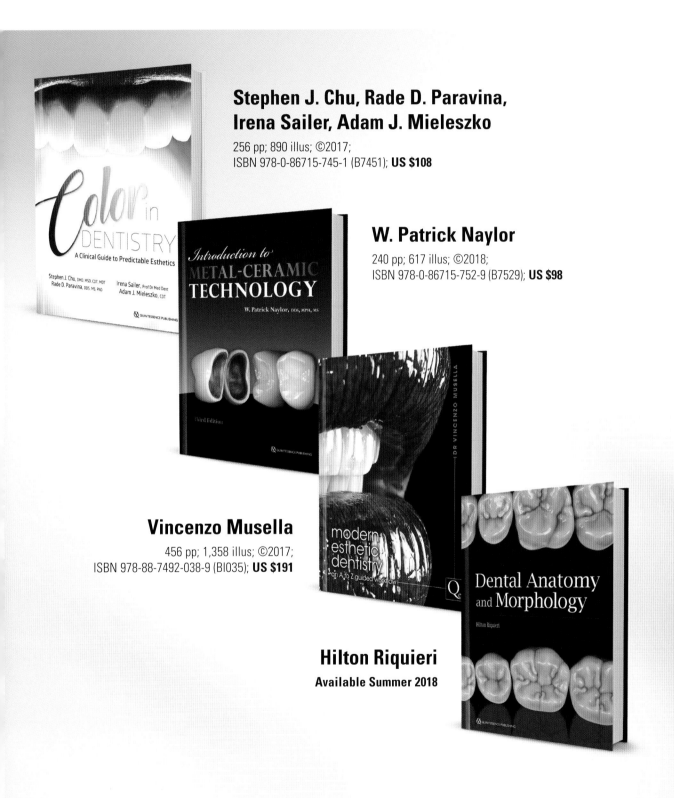

QUINTESSENCE PUBLISHING
CHINA

订购热线：024–23280336
186–4208–1088

焦点叠加微距摄影：

在牙科中实现超高分辨率和高放大率

Focus Stacking Macro Photography:

Achieving Ultra-High Resolution and High Magnification in Dentistry

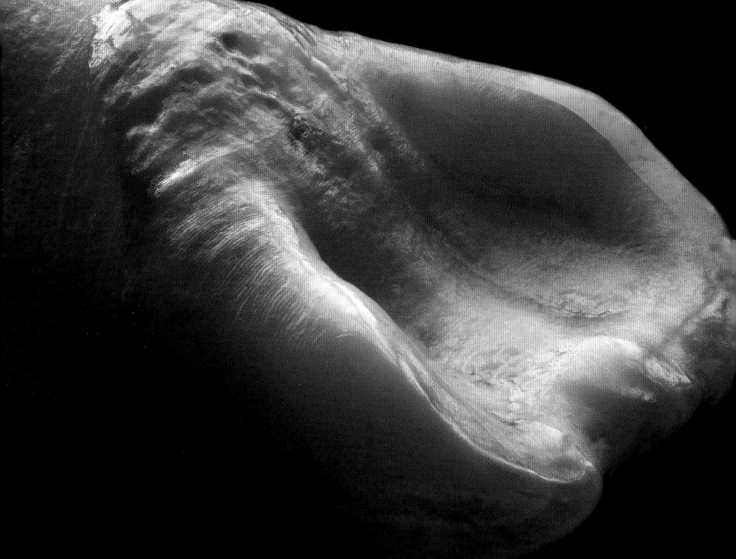

Carlos A. Ayala Paz, DDS, MS

Orthodontist
Cayetano Heredia University, Lima, Peru
Email: carlos_ayala_paz@hotmail.com
Website: www.flickr.com/photos/carlos_ayala

行之间、医患之间沟通都是必不可少的。然而，在牙科中，微距摄影的最大好处之一是它在学习过程中的作用，因为牙科摄影可以作为一种教学工具。

最高的领域之一是对景深的控制。只有通过理解景深，才能捕捉到微距世界的美丽。

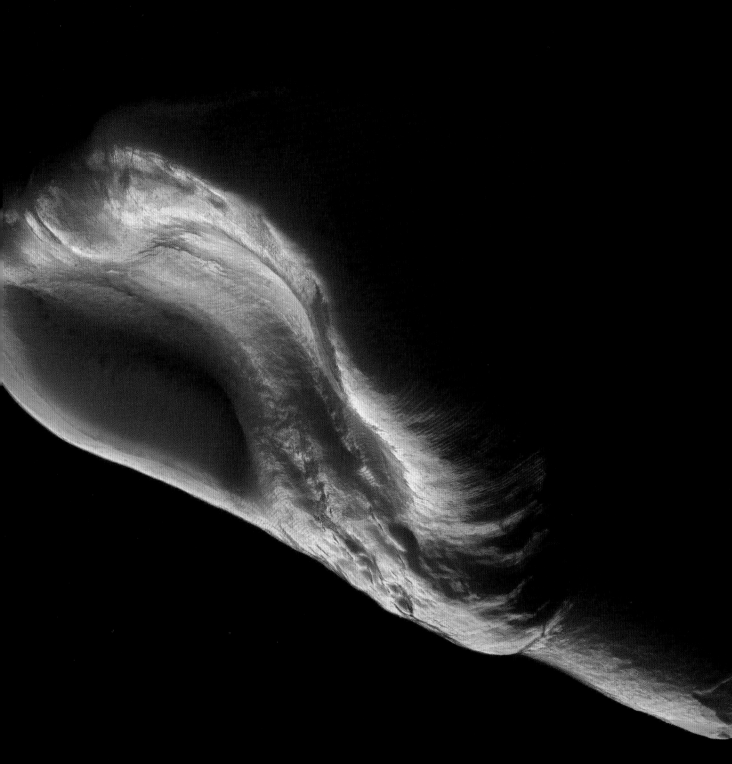

在牙科领域，使用不同的技术和适宜的镜片进行微距摄影对于病例资料的记录保存以及同行之间、医患之间沟通都是必不可少的。然而，在牙科中，微距摄影的最大好处之一是它在学习过程中的作用，因为牙科摄影可以作为一种教学工具。

有时必须要使用不同技术、适宜的透镜及合理的运光才能捕捉到牙科之美。微距摄影技术敏感性最高的领域之一是对景深的控制。只有通过理解景深，才能捕捉到微距世界的美丽。

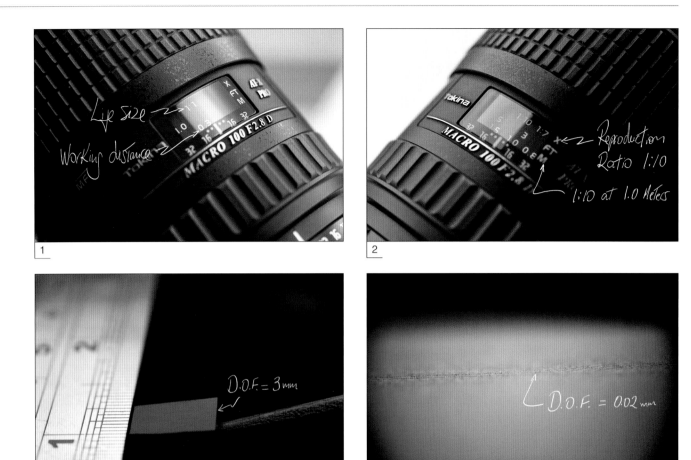

图1和图2　是100mm微距镜头的再现率，在全画幅传感器中从0.3m工作距离下1∶1到1.25m工作距离下的1∶10。

图3a　1∶1再现通过CAD/CAM铣削的平试样（氧化锆），其100mm微距镜头光圈值为f/22，景深为3mm。

图3b　相同的样品在显微镜物镜中以5∶1（5×）放大，景深为0.02 mm（20μm），光圈值为f/0.25。

微距镜头（100mm和60mm）对于捕捉口腔细节至关重要。当使用最大接近度为100～105mm微距镜头的闭合光圈（f/32）时，只能获得6mm的景深。相反，使用最大接近度为60mm的微距镜头，可以获得12mm的景深。

大多数摄影镜头不能放大超过1∶1。微距镜头能够达到1∶1的再现率（等比例接近真实尺寸或实物投影），1∶2（缩小至实际尺寸的1/2），1∶4（缩小到1/4），最多1∶10（缩小到1/10）（图1和图2）。

但是，一些特殊镜头的放大倍率可以超过1∶1。例如，佳能MPE-65是能够实现1∶1、2∶1

（2倍或双倍放大率）、3∶1、4∶1和高达5∶1（5倍放大率）放大率的微距镜头。随着放大倍数的增加，景深和有用的聚焦区域也会减小。例如，在5∶1的放大率下，即使在最闭合的光圈（如佳能MPE-65的f/16）中，景深也将减小到仅为0.5mm。结果最终将得到无用的图像（图3a、b）。

为了在牙科摄影中获得足够的景深，应使用小光圈（f/22，f/32或更小）。在这样小的孔径中，当光的路径通过小孔时改变了光学现象，称为光的衍射。这导致锐度降低，在放大率＞300%时可以看到（图4）。

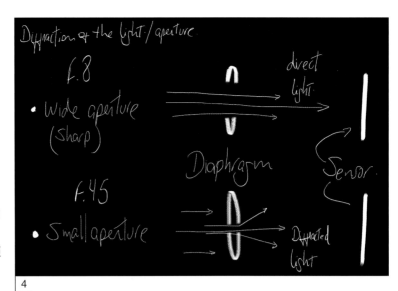

图4 光的衍射与光圈的关系。

图5 （a）f/5.6；（b）f/8；（c）f/11（可能是该镜头的最佳点）的景深；（d）f/18；（e）f/32使用100mm微距镜头。

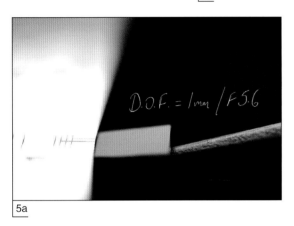

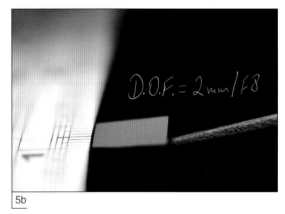

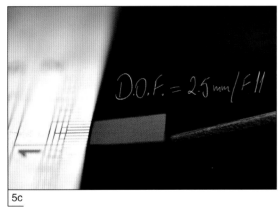

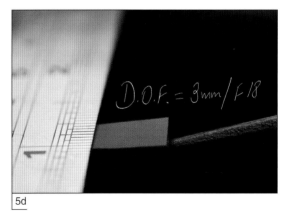

光的衍射可以发生在f/11或更小的光圈上。大多数牙科摄影都会出现光指数的高衍射与锐度的损失。然而，这种锐度的损失是难以感知的，它允许我们获得一个可接受的景深。

为了能获得最高清晰度，应该使用大于f/11的f值，这被称为透镜的"最佳点（蜜点）"。然而，由于f/11（图5a～e）的景深较差，这对于临床牙科宏观摄影来说是不可接受的。

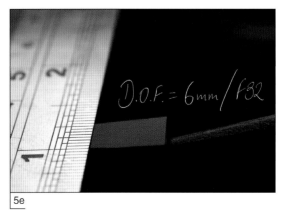

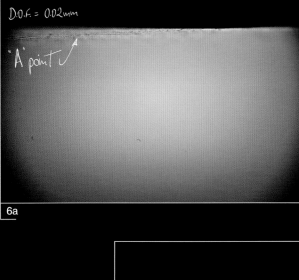

6a

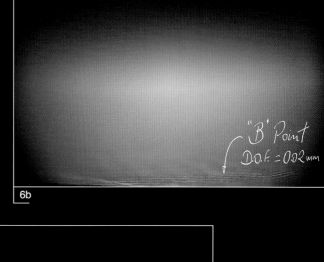

6b

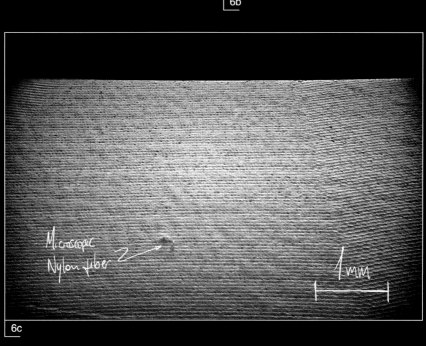

6c

图6a 图3所示样品中的A点（扫描起点）以5∶1放大，在具有f / 0.25孔径的显微镜物镜中具有0.02mm（20μm）的景深。

图6b 图3所示样品中的B点（扫描的最终点）。

图6c 聚焦堆叠过程后的样品，用481张图像制成。请注意之前并不可见的尼龙纤维。

　　对于科学/自然的微观和宏观摄影而言，充分把握景深和锐度都是必不可少的。在超越光学定律的同时，通过专用软件进行数字摄影，可实现对锐度和景深控制。

　　为了生成具有受控景深的图像，必须对拍摄对象进行摄影扫描。摄影扫描通过专用软件将一系列在不同聚焦区域上捕捉到的图像进行合并或堆

任何放大倍数，同时获得对景深的完全控制（图6a～c）。

　　叠焦的主要优点是：（1）获得超常景深下的完美聚焦图像；（2）创建超清晰图像（即使放大至300％）而不受光的衍射影响（图7a～c）；（3）当使用放大镜时，获得比精密显微镜更高的分辨率（图8a～c）。

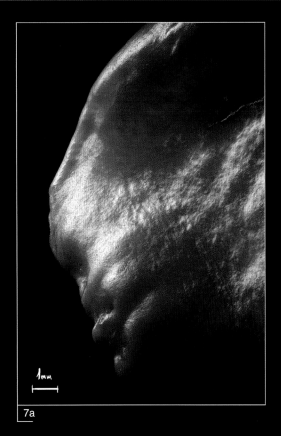

7a

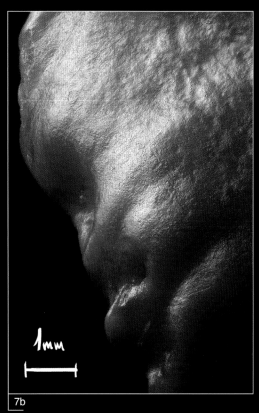

7b

图7a 由485张不同图像组成的上颌中切牙的腭侧图像，使用显微镜镜头和计算机软件进行焦点叠加。放大倍数：5：1。

图7b 与图7a中相同的图像放大100%。请注意细节部分是如何保留的。

图7c 与图7a中相同的图像放大300%。注意细节的锐度和丰富度。

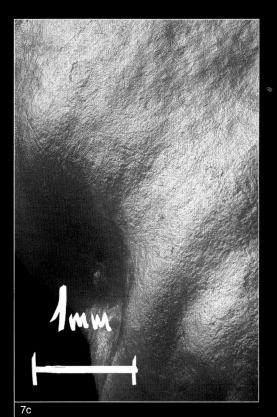

7c

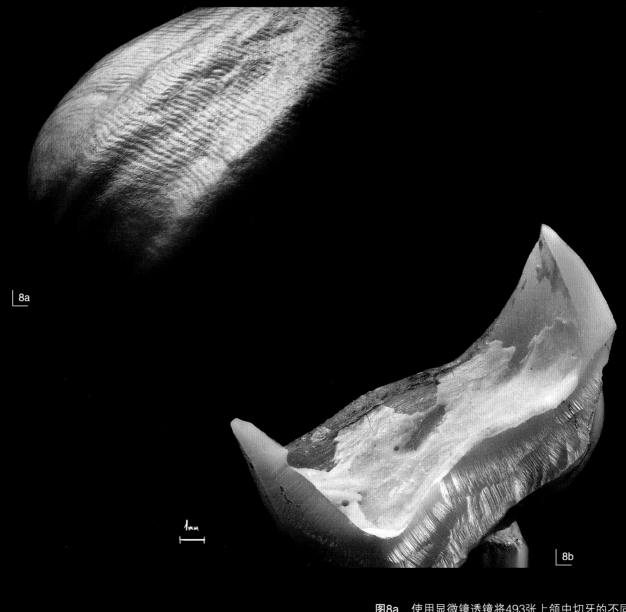

8a

1mm

8b

8c

1mm

图8a　使用显微镜透镜将493张上颌中切牙的不同照片
制作出的焦点叠加。放大倍数：5∶1（5×），景深为
0.02mm（20μm）。

图8b　将50张用35mm反向耦合透镜拍摄的图片进行
焦点叠加处理后展现的后牙氧化锆冠崩裂图片。放大
倍数为2∶1（2×），景深为1.5 mm。

图8c　将90张用35mm反向耦合透镜配合52mm延长管
拍摄的照片进行焦点叠加处理后展现的成角度螺钉。
放大倍数为3∶1（3×），景深为0.5 mm。

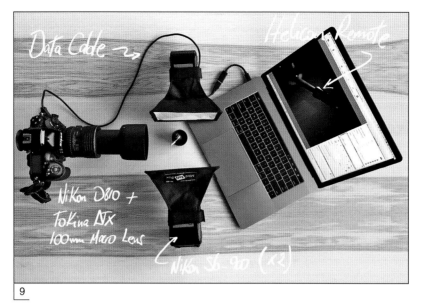

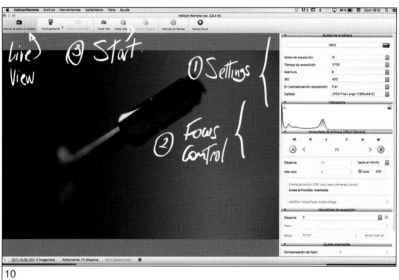

图9　将摄像头和100mm微距镜头用数据线连接到计算机的Helicon Remote软件上。

图10　用Helicon Remote软件进行方法A的常规相机设定。

焦点叠加方法

方法A：静态相机与镜头焦点扫描

使用该方法时，相机和拍摄物体在三脚架和支架上保持静止，并且必须使用具有聚焦环的镜头。可以使用机械镜头，移动焦点进行手动扫描。也可以使用自动对焦（机电），这样可以将相机（通过数据线）连接到计算机和专用软件上。

（Helicon Remote, http：//www.heliconsoft.com/heliconsoft-products/helicon-remote/）（图9）。该软件能控制层叠过程。它还有助于计算所需的图像数量。对于此过程，摄影师选择光圈（最佳点上的f值）并指定摄影扫描过程的起点和终点（图10）。

方法A适用于再现1∶1的范围。可以使用传统的105mm、100mm、85mm或60mm机电微距镜头。

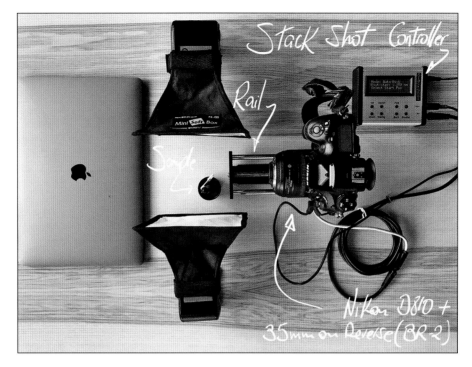

图11 尼康D810数码单反相机，配有35mm倒置镜头和叠射装置（轨道和控制器）。

方法B：移动相机和镜头进行对焦扫描

这是最通用的方法，因为它允许使用任何类型的镜头和改装件以实现1∶1、1∶5（5×）、1∶10（10×）或更大的放大率。推进相机和镜头复合体需要微距轨道。导轨可以是机械的或电子的。根据所用镜头的放大倍率和景深，摄影师可以以毫米或微米的速度推进导轨（图11）。

镜头和微距轨道

对于方法A，理想的镜头是100/105mm的微距镜头。具有宽聚焦轮的机械微距镜头是优选的，因为它允许更软和更精确的扫描过程。使用通过数据线（USB型）和远程聚焦软件连接到相机的计算机，电子控制的镜头更易于操作。

对于方法B，根据摄影师需要的放大倍数，有

几种选择：

· 带延长管的100/105mm微距镜头
· 带延长管的普通镜头（50mm）。使用50mm反向耦合镜头的扩展可以实现最高1∶1的比例。使用带有特殊适配器（Nikon BR2或佳能的类似适配器）的50mm非微距反转耦合镜头也可以实现1∶1的复现。也可以通过添加50mm的延长管以获得2∶1的复现
· 35mm镜头反向耦合（图12a、b）。几乎可以达到2∶1。可以添加50mm的扩展，以达到3∶1的比例效果
· 专业镜头：佳能MPE65mm（最高5∶1）和Mitakon Zhongyi 20mm f/2（最高4.5∶1）

机械导轨是短距离扫描的理想选择（Velbon Super Mag Slider Macro Rail或Kirk SRS-7滑轨系统）。电子宏轨包括Stack Shot，一种来自Cognisys的自动微距轨道（图13）。

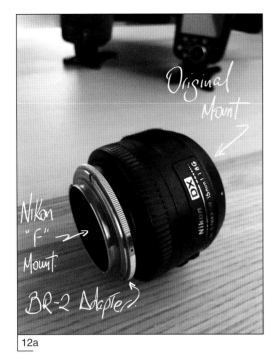

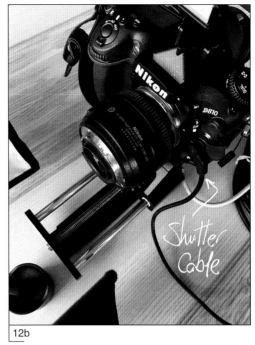

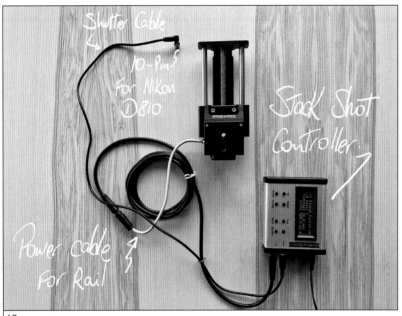

图12a　带有BR2适配器的尼康相机35mm1.8G反向耦合镜头。

图12b　尼康相机35mm1.8G反向耦合镜头。

图13　Stack Shot微距轨道系统带有控制器和相机快门线。

照明

连续光和闪光都可用于聚焦堆叠拍摄。使用连续光（LED灯）的唯一优势是用于建模和控制阴影。连续光的缺点很多：色温控制复杂，必须使用非常强烈的光线，因此曝光时间不会太长，必须使用非常稳定的三脚架。

对于闪光摄影，可以选择闪光灯或演播室灯。

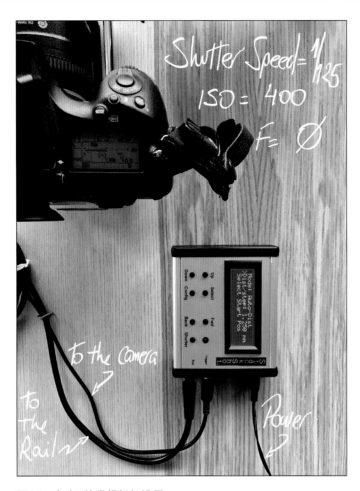

图14　方法B的常规相机设置。

色温、光强度和曝光时间很容易得到补偿。三脚架的使用也很重要，但由于曝光时间短和闪光同步，不稳定性或振动更易控制。

光圈设置

始终使用镜头的最佳点。找到中距离最佳点的规则是，从最宽的孔径计算两个完整的光圈值（光圈设置称为光圈值）。如果镜头的最大光圈是f/3.5，那么两个完整的光圈就会在f/7附近产生最佳光斑。

快门速度

如果使用连续光，快门速度将取决于照明器的强度；用相机曝光计计算正确的曝光。如果使用闪光灯，则使用1/250～1/125秒的闪光同步速度来同步任何类型的闪光灯。

ISO范围

ISO值补偿光强度。使用闪光灯时ISO的理想范围在100～400，以尽量避免数码噪点（图14）。

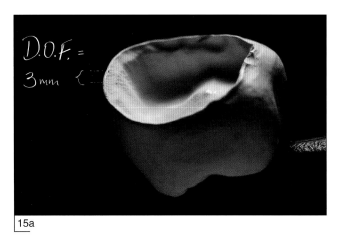

15a

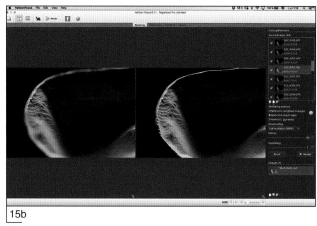

15b

图15a 在f/22光圈值上使用100mm微距镜头拍摄1：1比例预烧结氧化锆冠的直接图像。

图15b 用Helicon Focus软件堆叠使用35mm反向耦合镜头拍摄的41张图像。

程序

方法A：使用自动对焦微距镜头

1. 将相机连接到计算机的聚焦软件。

2. 调整设置：ISO，闪光同步的快门速度和光圈（始终在最佳位置）。

3. 调整闪光灯的电源并控制曝光。

4. 选择扫描的起点A和终点B；软件将根据光圈值计算需要的图像数量。

5. 开始拍摄。

方法B：使用非自动对焦微距镜头和宏轨

1. 选择镜头和放大倍率。

2. 调整设置：ISO，闪光同步的快门速度和光圈（始终在最佳位置）。

3. 调整闪光灯的功率；纠正曝光。

4. 选择扫描的起点A和终点B；根据需要计算出需要的图像数量、光圈值和镜头放大倍率产

生的景深区域。

5. 设置控制器上的拍摄张数。

6. 开始拍摄。

聚焦堆叠软件

虽然Adobe Photoshop可以堆叠图像，但它不是这项工作的理想工具。专门为焦点叠加摄影开发的专用软件有：Zerene Stacker和Helicon Focus。作者本人已经尝试了多种软件，而Helicon似乎是最简单和最有效的（图15a～d）。此外，如果摄影师想要使用方法A，Helicon有Helicon遥控器来控制镜头和相机。在这两种情况下，这个过程非常简单，只需要很少的步骤。

获取图像后，将它们拖到软件窗口：

1. 选择堆叠方法。

2. 启动该过程（渲染按钮）。

3. 保存最终图像（可以以不同格式保存）。

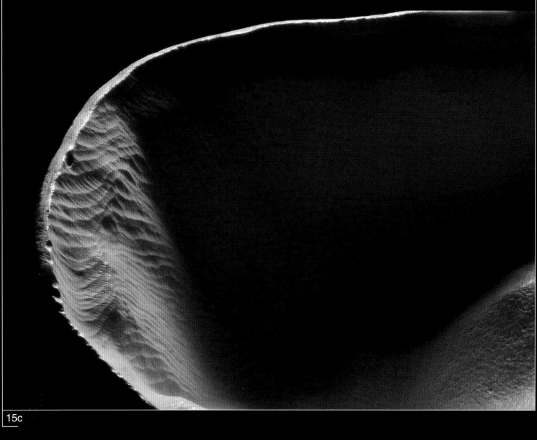

15c

图15c　3：1复现率的最终效果。

图15d　显微镜透镜5：1复现率的最终效果（444张堆叠图像）。

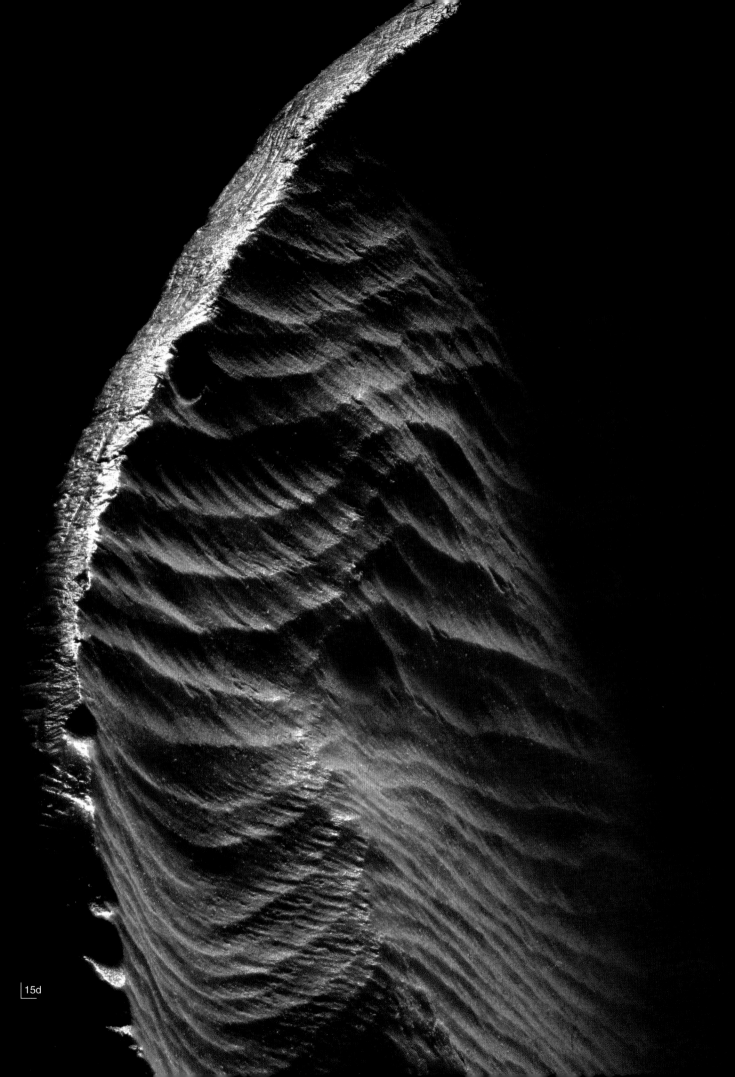

15d

结论

　　本文首次描述专门用于牙科摄影的焦点叠加技术，提供了实现高放大率图像的可能性，其具有高达300％的高细节、高分辨率和数字放大。这些图像对于牙科教育工作者和其他希望通过简单且价格合理的设备学习与探索的牙科专业人员来说拥有巨大的潜力。

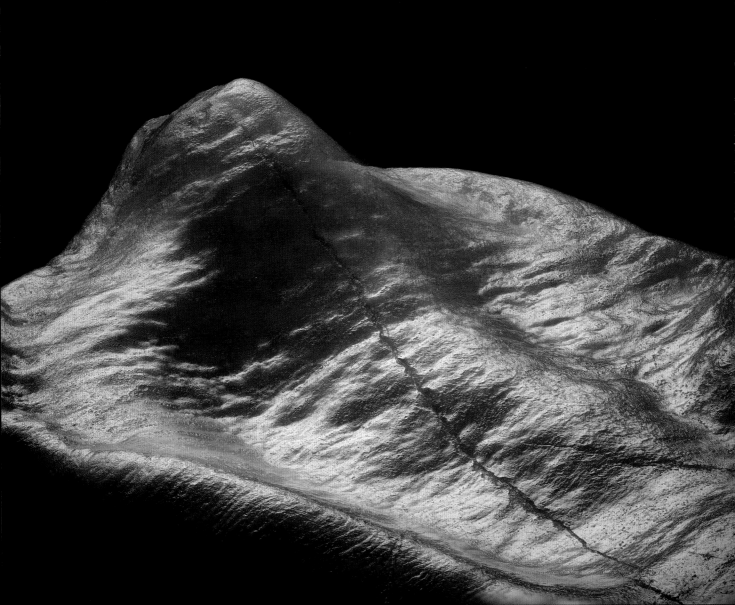

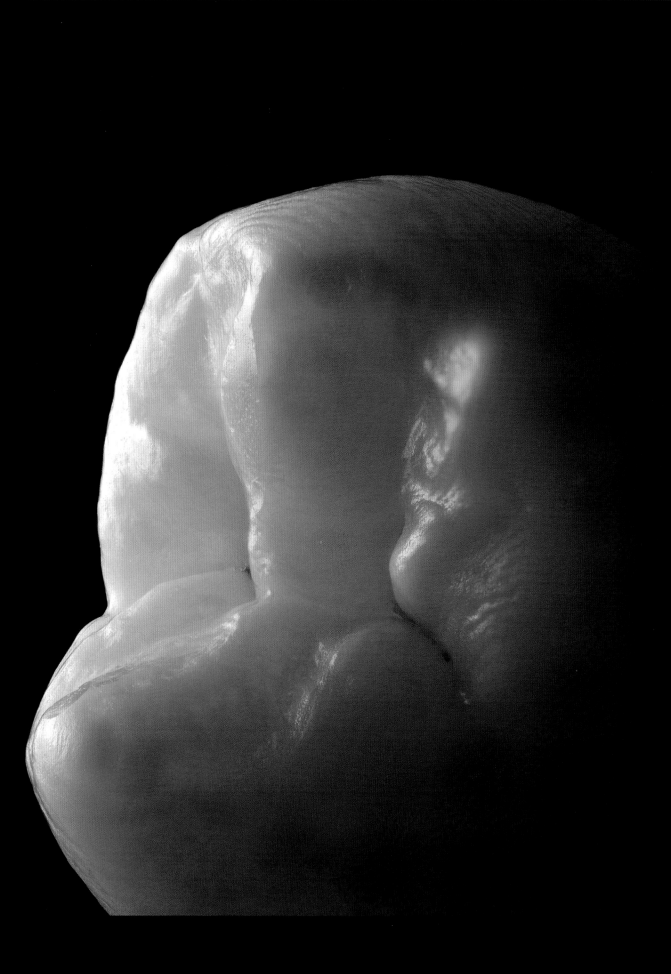

磨牙症患者全口咬合重建一例：
一种功能性方法

Full-Mouth Rehabilitation of
a Bruxist Patient:
A Functional Approach

Mario Alessio Allegri, DDS[1]
Cristian Marchini, DT[2]
Allegra Comba, DDS[3]

[1]Private Practice, Verona, Italy.
[2]Dental Technician, Verona, Italy.
[3]PhD Student, University of Bologna, Bologna, Italy.

Correspondence to: Dr Mario Alessio Allegri, Vicolo San Faustino 2, 37129 Verona, Italy. Email: marioallegri1973@libero.it

全口咬合重建需要详细评估患者情况，进而制订出最佳的微创治疗计划。众所周知，咬合重建的预后与感染控制以及患者的咬合力密切相关。然而，对于龋病及牙周炎等感染性疾病的诊断治疗通常受到足够重视，而把咬合力的精确控制归为次要问题。咬合力与磨牙症密切相关，磨牙症是唯一与阻力单位（即天然牙–修复体或种植体–修复体单元）的高水平切向应力相关的牙科功能[1]。

全口咬合重建还需要对患者口内现有修复体进行精确评估。FDI（世界牙科联盟）制订的标准，被广泛应用于评估现有修复体是否需要重新制作。该标准最初是为了临床研究和教学中标准化操作而制订，目前也在日常临床实践中用来评估现有修复体的生物学风险[2]。

本文病例涉及了再治疗、咬合力控制和间接微创修复等多方面的内容。

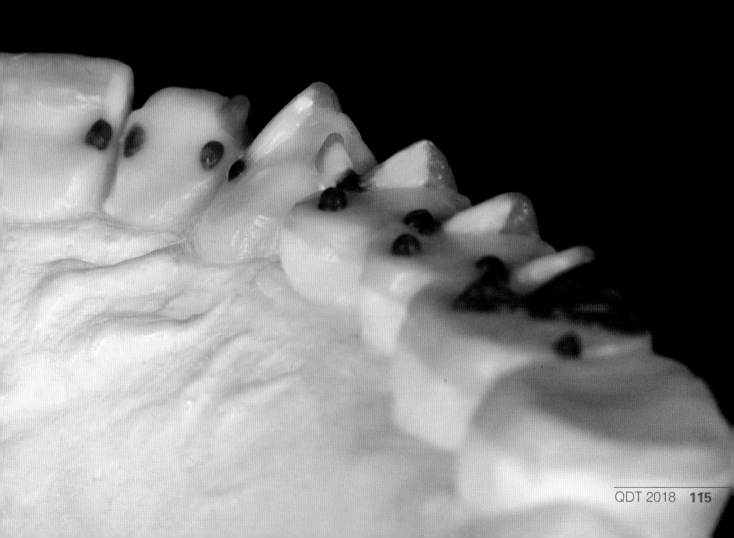

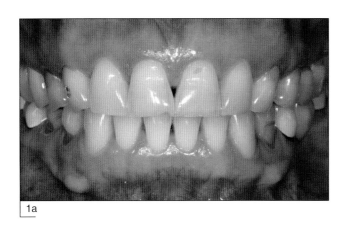 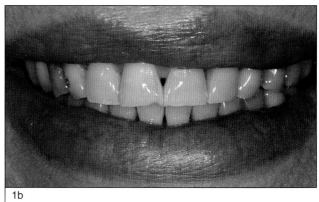

图1a、b　患者主诉为笑容不美观。

表1	再治疗及旧修复体生物学风险评估标准（基于文献回顾和临床经验）					
	L	M/L	M	M/H	H	N/A
美学属性						
表面光泽		X				
着色						
表面	X*					
边缘	X					
颜色匹配与半透光性	X					
美学解剖形态						X
功能属性						
材料断裂与留存					X*	
边缘密合性				X		
咬合面形态和磨耗						
定性				X*		
定量				X*		
邻接解剖形态						
接触点				X*		
形态				X*		
放射学检查（如使用）					X*	
患者的意见					X	
生物学属性						
术后（超）敏感和牙齿活力						X
继发龋，磨损，脱落				X*		
牙齿完整度（牙釉质裂纹，牙折）					X*	
牙周反应（参照对照牙）					X	
邻近黏膜			X*			
口腔及全身健康						X

L =低；ML =中/低；M =中等；M / H =中/高；H =高；N / A =不适用。
*循证口腔医学验证的临床经验。

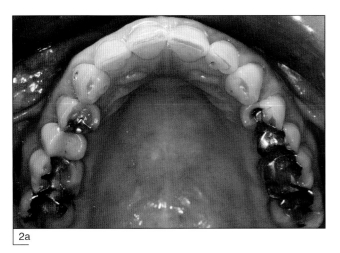

2a

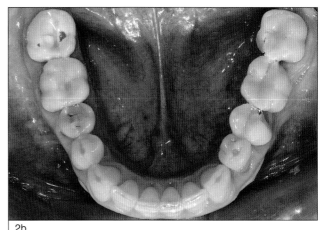

2b

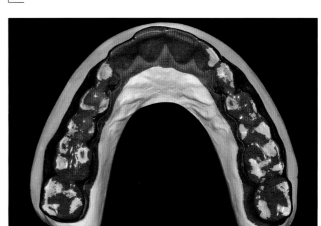

2c

图2a ~ c　术前口内情况。（a，b）上下颌牙列存在咬合面磨耗和状态欠佳的旧修复体。（c）夜间咬合分析膜片（Brux Checker）显示工作侧和平衡侧都存在严重干扰。

患者情况及诊断

　　一位65岁的女性患者，主诉为笑容不美观且咀嚼效率欠佳（图1a、b）。无既往病史，临床检查发现口内存在数个15年前戴入的直接或间接修复体。以文献回顾和临床经验作为支持，使用改版后的FDI（世界牙科联盟）标准评估旧修复体的生物学风险（表1）。

　　口内检查显示，现有的填充物和全冠修复体不佳，不符合保守治疗的最低要求。

　　患者的修复体和天然牙均有磨耗，存在边缘不良和部分牙本质暴露等问题。通过分析牙齿表面和使用夜间咬合分析膜片，评估可能导致磨耗出现的内在因素（例如酸性饮食、胃食管反流），进而得出磨牙症的诊断（图2a ~ c）。

　　取得全口X线片（图3），牙周检查表，以及完整的照片记录。制作研究模型，尽管咬合面存在磨耗，但仍能诊断尖牙和磨牙的安氏Ⅰ类关系（图4a ~ e）。

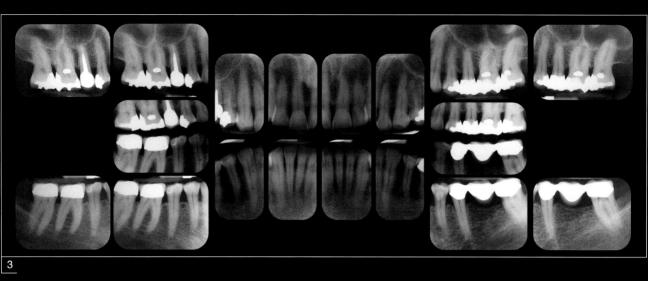

3

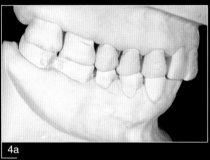

4a

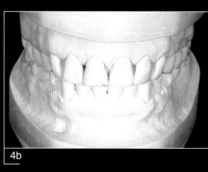

4b

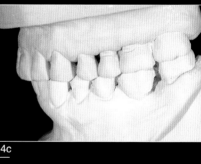

4c

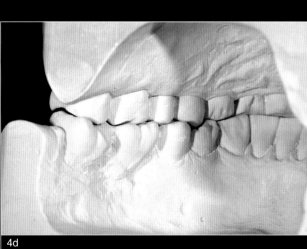

4d

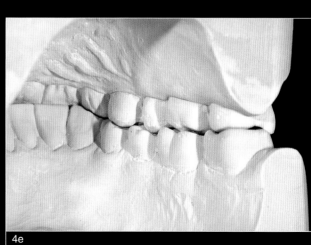

4e

图3 术前全口X线片。

图4a～e 最大牙尖交错位石膏模型。（a～c）右侧观，正面观和左侧观。（d，e）舌侧观显示双侧尖牙和磨牙为安氏Ⅰ类关系。

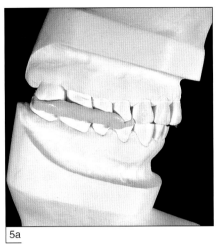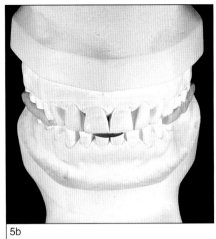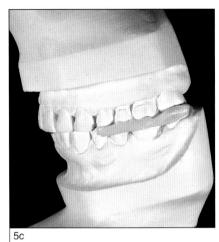

5a 5b 5c

图5a ~ c　个性化面弓转移，利用咬合记录将石膏模型上𬌗架。

治疗目标

患者知情同意后制订治疗目标：

- 改善笑容的美观
- 更换欠佳的旧修复体
- 通过咬合治疗，提高咀嚼效率和最大限度减少磨牙症对牙齿和关节的不利影响
- 尽量保存健康组织

临床阶段

阶段1：垂直距离评估和数据收集

为了重建美学及功能，根据治疗目标评估和确定咬合垂直距离（OVD）。参考相关文献[3]，应用以下方法建立新的OVD：

- 分析诊断模型（照片）
- 评估切牙高度
- 语音评估
- 分析休息位的下颌位置
- 评估休息位时面部外观（肌肉和其他软组织）

为了记录休息位肌肉无张力状态（神经肌肉放松位置）的下颌位置，以及为了将临床获取的OVD传递给技师，在前牙区制取一个树脂记录。在后牙区用硬质硅橡胶制取咬合记录，从而获得模型上𬌗架的全部信息（图5a ~ c）。

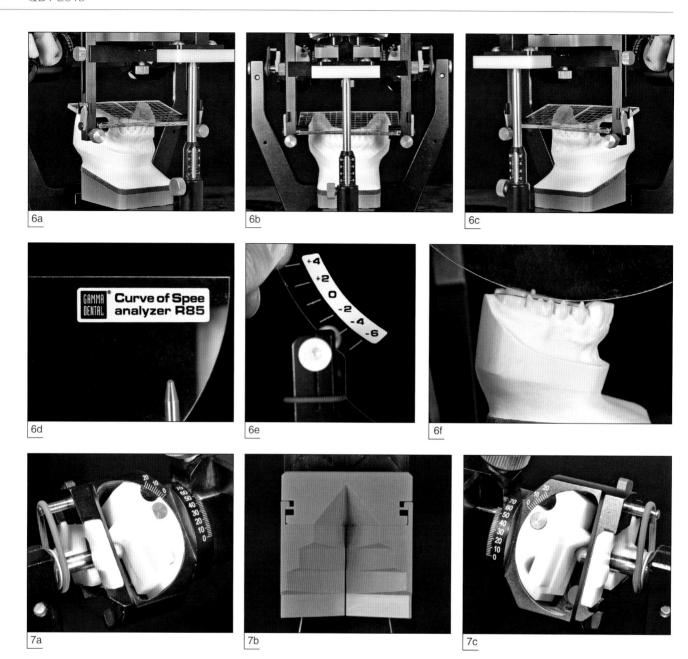

图6a~f 借助专用装置确定咬合平面。(a~c)设计相对于眶轴平面倾斜10°的咬合平面;(d,e)借助专用装置设计Spee曲线。(f)确立活动中心:活动中心建立在下颌牙尖上。

图7a~c 根据髁突运动轨迹图像设定切导盘和𬌗架髁关节位置。

阶段2: 完成蜡型

应用Slavicek I型蜡型[4]建立功能性咬合设计。

建立相对于眶轴平面为10°的个性化咬合倾斜平面(OPI):OPI=矢状面髁突倾斜度(SCI)-咬合分离角度(DOA)-牙尖斜度(CI)(图6a~f)。

使用髁突运动轨迹图像确定SCI(图7a~c)。下颌前伸运动弧线提示右侧和左侧SCI值分别为51°和56°。

DOA代表患者在矢状面运动的自由度,较高的DOA值提示较低的咬合干扰风险。DOA通常为8°~12°。然而,磨牙症患者需要更大的DOA值,通常选择10°~12°。

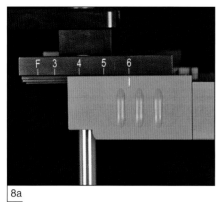

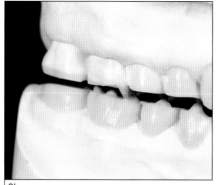

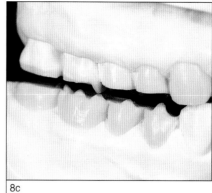

8a

8b

8c

图8a~c 从上颌第一磨牙的功能引导路径开始，建立序列引导系统。

图9a 上颌第一磨牙引导的咬合面观。

图9b、c 上颌第一和第二前磨牙的功能引导路径蜡型。引导系统确保前牙可以使后牙咬合分离。

图9d 上颌第一磨牙和前磨牙引导系统的咬合面观。

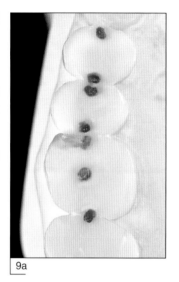

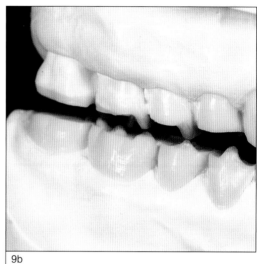

9a

9b

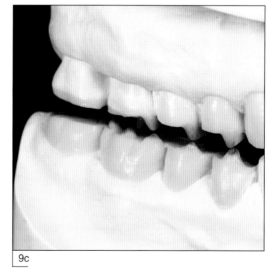

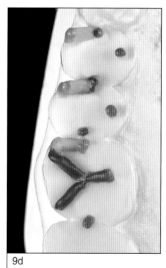

9c

9d

牙尖斜度与咀嚼效率密切相关，牙尖斜度值越高表示咀嚼效率越高。文中的病例计划使用30°的牙尖斜度以提供良好的咀嚼效能。

上𬌗架后由牙科技师制作蜡型，建立与SCI协调的尖牙引导的序列引导系统，形成少量而有效的咬合分离，尽量减少功能运动时的咬合干扰（图8~图12）。调改引导系统，确保当尖牙磨耗发生后，后牙可以逐渐稳定地参与到引导过程。最后，参考照片记录完成唇侧美学蜡型制作（图13~图15）。

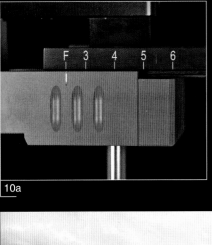

10a

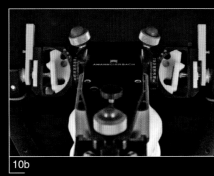

10b

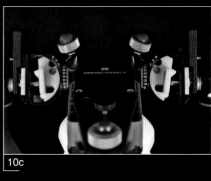

10c

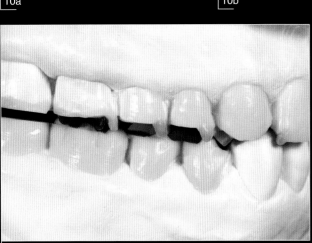

11a

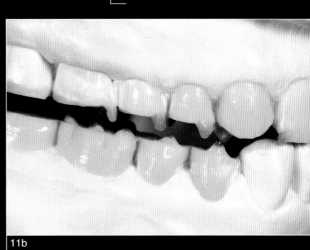

11b

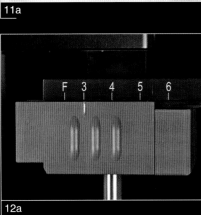

12a

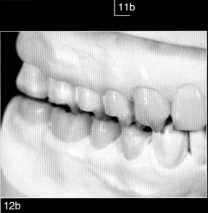

12b

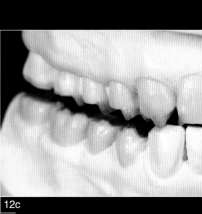

12c

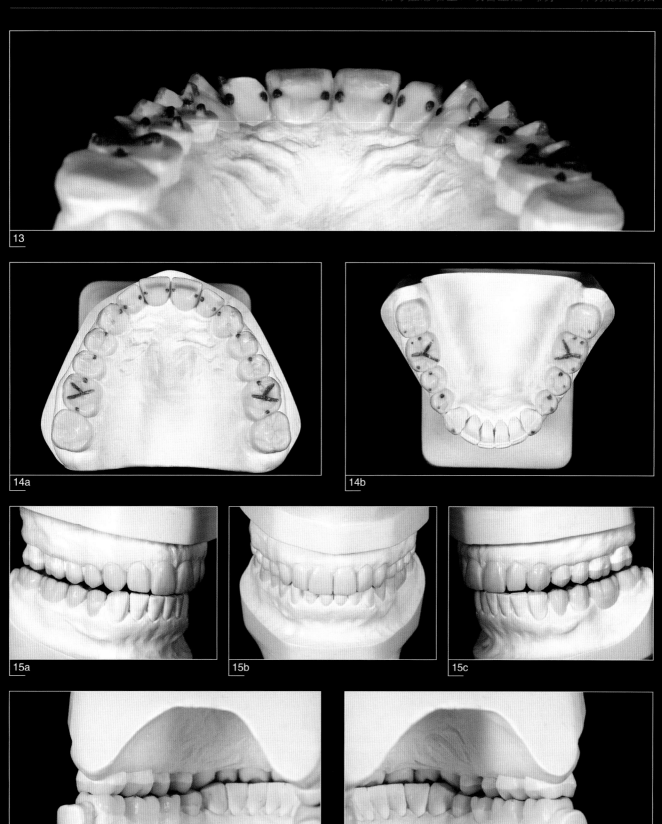

13

14a

14b

15a

15b

15c

15d

15e

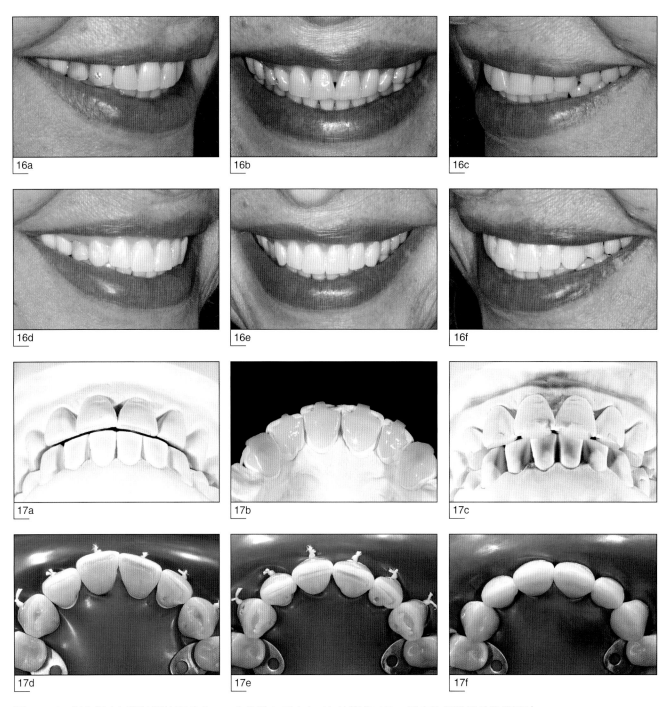

图16a~f 制作复合树脂诊断饰面前（a~c）和戴入后（d~f）的笑容对比，用来验证蜡型的美学设计。

图17a~f （a）通过增加咬合垂直距离提供咬合空间；（b,c）试戴不预备临时贴面；（d~f）粘接至舌面。

阶段3：验证上颌牙列的美学和功能

采用硬质硅橡胶导板和自固化复合树脂制作

诊断饰面，验证蜡型的美学效果。蜡型中的牙齿形态和比例均符合患者需求，无须在口内调整（图16a~f）。

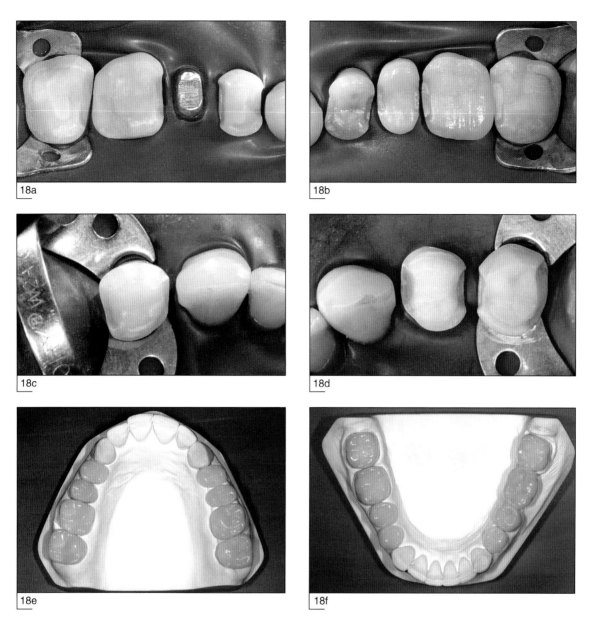

图18a ~ d 为制作间接复合树脂全覆盖嵌体，进行后牙牙体预备。

图18e、f 临时修复体复制蜡型上的设计。

阶段4：前牙和后牙的初步预备

为上颌前牙设计不预备舌贴面（图17a ~ f）。在橡皮障隔离下去除后牙修复体，去净龋坏组织。完全去除感染组织后，评估剩余牙体组织结构，为后牙设计覆盖所有牙尖的修复方式[5]。必要时进行根管治疗。缺失的左下第一磨牙采用种植修复。

考虑到横向载荷，在需要加强天然牙-修复体强度的位置添加纤维桩，并用复合树脂修复缺损的牙本质（图18a ~ f）。

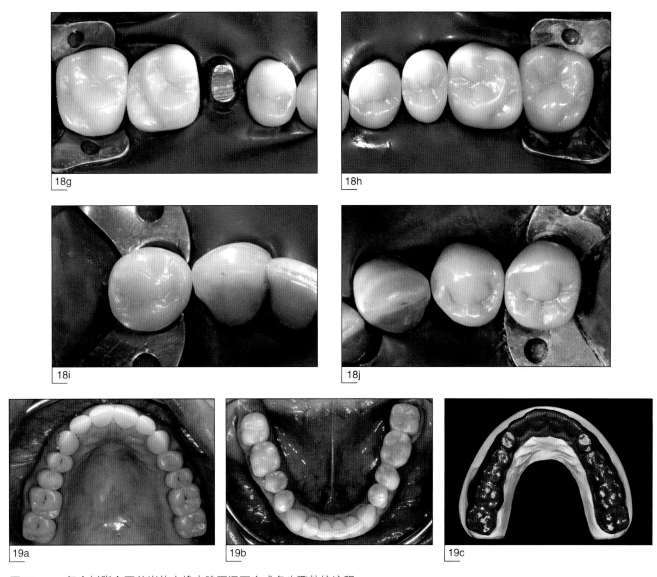

图18g~j　复合树脂全覆盖嵌体在橡皮障隔湿下完成多步骤粘接流程。

图19a、b　上下颌临时修复体粘接后的咬合面观。

图19c　Brux Checker检查显示出较治疗前更好的后牙支持和侧方引导。

阶段5：临时修复体的制作和粘接

采用复合树脂制作临时修复体，全冠预备体戴入丙烯酸树脂全冠。所有的临时修复体均复制蜡型所建立的新的咬合形态。

复合树脂全覆盖嵌体采用多步骤的粘接流程，使用三步法酸蚀粘接系统和预加热的复合树脂（图18g~j）。丙烯酸树脂临时冠使用不含丁香油酚的临时粘接剂粘接（图19a~c）。

临时冠阶段可以起到两个主要作用：（1）验证治疗位置和新的咬合形态；（2）根据患者需求完善最终修复体的外形[1]。

阶段6：再次评估咬合

在戴入临时修复体第1个月、3个月、6个月后，再次评估咬合肌肉和关节结构。在第6个月复诊时使用夜间咬合分析膜片确认新建立咬合的临床效果[1]。

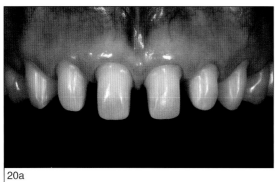
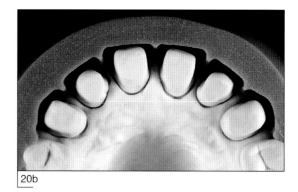

20a

20b

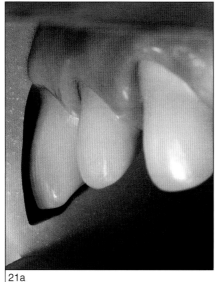
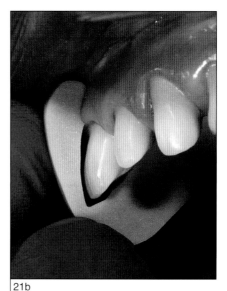

21a

21b

图20a　上颌前牙全冠最终预备。

图20b　为修复体创造均匀厚度空间。

图21a、b　利用蜡型制作硅橡胶导板，在口内确认预备量。

阶段7：最终预备

所有牙体预备的完成得益于增加咬合垂直距离所提供的空间。

在前牙区，需要重建功能性舌面，关闭间隙，修复唇面形态，完成全冠预备和戴入。在后牙区，依照微创理念和窝洞设计的生物机械要求进行预备[5]。

在前牙区，硅橡胶导板引导下获得准确的预备厚度；在后牙区，利用引导沟控制预备深度，并尽量精确复制重建后的蜡型咬合形态（图20~图23）。

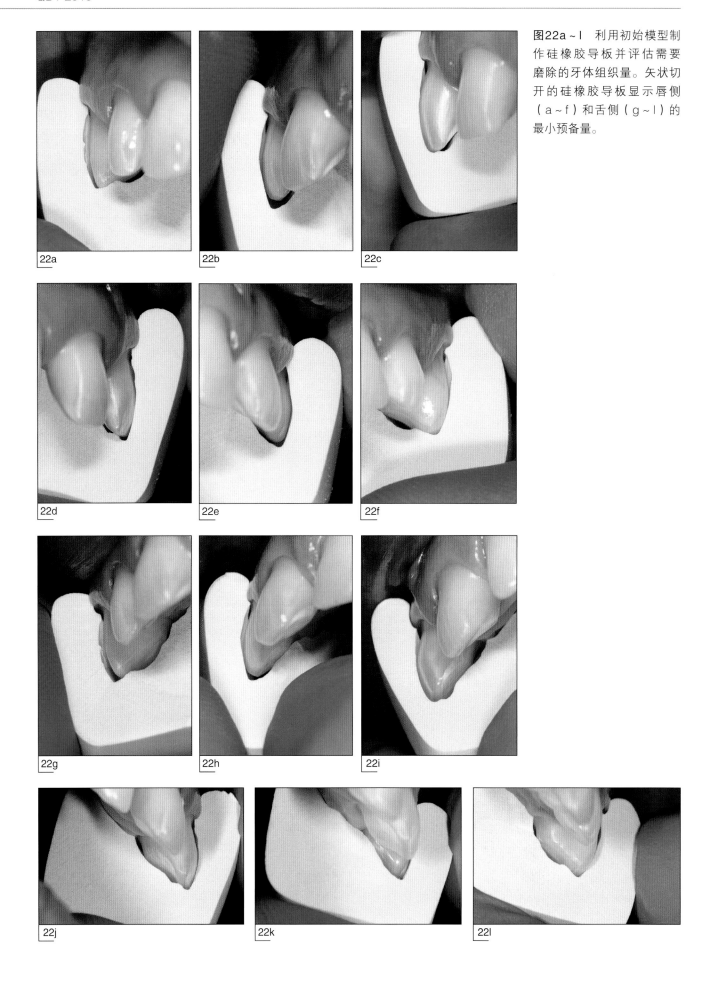

图22a ~ l 利用初始模型制作硅橡胶导板并评估需要磨除的牙体组织量。矢状切开的硅橡胶导板显示唇侧（a~f）和舌侧（g~l）的最小预备量。

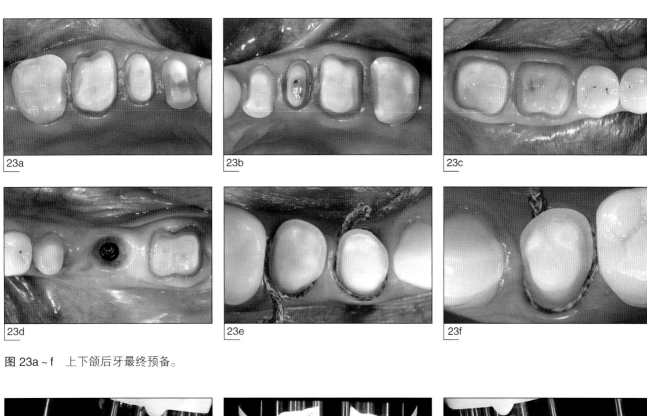

图 23a ~ f 上下颌后牙最终预备。

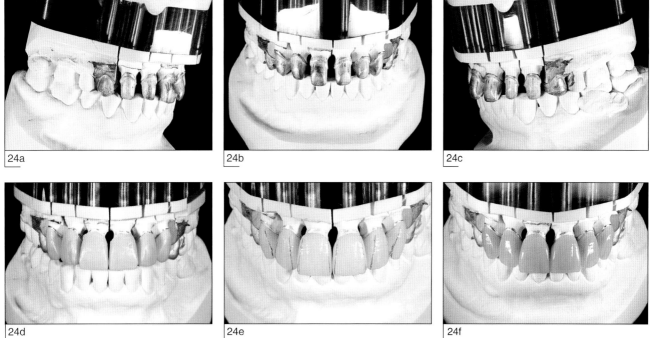

图24a ~ f （a~c）制作二硅酸锂全冠的工作模型；（d）蜡型制作；（e）热压铸制作并在模型上试戴；（f）外染色。

采用二硅酸锂进行前牙全冠修复和部分预备后牙修复。使用氧化锆添加白榴石增强的长石类饰瓷进行后牙全冠修复，包括螺丝固位的种植全冠（图24~图26）。

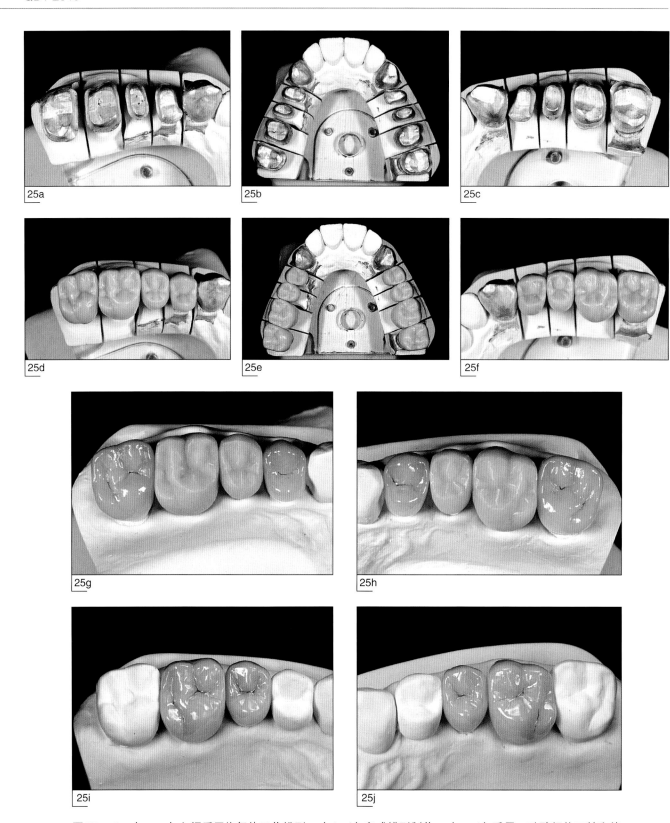

图25a~j （a~c）上颌后牙修复体工作模型；（d~f）完成蜡型制作；（g~j）采用二硅酸锂热压铸和染色技术制作部分预备修复体。使用氧化锆添加白榴石增强的长石类饰瓷进行全冠修复。

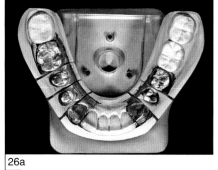

26a

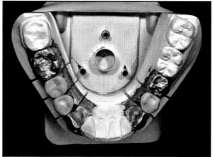

26b

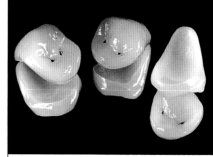

26c

图26a 下颌后牙修复体工作模型。

图26b、c 蜡型制作后，采用二硅酸锂热压铸和染色技术制作部分预备体的修复体。

图26d~k 使用氧化锆添加白榴石增强的长石类饰瓷进行后牙全冠修复，包括螺丝固位的种植全冠。

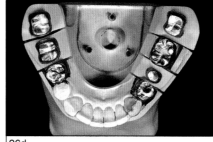

26d

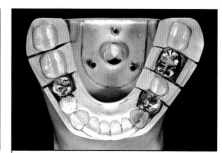

26e

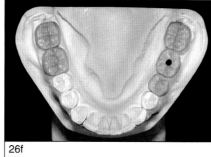

26f

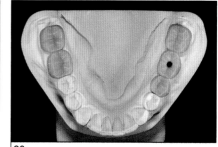

26g

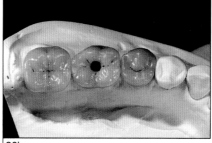

26h

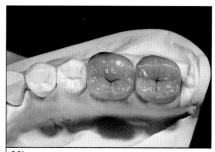

26i

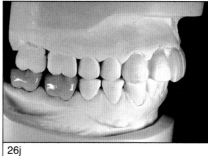

26j

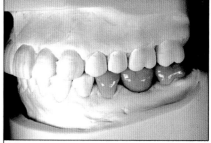

26k

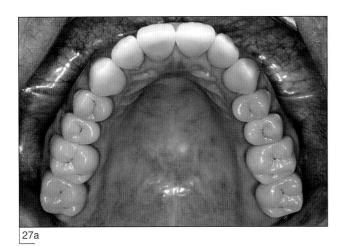

27a

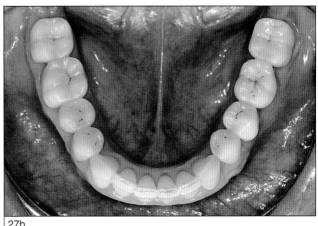

27b

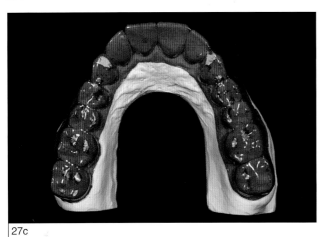

27c

图27a、b　上下颌最终修复体的咬合面观。

图27c　夜间咬合分析膜片显示理想的咬合支持（蓝色显示最大牙尖交错位咬合印记）和有效的尖牙引导。

图28　全口X线片。

图29a、b　最终修复效果的侧面观。

图30a　最终修复效果的正面观。

图30b、c　患者的笑容展现出明显的美学改善。

阶段8：粘接

仔细检查二硅酸锂前牙全冠和后牙全覆盖嵌体的边缘密合性、理想的咬合和适宜的颜色。在橡皮障隔离下完成多步骤的粘接流程。牙齿表面清洁和氧化铝颗粒轻柔喷砂，在牙表面涂布2%葡萄糖酸氯己定溶液，采用三步法酸蚀粘接。瓷修复体内表面酸蚀并涂布硅烷偶联剂和粘接剂。

采用高流动性光固化复合树脂作为前牙粘接剂，确保修复体的完善就位。使用预热的低流动性光固化树脂粘接后牙全覆盖嵌体。

氧化锆全冠修复体采用简化的粘接技术：龈沟中放入排龈线，基台表面采用50μm氧化铝颗粒轻柔喷砂。修复体内表面采用覆硅氧化铝颗粒喷砂，使用含有10-MDP的氧化锆前处理剂处理，最后应用自酸蚀粘接剂粘固。

粘接操作完成后进行精细咬合调整。

阶段9：再次评估咬合和随访

治疗结束后，拍摄全口X线片，记录牙周检查表，完成照片记录。制取最终石膏模型，使用夜间咬合分析膜片确认获得了理想的咬合功能。患者肌肉触诊阴性，并对咀嚼效能和美观效果十分满意（图27～图30）。

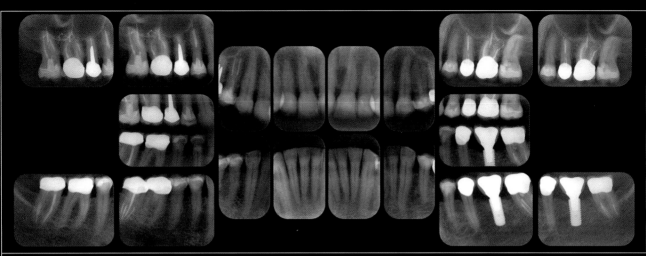

28

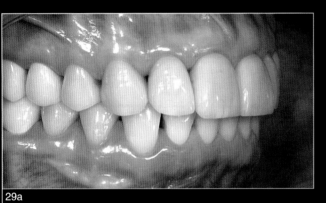

29a

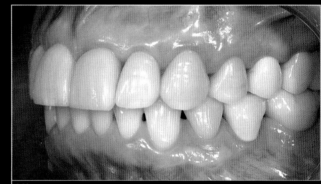

29b

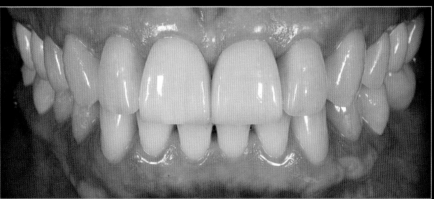

30a

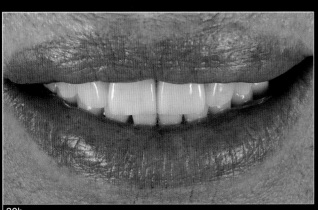

30b

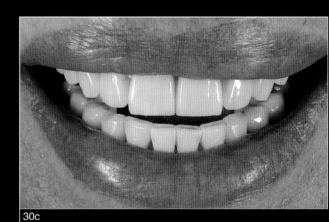

30c

讨论

本病例因患者主诉牙齿不美观和存在重度磨耗进行了全口咬合重建。治疗过程符合两个主要标准：微创和咬合力控制。

牙齿磨耗非常常见，会破坏牙齿解剖外形和造成牙体硬组织缺损。磨耗会增加牙齿敏感，牙齿变色，不良牙髓反应；更重要的是会导致功能丧失和美观不良。

牙齿磨耗由3个过程引发：磨损（发生在牙与其他物体之间），磨耗（发生在牙与牙之间），酸蚀（酸性物质溶解硬组织）[6]。本病例主要病因为夜磨牙造成的牙齿磨耗。

磨牙症被定义为因紧咬牙和磨牙而造成下颌肌肉重复性活动和/或维持下颌在特定位置。磨牙症有两种不同的表现：发生在睡眠过程中（夜磨牙）或发生在清醒状态（清醒状态磨牙）[7]。

磨牙症患者中，天然牙和修复体承受异常的咬合力，使肌肉和关节结构过度负载，从而大大增加了修复体机械性损坏的风险。一些研究者认为咬合干扰会引发并加重磨牙症，因此提倡通过咬合治疗来治愈或缓解磨牙症。但是，也有的文献研究并不支持这一观点[8]。另外，是否应该将磨牙症归类为一种不良习惯也值得商榷。

Slavicek和Sato的理论指出，磨牙症和压力管理密切相关，是"咀嚼器官"一个主要的功能。从哲学角度出发，以控制论观点来看，磨牙症不应该被归为病理状态。在压力管理过程中，需要通过精细的检查和恰当的修复来控制咬合力量[9]。

首先，咬合力的模量和方向必须进行评估。修复体设计可以避免将过大的应力集中到修复界面和剩余牙体组织。设计与矢状面髁突倾斜度（SCI）协调的引导系统，同时形成适当的咬合倾斜平面（OPI）和咬合分离角度（DOA），从而为磨牙症患者提供无干扰的咬合功能状态和避免天然牙-修复体的应力集中。

咬合力得以控制后，需要考虑提高修复体长期寿命的第二个因素：剩余牙体组织量。足够的健康牙体组织是保证天然牙-修复体完整性的关键因素，因此微创牙体预备的应用尤为重要。

本病例通过以下方面尽可能实现了微创操作：

1. 增加垂直距离。
2. 临时间接树脂修复体复制蜡型的解剖外形，并将其粘接于后牙区剩余牙体，从而指导后牙牙体预备。
3. 硅橡胶导板复制蜡型形态，在其指示下进行前牙预备。

结论

磨牙症患者进行全口咬合重建的成功关键，在于稳定的咬合、个性化的引导系统和微创牙体预备三方面的协调统一。

参考文献

[1] Onodera K, Kawagoe T, Sasaguri K, Protacio-Quismundo C, Sato S. The use of a bruxchecker in the evaluation of different grinding patterns during sleep bruxism. Cranio 2006;24:292–299.

[2] Hickel R, Peschke A, Tyas M, et al. FDI World Dental Federation—Clinical criteria for the evaluation of direct and indirect restorations. Update and clinical examples. J Adhes Dent 2010;12:259–272.

[3] Abduo J, Lyons K. Clinical considerations for increasing occlusal vertical dimension: A review. Aust Dent J 2012;57:2–10.

[4] Slavicek R. The Masticatory Organ. Klosterneuburg, Austria: GAMMA Medizinisch-wissenschaftliche Fortbildungs-GmbH, 2002 (reprinted 2013).

[5] Fichera G, Devoto W, Re D. Cavity configurations for indirect partial coverage adhesive-cemented restorations. Quintessence Dent Technol 2006;29:55–67.

[6] Jonsgar C, Hordvik PA, Berge ME, Johansson AK, Svensson P, Johansson A. Sleep bruxism in individuals with and without attrition-type tooth wear: An exploratory matched case-control electromyographic study. J Dent 2015;43:1504–1510.

[7] Lobbezoo F, Ahlberg J, Glaros AG, et al. Bruxism defined and graded: An international consensus. J Oral Rehabil 2013;40:2–4.

[8] Lobbezoo F, Ahlberg J, Manfredini D, Winocur E. Are bruxism and the bite causally related? J Oral Rehabil 2012;29:489–501.

[9] Slavicek R, Sato S. Bruxism—A function of the masticatory organ to cope with stress [in German]. Wien Med Wochenschr 2004;154:584–589.

数字化信息传递的三大应用

Digital Communication in Three Perspectives

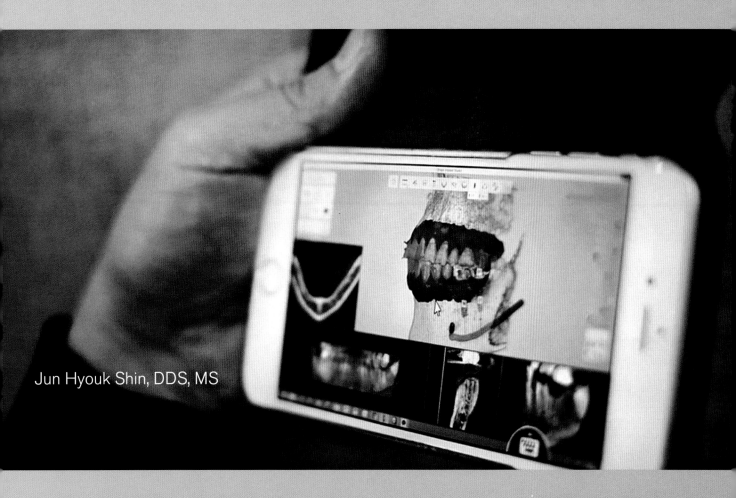

Jun Hyouk Shin, DDS, MS

Digital Art Dental Clinic, Busan, South Korea.

Correspondence to: Dr Jun Hyouk Shin, Digital Art Dental Clinic, 79, Bujeon-ro, Busanjin-gu, Busan, South Korea. Email: molarext@naver.com

美学牙科随着牙科学的进步迅速发展，但也受限于现有的设备和材料。随着计算机辅助设计/计算机辅助制作（CAD/CAM）的不断进步和模拟流程的更新，最新技术的应用有望突破美学牙科存在的限制。

数字化的优势是多方面的，其中一个重要优势就是数字化信息传递。例如，利用口内扫描的数据，牙医可以和技师通过软件来沟通修复体的设计，并以精确的数字化CAD/CAM牙冠来确定最终效果。此外，利用种植导板引导种植体植入，可以在术前模拟理想的种植体植入位置，进而实现更好的修复效果和美学效果。

如今，得益于数字化信息传递对修复工艺的整合，我们已经开启了美学修复的新纪元。本文通过

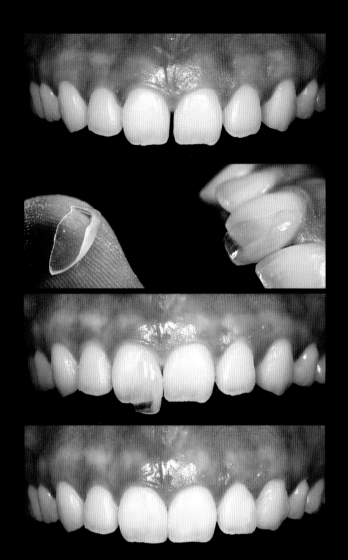

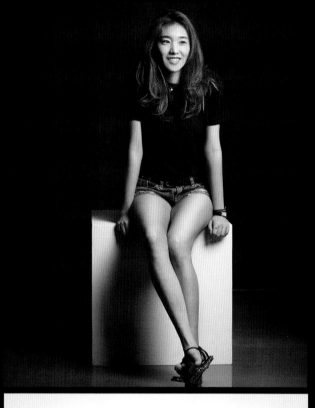

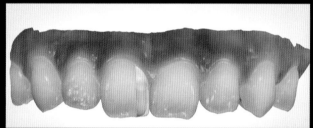

具体的病例向大家介绍数字化信息传递应用的3个场景。

- ·口内扫描数据
- ·数字化计算机辅助设计/计算机辅助制作（CAD/CAM）修复体加工
- ·数字化引导手术

如今，我们的日常临床工作中已经充满了各种数字化设备：从患者进入门诊到整个治疗流程，数码相机和录像机、口内扫描仪和CT等都已经被常规使用。

为了获得更好的美学效果，利用口内照片、面部照片以及录像等进行沟通的重要性不言而喻。今天，我们同样需要将口内扫描数据列入同等重要的地位。在上图展示的病例中，患者戴用了通过耐火模型制作的瓷贴面。数字化交流和诊断能够在患者就诊的当天提供更有效、更简便的沟通，从而实现治疗计划的制订。

使用传统方法，我们需要先取得患者牙列的印

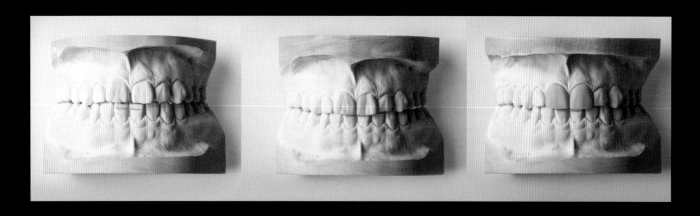

模，并制作如图所示的石膏模型和诊断蜡型，这些工作是很难在患者就诊当天完成的。然而，运用数字化的方法，我们能轻松地在当天就和患者进行美学沟通。

下图所示的患者需要制作了美学区的两个牙冠。正如前一个病例所展示的，在充分讨论了牙齿形态、颜色和大小以后，就可以根据计算机设计的形态制作出临时修复体。此外，在患者咨询阶段，这也是一个有效的可视化沟通工具，帮助患者、医生和技师达成一致。

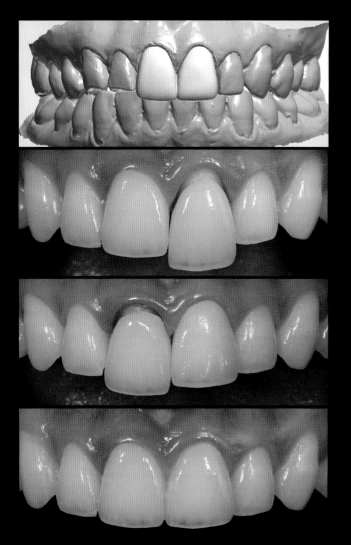

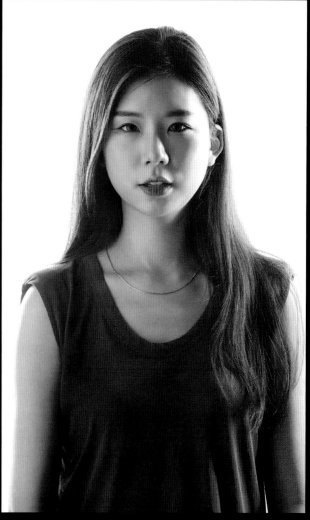

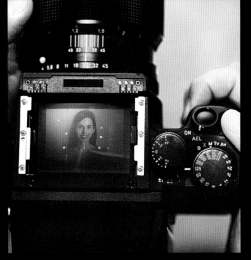
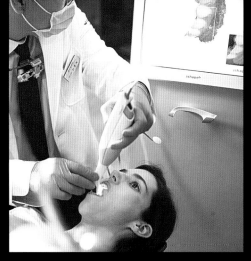

正如本文的病例中所展示的，我在临床美学工作中的热情还表现在临床照片的收集。除了照相机，我也非常依赖口内扫描仪。数字化设备可以改变我们的诊所环境，智能设备可以让我们在临床操作中更直接地交流——比如，如下图所示的复制咬合接触。

口内扫描以后，在患者口内用咬合纸标记咬合接触点并口扫记录。扫描文件可用于数字化虚拟𬌗架。图片显示的戴有咬合印记的修复体是技工室通过计算机设计获得的。通过计算机辅助设计，我们能够确保氧化锆全冠是按照预期精确制作的。

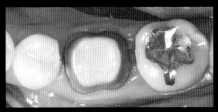
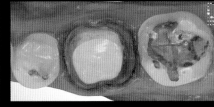
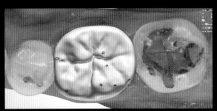
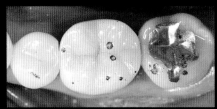

借助于数字化软件和设备，咬合接触点可以用软件设计实现。但为了最佳的临床效果，患者口内原有的情况——比如咬合和牙齿形态——必须被考虑。我特意通过电视机、个人计算机显示器以及智能手机等数字化设备里的WhatsApp、Facebook Messenger、KakaoTalk等软件，将设计的咬合接触点以及牙齿形态和患者口内的实际情况进行了对比。

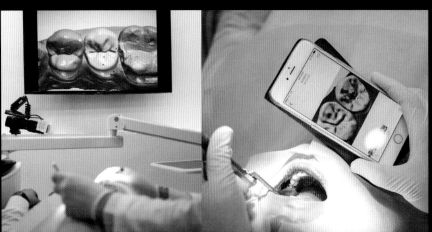

临时修复

在美学治疗中，临时修复是十分重要的，尤其

可以协助面部协调性的考量。病例1至病例5展示了不同情况下用数字化方法设计制作临时修复体，以及在后续治疗不断被优化的过程。

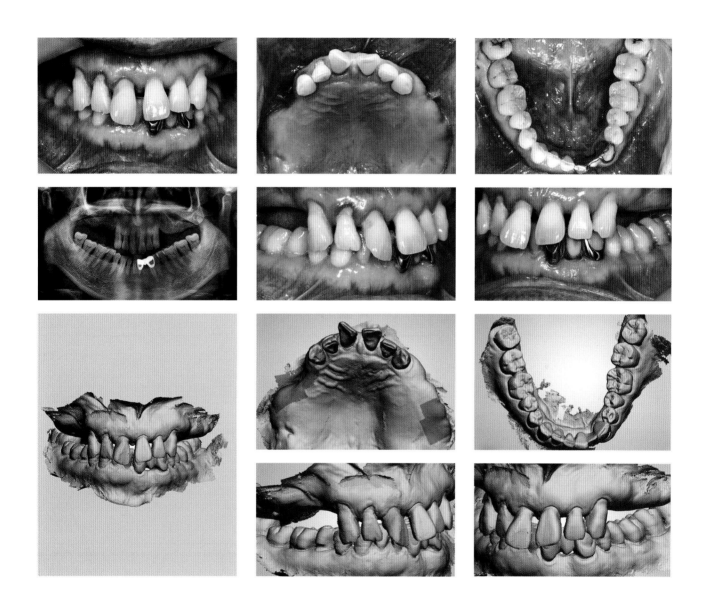

病例1：上颌和下颌临时修复

患者是一位60岁老年男性，自2013年到2014年进行牙科治疗。治疗计划包括上颌全牙列种植重建

和下颌前牙区六单位固定修复。当时，口内扫描仪还是单色。初诊检查时的状态通过扫描记录留存并进行分析。即便是治疗以后，患者初始记录的留存也不会受空间和时间限制——这是一个显著优势。

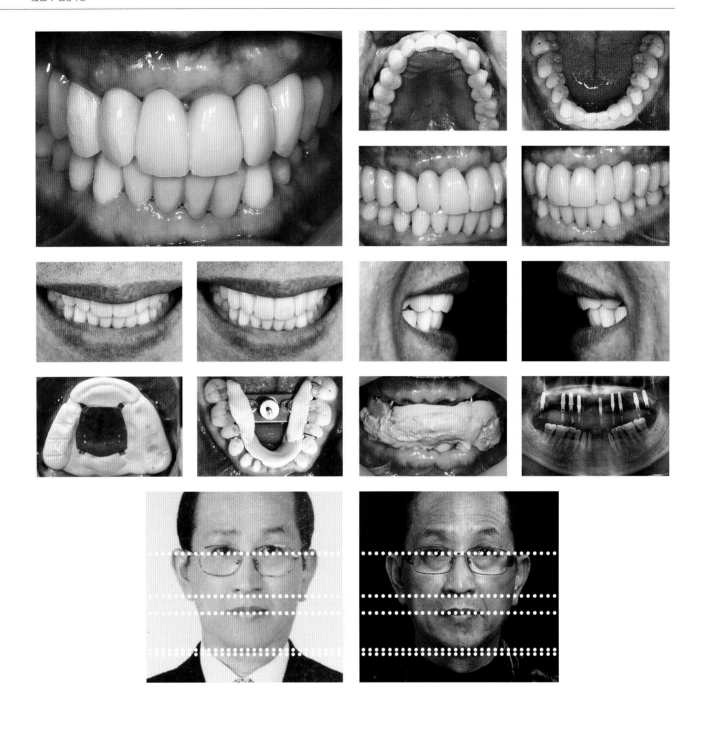

在当时，计算机辅助设计的PMMA临时修复体还是用传统的印模翻制石膏的方式制作。上颌的种植重建分为3个部分：前牙区段、右上后牙区段和左上后牙区段。个性化的基台和最终的全氧化锆冠基于口内扫描数据制作。种植体上部为螺丝固位的钛基底支持桥架。

参照患者20岁牙齿健康时的照片和现在的照片确定垂直距离，用哥特式弓确定上下颌水平关系。种植体植入未使用导板引导。

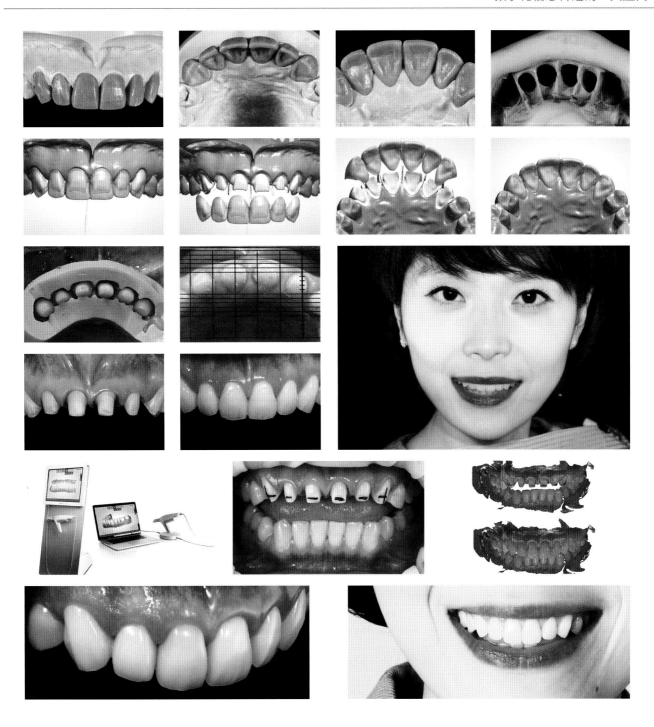

病例2: 前牙临时冠

患者是一名30岁女性。上颌前牙磨耗需要行冠修复。二次扫描蜡型和预备体，并用软件设计数字化蜡型制作临时冠。

在牙体预备之前先制作PMMA临时牙冠。数字化临时牙冠可以用于指导牙体预备并制作导板检查预备量。在临床工作中，只针对口内进行设计会忽略牙齿和口唇面部的协调性。临时修复体形态进行相应调整。

复制调改后的修复体形态。预备体上标记后用彩色口内扫描仪扫描。用扫描数据制作PMMA临时修复体。

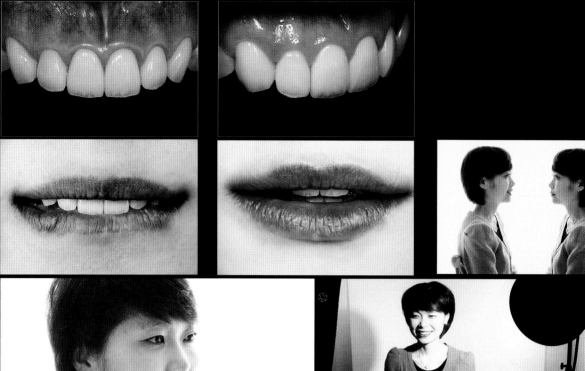

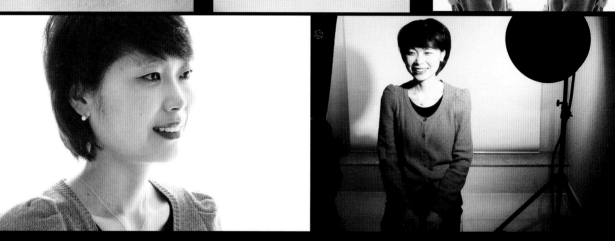

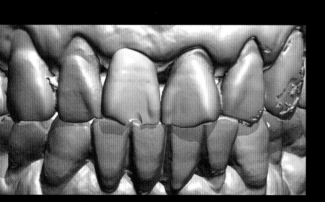

病例3：单牙种植临时冠修复

　　即刻临时修复对于恢复种植后的美观和功能都是十分重要的。术前制作（需要二次就诊）或者如该病例中的术后制作（需要一次就诊）都是可以的。该患者右上中切牙缺失。患者在种植手术的当天完成了口内扫描，并制作临时修复体。

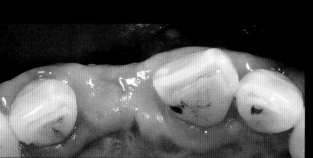

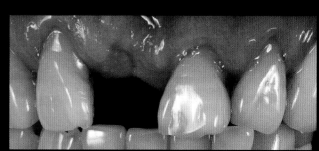

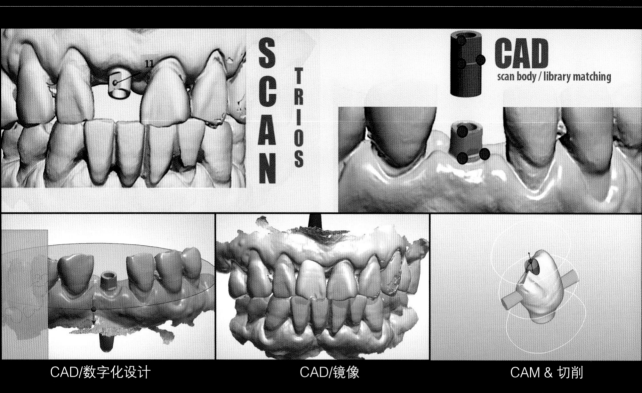

CAD/数字化设计　　　　　　　CAD/镜像　　　　　　　CAM & 切削

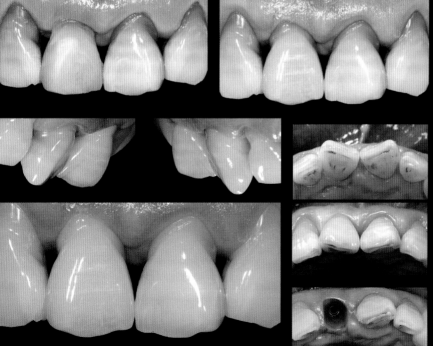

　　根据制订好的工作流程，种植手术完成后即刻进行口内扫描并用计算机辅助设计制作临时基台。在2012年，Trios（3Shape）还是单色扫描系统。种植手术1小时完成，当天制作临时基台并戴入患者口内。

　　为了减小牙龈张力和实现良好封闭，临时冠设计得比最终修复体略小。最终修复体是钛基底支持的个性化氧化锆基台和有饰瓷的二硅酸锂玻璃陶瓷冠。

　　从显示屏可以各个角度观察牙体形态是CAD/CAM的一个优势。检验牙齿的三维轴向是特别重要的。左图显示的是患者术后2年复

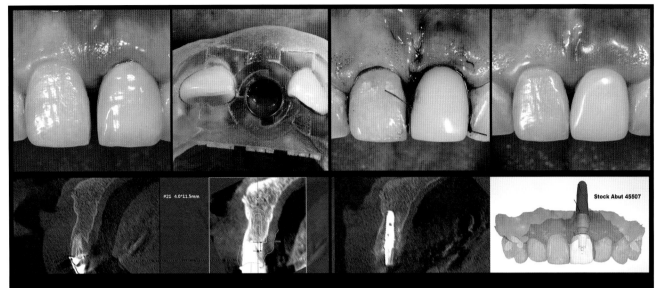

病例4：导板引导单牙种植手术

这个病例应用了数字化导板完成上颌中切牙的种植修复。CT数据结合口内扫描数据，可以即刻完成诊断和分析，并在拔牙和种植手术前完成数字化临时冠的制作。借助于术前设计和数字化导板，种植手术变得十分简单。数字化的流程让临床流程更加简化和精确，对于患者和医生都意味着更好的结果。

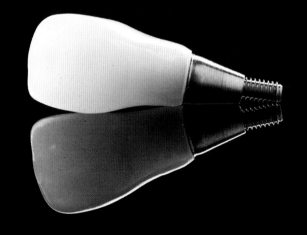

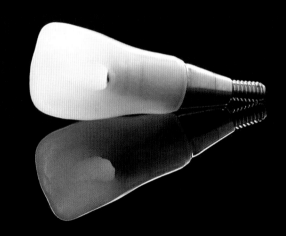

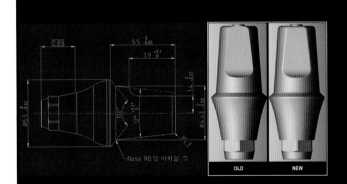

临时基台数字化流程

前述PMMA临时冠是由数据库里的基台数据制作而来。"数据库"是用于加工制作的3D图形数据集成。通过直接使用数据库的基台数据可以获得更精确的结果。

一般来说，预成基台的宽容度在0~5μm。数据库基台和实际基台完全一样。因此，数据库是非常有优势的。

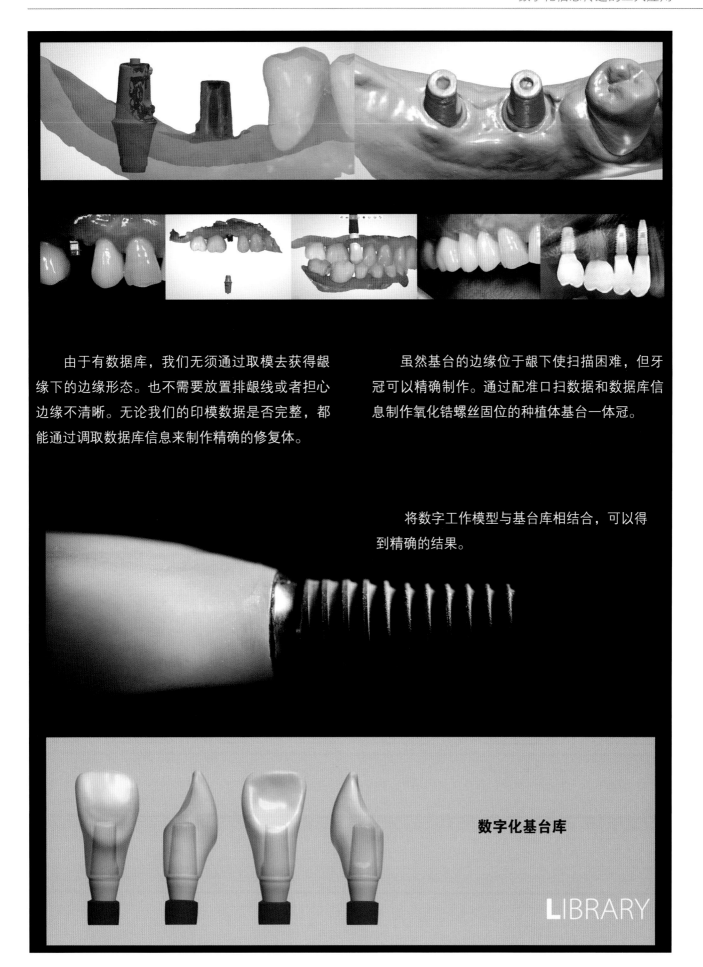

由于有数据库，我们无须通过取模去获得龈缘下的边缘形态。也不需要放置排龈线或者担心边缘不清晰。无论我们的印模数据是否完整，都能通过调取数据库信息来制作精确的修复体。

虽然基台的边缘位于龈下使扫描困难，但牙冠可以精确制作。通过配准口扫数据和数据库信息制作氧化锆螺丝固位的种植体基台一体冠。

将数字工作模型与基台库相结合，可以得到精确的结果。

数字化基台库

LIBRARY

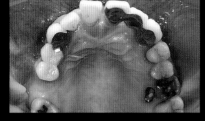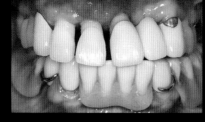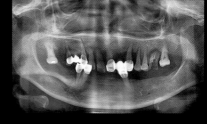
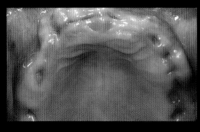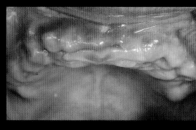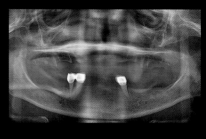

病例5：上颌全牙列种植咬合重建临时修复

病例3介绍了如何用CAD/CAM制作临时基台并

在种植手术后即刻修复（一次就诊）。病例5将介绍如何在手术前制作全牙列种植的临时修复（二次就诊）。

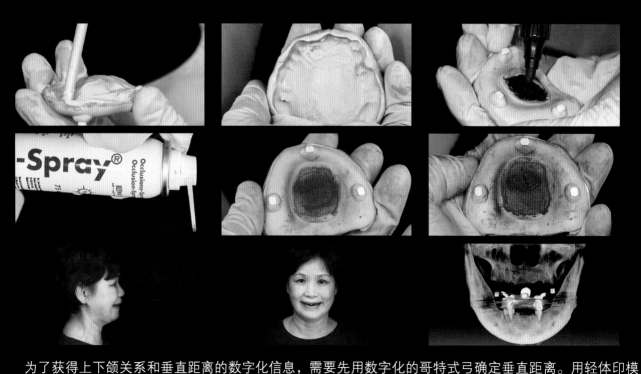

　　为了获得上下颌关系和垂直距离的数字化信息，需要先用数字化的哥特式弓确定垂直距离。用轻体印模材衬在上颌无牙颌托的内部以保证固位在口内。为了防止伪影的影响，在上腭区没有放置金属板；采用在锥形束CT（CBCT）可见的铝块标记上颌托并拍摄CBCT。

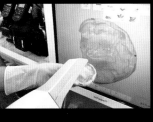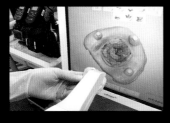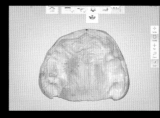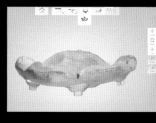

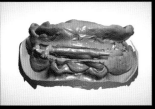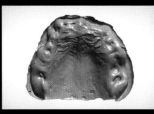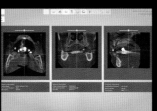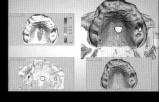

　　接下来，用口内扫描仪扫描上颌托的组织面以及下颌运动轨迹，并和CBCT数据相匹配。通过转换扫描图像，就获得了进行种植方案设计的口内信息的3D数据。

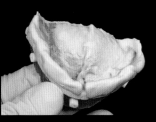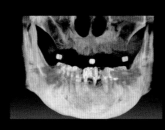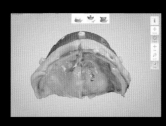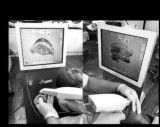

　　这个方法也同样适用于3D打印的树脂基托蜡堤。

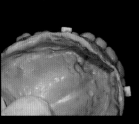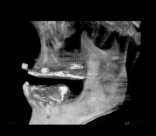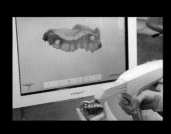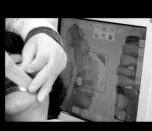

　　也可以用患者的旧义齿或者临时修复体作为上颌托。

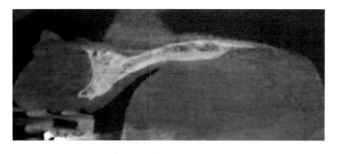
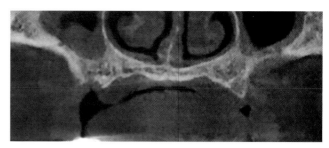

上颌无牙颌未戴树脂托时的矢状面和冠状面。

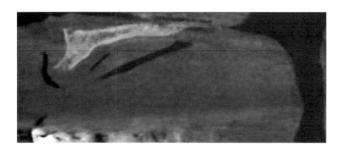
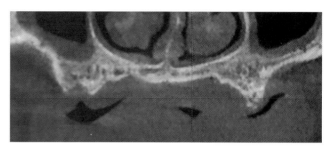

上颌无牙颌戴树脂托时的矢状面和冠状面。软组织和树脂密度相近，很难辨认。由于呈现的是透射影像，很难判断上颌托是否准确就位。

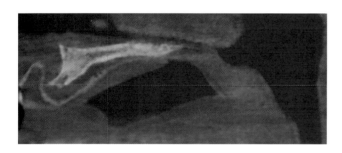
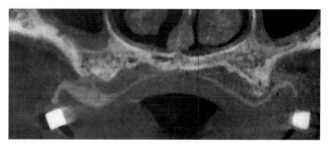

当上颌托的组织面用印模轻体重衬以后，就可以很容易辨认出软组织和基托的交界面。通过CBCT就可以判断上颌托是否就位。

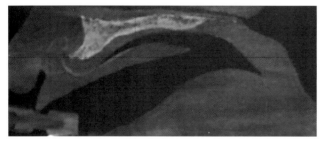
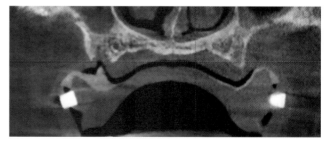

如上图所示，如果CBCT显示在上颌托和软组织之间有透射间隙，则提示上颌托不稳定。通过数字化的印模技术和哥特式弓，义齿和蜡堤可以在拍摄CBCT时更精确地就位，也可以通过CBCT即刻确定义齿就位与否。

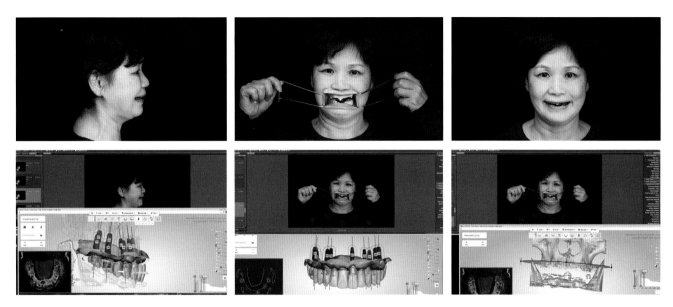

种植方案设计是基于上下颌关系、无牙颌软组织形态和CBCT信息来制订的。同时，患者的面部照片对于确定治疗方案也至关重要。在设计理想种植体位置的过程中，需要根据患者水平垂直向的面貌特点确定义齿的位置。

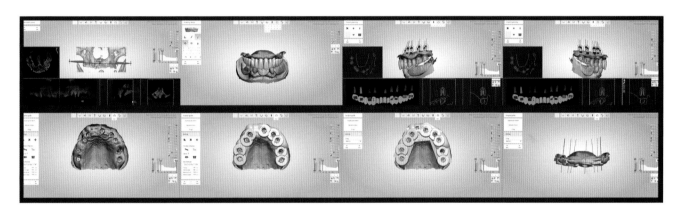

当种植方案经多方面评估制订后，用Implant Studio CAD软件（3Shape）设计手术导板。

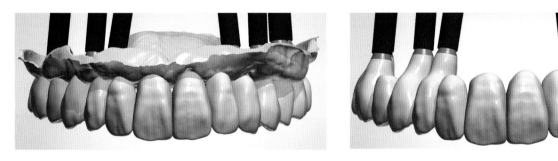

同时，用牙科的CAD软件设计临时修复体。这个病例中，患者术后即刻戴入的临时修复体形态和最终修复体不同。为了实现术后创口的初期愈合，临时修复体的穿龈部分直径更小，以避免对周围软组织产生过大张力。

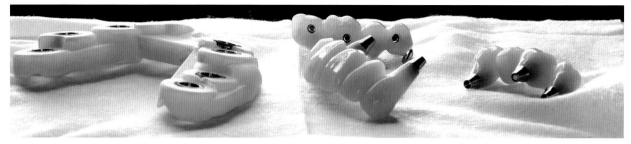

利用3D扫描数据，在手术前3D打印手术导板支架，并研磨制作PMMA临时修复体。

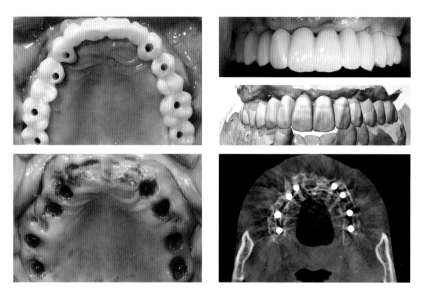

　　CBCT可见中切牙区域有一良性囊肿，需要进行骨修整和植骨。这些问题在患者第一次就诊时就进行了讨论。由于患者对种植手术感到恐惧，为其采用不翻瓣的方式植入了8颗种植体，尽快恢复了功能和美观。计划后期采用翻瓣手术摘除囊肿并进行植骨和植入1颗种植体。

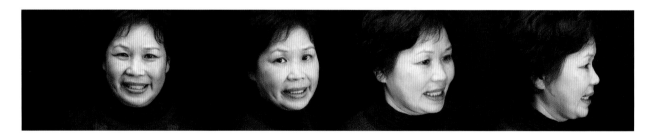

　　术后当天照片。1小时左右的时间，患者就从一个无牙颌变成了一个拥有上颌全牙列种植和临时修复的状态。

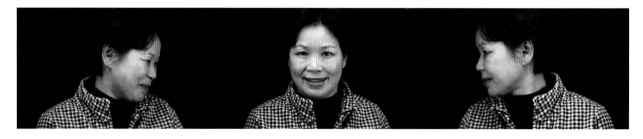

　　术后1天，患者无面部肿胀。尽管她在手术前十分地紧张，但面对这样的治疗效果，患者十分震惊和满意。

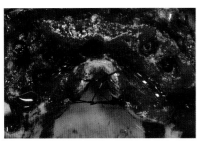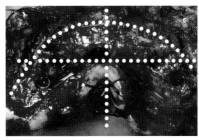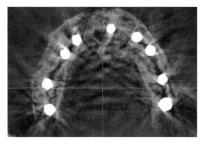

1个月以后，进行第二次手术摘除囊肿，同时进行了骨修整和植骨。在种植导板的引导下在中切牙区植入1颗种植体。翻瓣的同时，确认了种植体都在设计的位置。如果没有导板，是很难实现的。

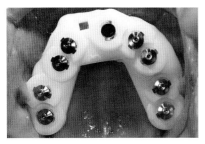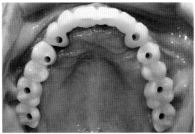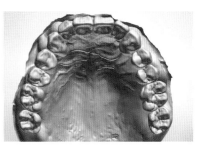

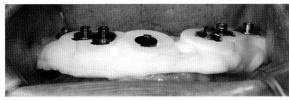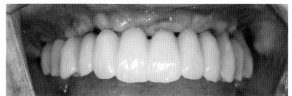

第二次手术后10天，患者继续使用PMMA临时修复体。

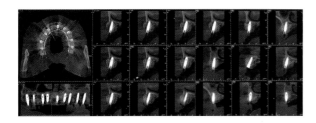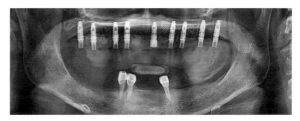

首次手术后3个月CBCT扫描和曲面体层检查。

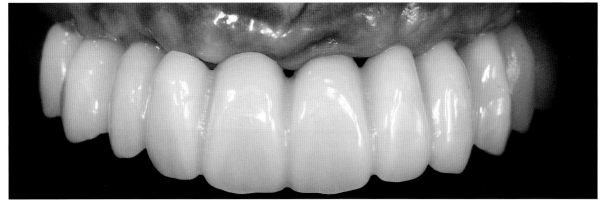

种植体上部的临时修复需要多种数字化技术：配准口内扫描数据和CBCT数据、3D打印、导板引导手术，还有计算机辅助设计研磨。尽管这是我的第一例导板手术，结果却是很理想的，而且这仅仅是临时修复的效果。

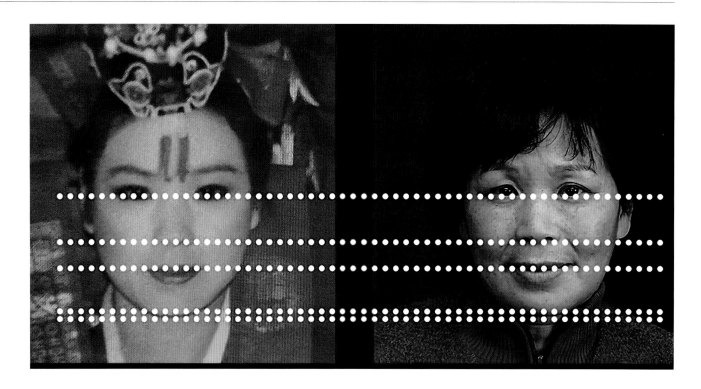

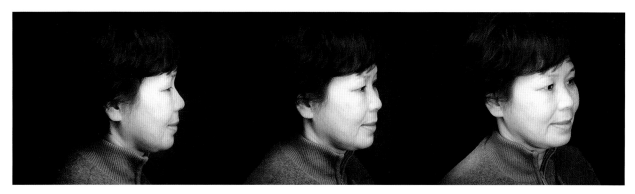

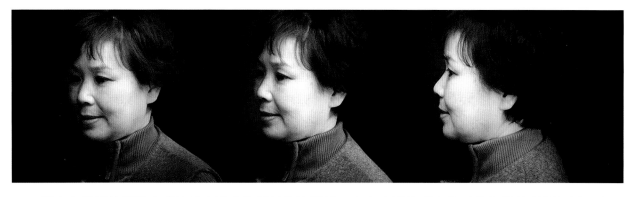

　　用患者早期的照片来确认垂直距离和面部的协调性。多角度照片观察临时修复体的显露量以及和面部的协调性。

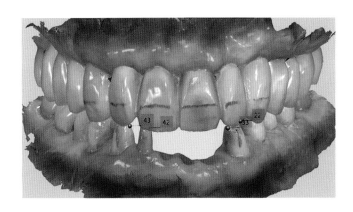
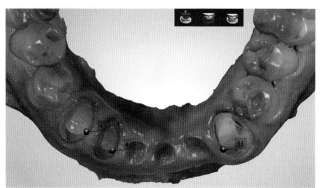

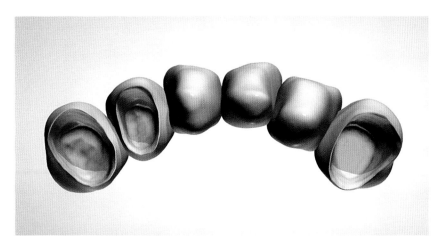

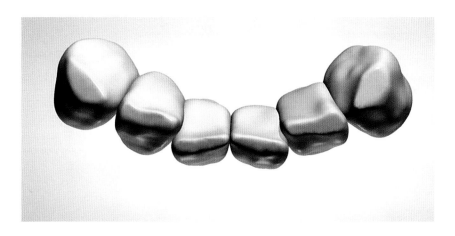

最终修复

病例1——复查（最终修复）

病例1的最终修复也采用了数字化方法。参照

PMMA临时修复体制作下颌六单位固定桥。通过扫描牙龈和牙齿的形态就可以直接制作完成。

下颌六单位固定桥是全氧化锆材料。在最近几年，全锆材料的发展可谓突飞猛进。

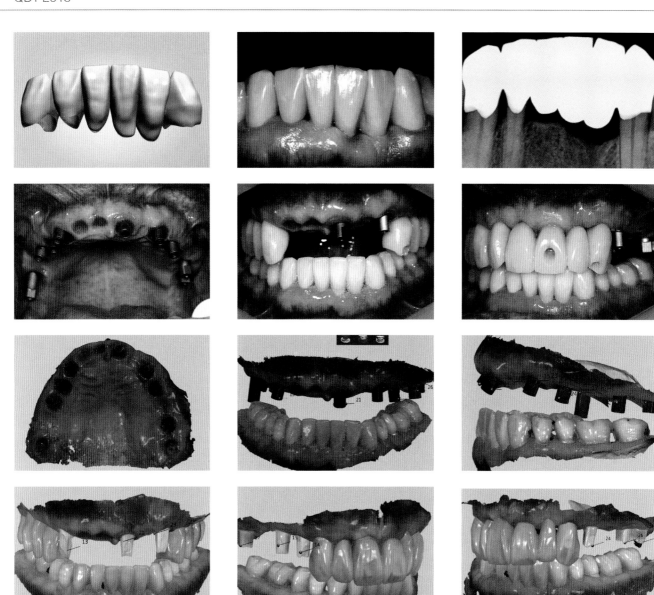

对于上颌全牙列重建，需要制作个性化基台。在扫描上颌数据以后，分两部分获得咬合记录的扫描数据。

由于只有扫描区域内的图像被记录，扫描区段外的牙冠不显示，从而扫描重建出上颌全牙列的扫描杆和对颌牙。

本病例采用的是个性化基台（钛基底+氧化锆内冠）。将以上3部分数据整合以后就可以制作最终修复体。

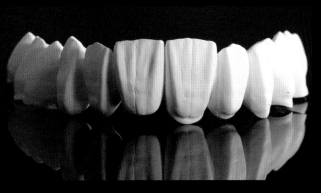
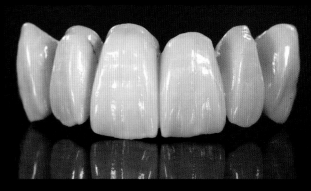

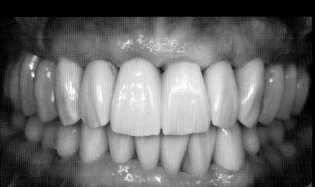
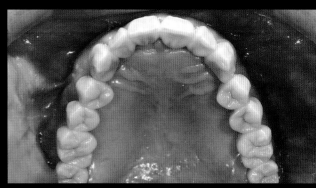

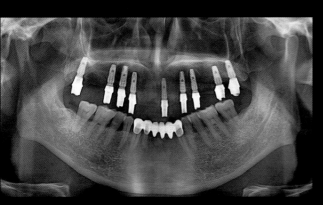
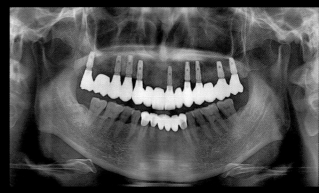

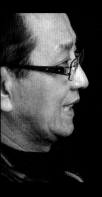
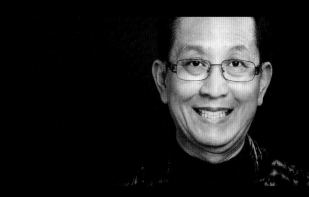

上颌全牙列种植的修复体是完全基于口扫数据制作的——没有设计新的蜡型，也没有再额外添加饰瓷。

本病例没有采用数字化引导手术；完全是传统方式完成的种植体植入。然而，正如病例3所展示的，现在我已经常规使用导板指导全牙列种植手术。同样，需要复制并记录患者的上下颌相对关系和垂直距离，以确保修复体和患者的面部相协调。正如前述病例中所展示的，我现在使用数字化哥特式弓和CBCT的配准更容易实现这一步骤。

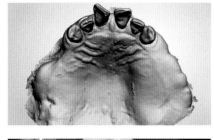
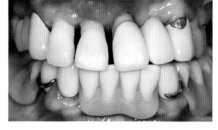
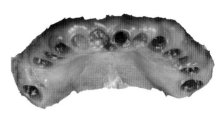

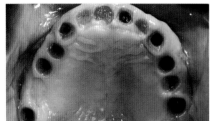
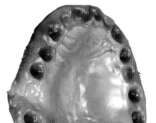
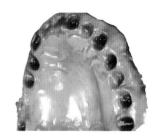

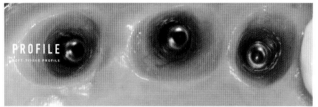
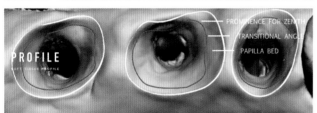
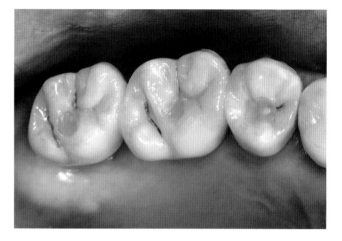

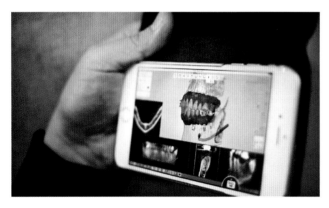
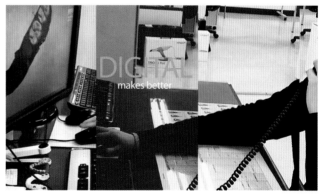

在后续的复诊中，口内扫描可以记录修复体维持的牙龈形态。通过这种方式，软组织和修复体可以从不同角度进行3D观察。数据可以用于未来的回顾，这无疑是数字化扫描的又一个重要优势。

去掉基台以后，迅速用口内扫描仪完成数字化印模的制取，从而获得适宜的穿龈轮廓和牙冠形态。

一个理想的修复体离不开技师和牙医之间的密

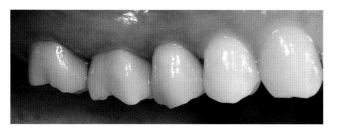 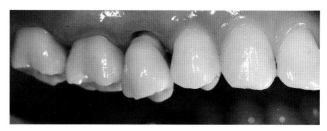

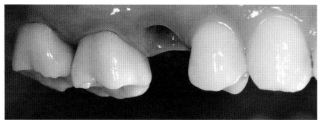 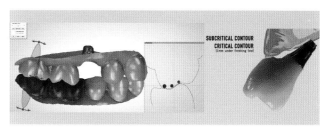

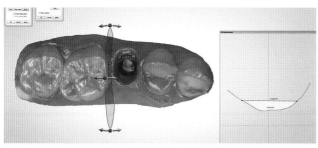 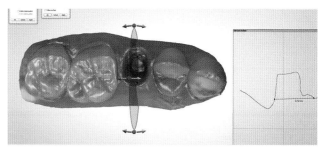

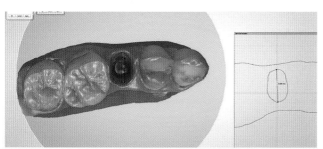 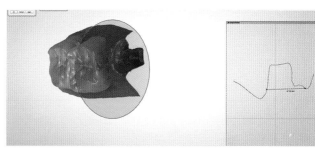

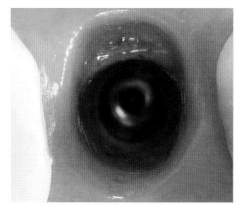

切沟通。通过手机中的软件，可以实现牙医、技师以及加工中心之间的不受空间限制的即刻沟通。

修复8个月后复查时，患者种植上部修复部分被取下，我们对软组织穿龈轮廓和氧化锆修复体进行了扫描。通过计算机软件分析发现，修复体功能稳定，软组织形态维持良好，封闭严密。龈乳头的高度和穿龈轮廓截面可以通过数据截图直接获得。

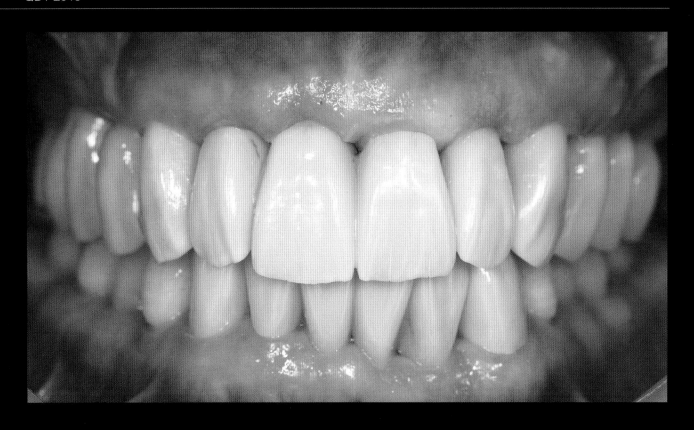

数字化沟通

口内扫描数据

计算机辅助设计制作修复体（PMMA 临时冠，全锆冠）

数字化引导手术

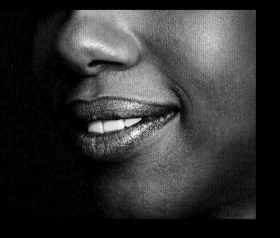

总结

数字化牙科的不断发展让我们的临床研究和流程变得更加便捷。尽管新技术带来了便利和自动化，我们也必须秉持长久以来的准则，尊重前人总结出的治疗理念和治疗原则。

同时，技术的进步使我们可以在牙科治疗中追

更加透明，患者和牙医都对治疗有更高的期待。因此，牙医和技师都需要不断学习跟进新的技术，并将其应用到临床和修复体制作过程中。

数字化技术让我们获得更详尽的分析和结果、更好的医患沟通、更精确的修复过程，以及更精准的手术操作。所有这些都可以归结为本文介绍的数字化信息传递的3种应用领域。

参考书目

[1] Anh JW, Park JM, Chun YS, Kim MA, Kim MJ. A comparison on the precision of three-dimensional images acquired by two different digital intraoral scanners : Effects of tooth irregularity and scanning direction. Korean J Orthod 2016;46:3–12.

[2] Fasbinder DJ. Computerized technology for restorative dentistry. Am J Dent 2013;26:115–120.

[3] Ferencz J, Fanetti P. Enhanced communication: An open dialogue between the dentist and ceramist offered this patient an esthetic and functional solution to teeth discolored by bonded orthodontia. Inside Dental Technol 2011;2:44–50.

[4] Guess PC, Att W, Strub JR. Zirconia in fixed implant prosthodontics. Clin Implant Dent Relat Res 2012;14:633–645.

[5] Malament KA. The interdisciplinary relationship between prosthodontics and dental technology. Int J Prosthodont 2010;23:134–140.

[6] Marinello CP, Meyenberg KH, Zitzmann N, Lüthy H, Soom U, Imoberdorf M. Single-tooth replacement: Some clinical aspects. J Esthet Dent 1997;9:169–178.

[7] Mörmann WH, Brandestini M, Lutz F, Barbakow F. Chairside computer-aided direct ceramic inlays. Quintessence Int 1989;20:329–339.

[8] Mütherties K, Körner G, Minami T. Art Oral: Non Invasiv, Minimal Invasiv, Invasiv [in German]. Berlin: Quintessenz, 2011.

[9] Park JM, Yi TK, Jung JK, Kim Y, Park EJ, Han CH, Koak JY, Kim SK, Heo SJ. Accuracy of 5-axis precision milling for guided surgical template. J Korean Acad Prosthodont 2010;48:294–300.

[10] Park JM, Yi TK, Koak JY, Kim SK, Park EJ, Heo SJ. Comparison of five-axis milling and rapid prototyping for implant surgical templates. Int J Oral Maxillofac Implants 2014;29:374–383.

[11] Scherer U, Stoetzer M, Ruecker M, Gellrich NC, von See C. Template-guided vs. non-guided drilling in site preparation of dental implants. Clin Oral Investig 2015;19:1339–1356.

[12] Sun Y, Lü P, Wang Y. Study on CAD&RP for removable complete denture. Comput Methods Programs Biomed 2009;93:266–272.

[13] Williams RJ, Bibb R, Eggbeer D. CAD/CAM in the fabrication of removable partial denture frameworks: A virtual method of surveying 3D scanned dental casts. Quint J Dent Technol 2004;2:268–276.

[14] Yamazaki M. Esthetic Classifications: Management of Difficult Esthetic Prosthetic Treatment. Tokyo: Quintessence, 2009.

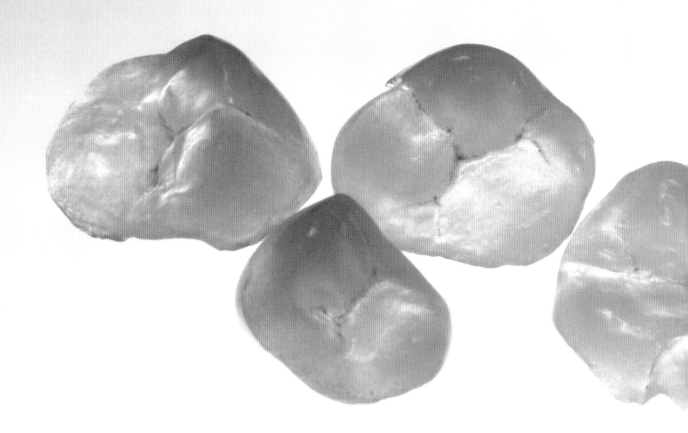

Yusuke Ninomiya, DDS[1]
Takayuki Kobayashi, RDT[2]
Luiz Narciso Baratieri, DDS, MS, PhD[3]

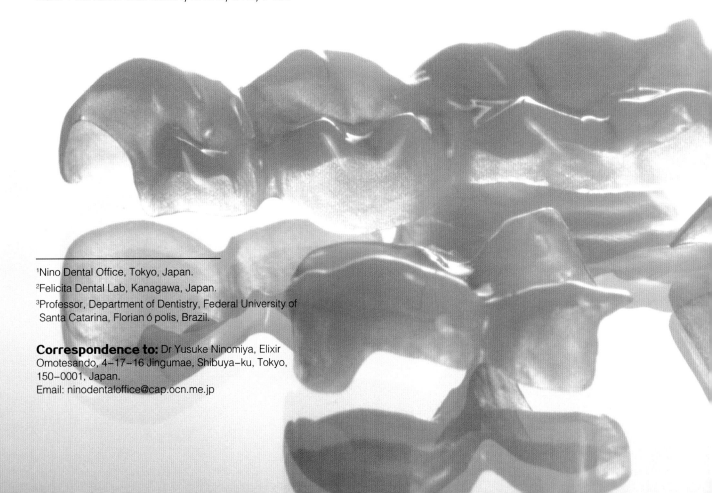

[1]Nino Dental Office, Tokyo, Japan.
[2]Felicita Dental Lab, Kanagawa, Japan.
[3]Professor, Department of Dentistry, Federal University of
 Santa Catarina, Florianópolis, Brazil.

Correspondence to: Dr Yusuke Ninomiya, Elixir
Omotesando, 4–17–16 Jingumae, Shibuya–ku, Tokyo,
150–0001, Japan.
Email: ninodentaloffice@cap.ocn.me.jp

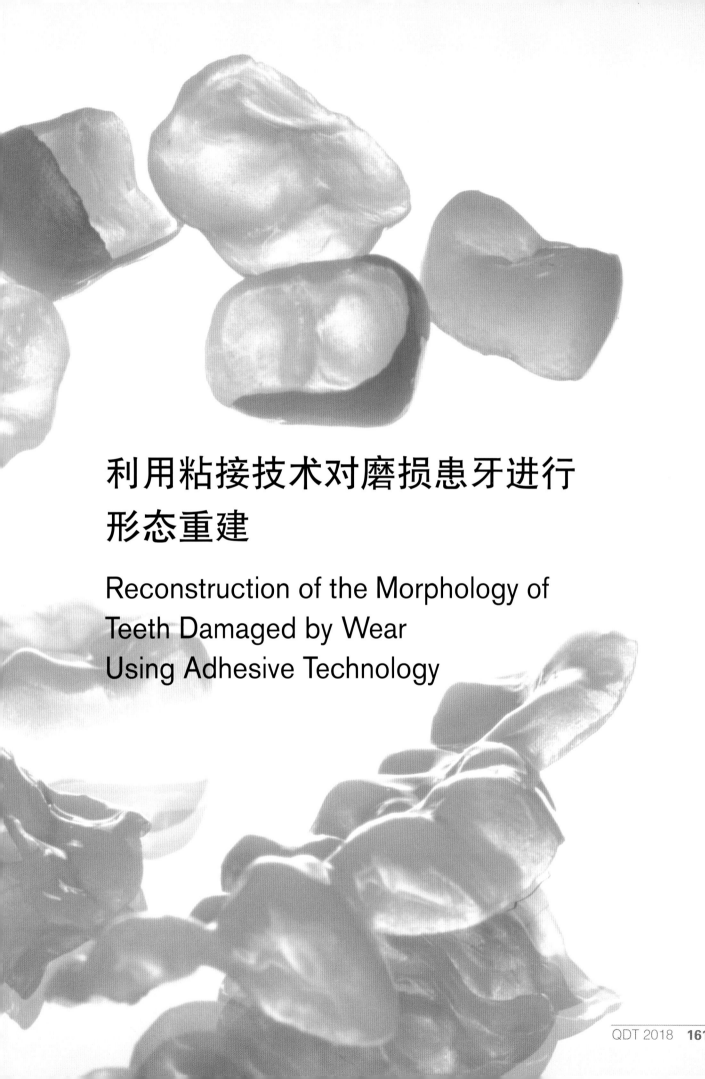

利用粘接技术对磨损患牙进行形态重建

Reconstruction of the Morphology of Teeth Damaged by Wear Using Adhesive Technology

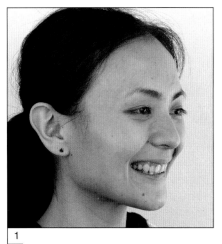
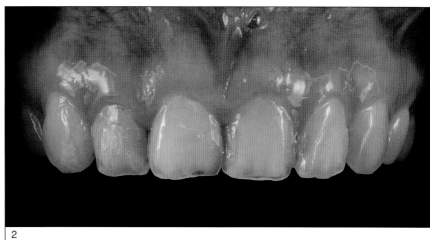

图1　第一次就诊时的面像。

图2　患者主诉是前牙的问题。

近年来，据国际报道，出现了越来越多牙齿被侵蚀的患者[1-3]。牙齿磨损是牙齿侵蚀的症状之一。对于牙齿被侵蚀的患者，其牙齿磨损速度比正常人快10倍，尤其在腭侧，这将导致更严重的问题[4]。随着牙齿不断磨损，失牙的风险也越来越高，治疗干预也越来越复杂。因此，在针对牙齿侵蚀的病因进行治疗的同时，需要进行早期的牙齿干预治疗。

在牙釉质缺失后，暴露的牙本质会引起更多的症状。这些由牙齿磨损引起的症状主要包括牙齿外形的改变、牙齿敏感和疼痛。据报道，其中60%牙齿磨损的患者也常常会抱怨牙齿美观问题[5]。

对于牙齿磨损患者来说，在治疗中不可避免地会磨出大量的牙体组织，连同牙冠延长术和根管治疗以增加修复体的固位[6]。随着后续治疗变得更加复杂，失牙的风险也会增加[7-9]。

近年来，随着粘接技术和牙科材料方面的不断发展，修复体传统机械固位的一些限制已得以突破。当粘接技术应用于直接复合树脂修复或间接全瓷修复时，和全包裹的修复方式（例如，对于烤瓷冠来说，需要对牙体的四周进行磨出预备）相比，釉质可以被尽可能多地保存下来。

在本病例中，采用粘接技术进行微创修复治疗，以改善牙齿磨损患者其美观和功能。

病例报告

诊断

患者是一位20岁的女性。主诉是牙齿不美观和牙齿敏感（图1）。牙体四周有明显的牙釉质的缺损及多发龋。牙周状况基本正常。患者对其牙齿颜色不满意，这是由于牙釉质缺失导致了牙本质的颜色透了出来。她曾多次尝试牙齿美白，但均未取得满意的效果（图2）。整体而言，其牙齿排列良好。

由于牙釉质的缺失，牙齿的解剖形态消失。牙齿腭侧面磨损更为明显，尤其是在上颌前牙

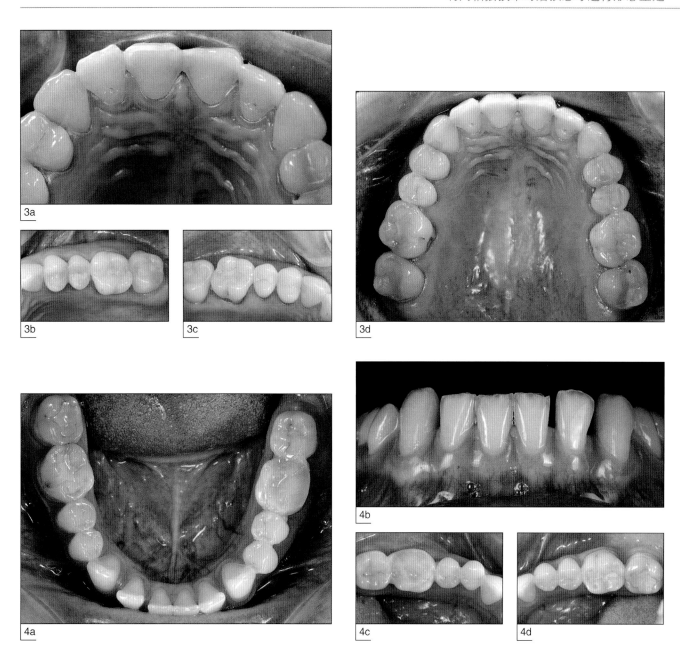

图3a～d　牙合面观：（a）上颌前牙；（b）上颌右后牙；（c）上颌左后牙；（d）上颌牙列。

图4a～d　（a）下颌牙列牙合面观；（b）下颌前牙正面观；（c，d）分别是下颌右侧和左侧后牙牙合面观。

区。后牙区现有修复体表面粗糙，明显可见（图3a～d）。

　　牙齿咬合面失去了完整解剖学形态，部分牙本质暴露。由于过度磨损，修复体看起来就像是直接悬挂在口腔内。下颌前牙散在间隙，切端磨损明显。邻面龋坏也很明显（图4a～d）。

治疗计划和治疗阶段

　　第1步是评估和确定上颌中切牙相对于面部的位置。由于患者还没有接受治疗，此时无须做全牙列的蜡型。由于患者的主诉是上颌前牙区的问题，因此需要制作上颌前牙诊断蜡型用以分析评估（图5和

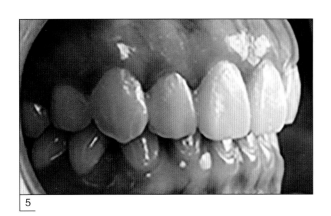

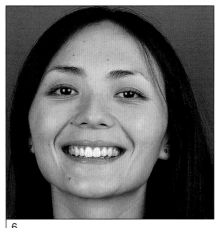

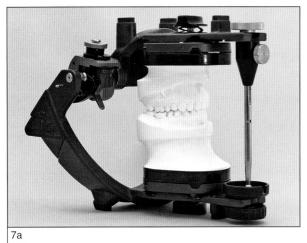

图5　上颌前牙Mock-up。

图6　Mock-up面像。

图7a　工作模型面弓转移上𬌗架。

图7b～g　在工作模型上牙齿磨耗的情况。

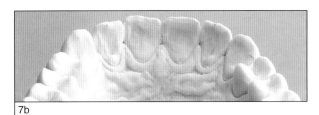

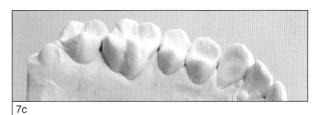

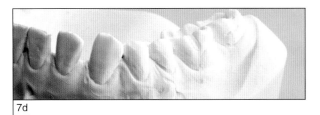

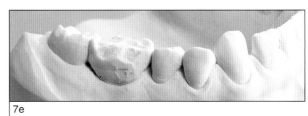

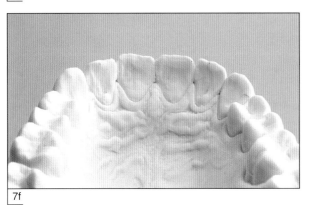

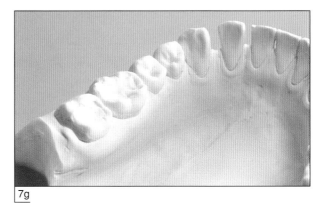

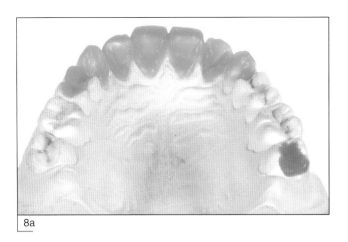

8a

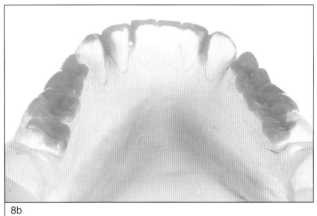

8b

图8a、b　上颌和下颌诊断蜡型殆面观。

图8c　诊断蜡型咬合观。

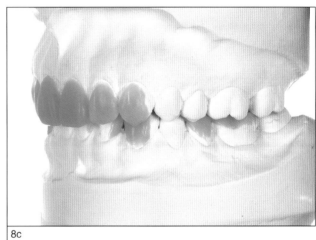

8c

图6）[10]。

由于患牙被动萌出的延迟，除了简单地对患牙切端的位置进行冠方的加长以外，还需要对牙齿进行根向的延长。牙龈的根向复位以及正畸压低或者二者的组合治疗是常用的治疗方法。

一旦患者同意了治疗方案，可以对患者进行面弓转移，在CR位上殆架进行咬合诊断用于功能分析（图7a～g）。模型上可以明显观察到一个凸的Spee曲线。上颌牙齿磨损比下颌更明显。上颌前牙的唇侧和腭侧均可见牙齿侵蚀的现象。

牙齿结构的丧失并不意味着咬合垂直距离（OVD）的丧失。然而，可以通过增加OVD来确保修复体材料获得足够空间，从而将牙体预备的量减到最小[11-12]。

增加OVD的方法各种各样。Dawson表明OVD是由肌肉决定的，并保持着相同的长度[13]。因此，在OVD增加后，由于肌肉活动牙齿又会被压低，OVD往往趋于恢复到原来的高度。因为在颞下颌关节没有病变的情况下，OVD可增至5mm，其他临床报告也显示没有发现任何临床问题[14-17]。

如果增加了OVD，应在一定时间范围内对新的位置进行功能评估。OVD可以通过一系列因素进行评估，例如面部表情、语音、吞咽和息止殆间隙[18-21]。在这个病例中，最小限度地增加OVD仅仅是为了修复牙冠因磨损而失去的原始形状[22-23]。在增加的OVD上做诊断蜡型，尽可能多地保留牙釉质（图8a～c）。在模型上直接添加黄色的蜡用以进行诊断饰面（Mock-up）。

上颌和下颌后牙区的诊断饰面（Mock-up）是由聚甲基丙烯酸甲酯（PMMA）（图9a～f）

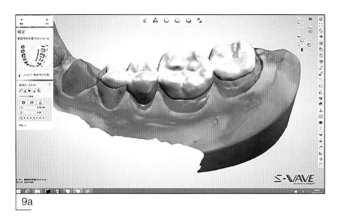

9a

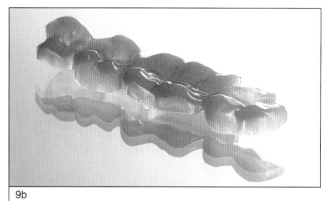

9b

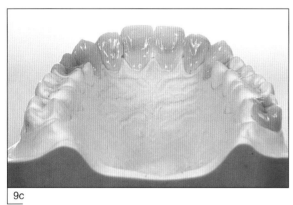

9c

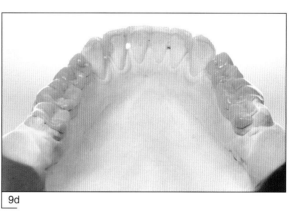

9d

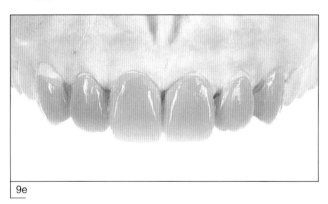

9e

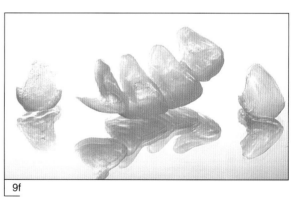

9f

图9a　后牙Mock-up的设计。

图9b～f　完整的Mock-up。

通过CAD/CAM（Shofu）制作的。之所以选择PMMA，是因其强度和耐磨性优于传统的自固化丙烯酸树脂（PMMA，103MPa；传统丙烯酸树脂，78MPa）。临时修复材料需要足够强度以维持磨牙的咬合，同时能够抵抗应对异常功能活动带来的磨损，如磨牙症状。

在没有进行牙体预备的情况下，戴入后牙临时的诊断饰面（Mock-up）（图10a、b）。在前牙区为修复材料创造了足够的空间。后牙区和前牙区同时戴入Mock-up后与之前的情况对比如图10c、d所示。

Mock-up戴入2个月后，患者对其微笑非常满意（图11a）。中切牙与上唇的关系也非常协调（图11b）。

因为患者的主诉问题在重新对美观和功能进行评估后得到了解决，所以治疗得以继续。首先，在Mock-up上制作了0.5mm的定深沟（图12a、b）。牙釉质在大多预备完成的牙面都得以保存。同时，尽可能多地保留边缘嵴也非常重要。

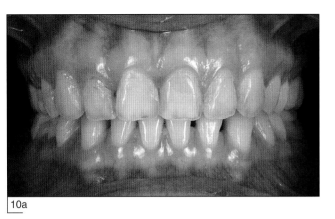

10a

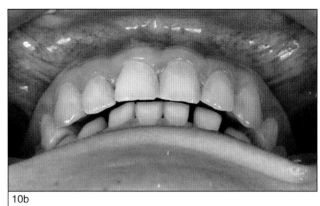

10b

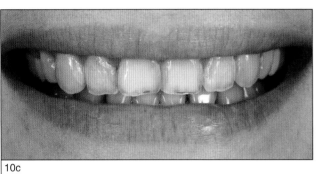

10c

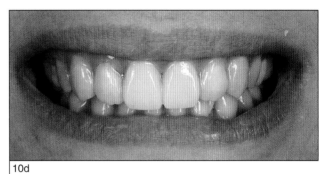

10d

图10a 后牙Mock-up戴入时的正面观。

图10b 修复体空间已被创造。

图10c、d 前牙戴入Mock-up前后观。

图11a Mock-up戴入后2个月。

图11b 中切牙与上唇的关系。

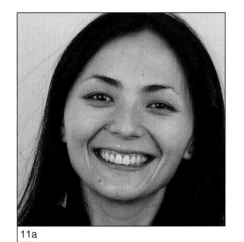

11a

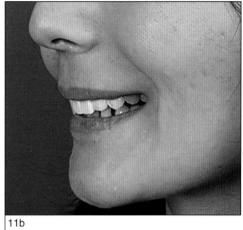

11b

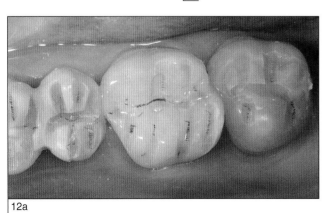

12a

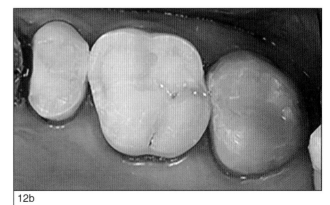

12b

图12a 在Mock-up上面制备定深沟。

图12b 牙体预备完成后。

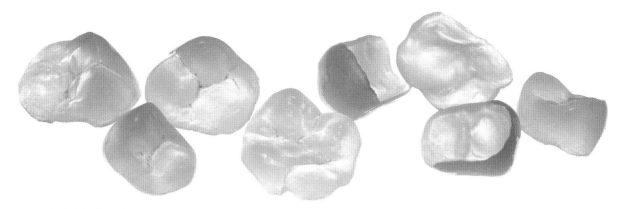

图13 已经完成的超薄殆贴面。

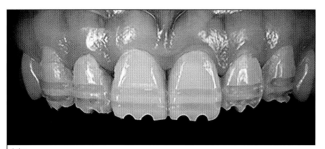

14a

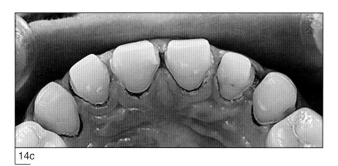

14c

图14a 定深沟用于深度指示。

图14b、c 牙体预备完成后的正面和殆面观。

全覆盖的殆贴面如图13所示。这些非常薄的修复体材料是二硅酸锂[24]。

首先依次对后牙修复体进行粘接以建立后牙的咬合。紧接着对前牙进行修复。在Mock-up上对前牙进行牙体预备，这一过程与后牙相同（图14a～c）[25]。根据Vailati和Belser等的建议，尽可能使用三明治技术保留边缘嵴区域[8,26-31]。在这个病例中，由于邻面区域存在龋损和复合树脂充填体，

所以进行了邻面包绕的贴面预备。腭侧的预备量尽可能小，只需要去除倒凹即可。

利用外染色的整铸二硅酸锂修复后牙以保证强度。利用分层技术对上颌前牙进行美学修复（图15a～g）。分层技术仅用在唇侧进行以保证修复体强度。其余的牙列修复采用传统的印模技术和粘接修复（图16和图17）。

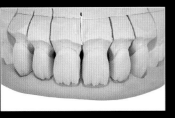

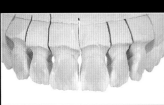

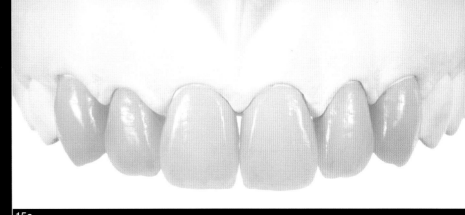

15e

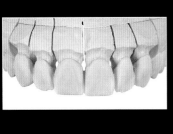

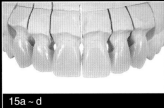

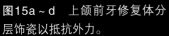

15a ~ d

15f

图15a ~ d 上颌前牙修复体分层饰瓷以抵抗外力。

图15e、f 在工作模型上完成制作的修复体。

图15g 下颌整铸修复体。

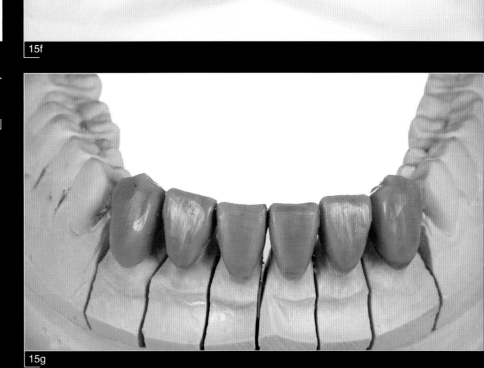

15g

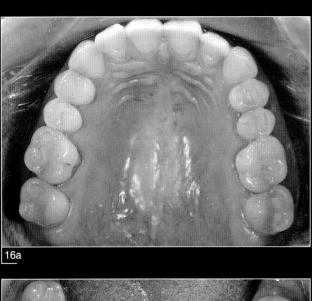

16a

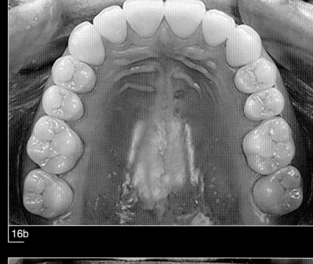

16b

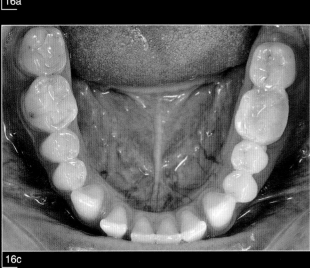

16c

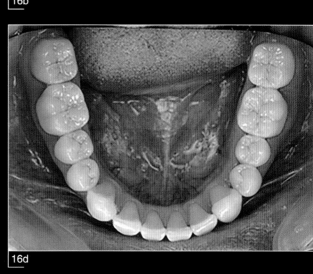

16d

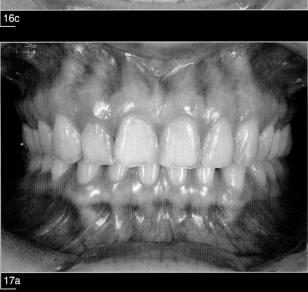

17a

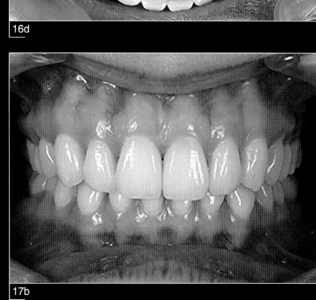

17b

图16a、b 治疗前后上颌咬合观。

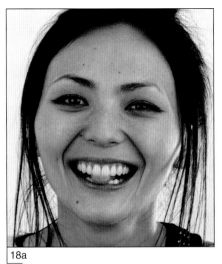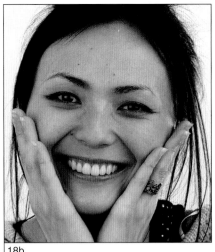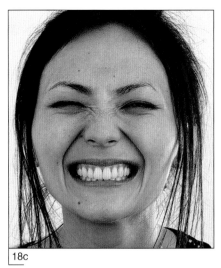

图18a ~ c 完成治疗后的面像。获得协调的微笑表情。

患者对治疗结果很满意，解决了她最初的主诉问题。从她的面部表情就可以看出，该治疗不仅改善了她口腔内状况，同时改善了她整体的健康状况（图18a ~ c）。

结论

近年来，随着牙科粘接技术的进步，使得牙科医生可以为患者提供更保守的治疗，从而有效地解决患者的问题，改善其口腔健康。虽然牙科领域已经利用了CAD/CAM技术的优势，并取得了显著的进展，但数字化技术并不能评估口腔状况或调改修复体。因此人为干预是必要的，牙医才是最终做出诊断、评估和决定的人。模拟和数字化技术的结合大势所趋。

一般来说，相比传统治疗，保留更完整的牙齿结构能够提供更好的预后。这种方法对患者有益，因为如必要的话，患者将会有更多的治疗选择。

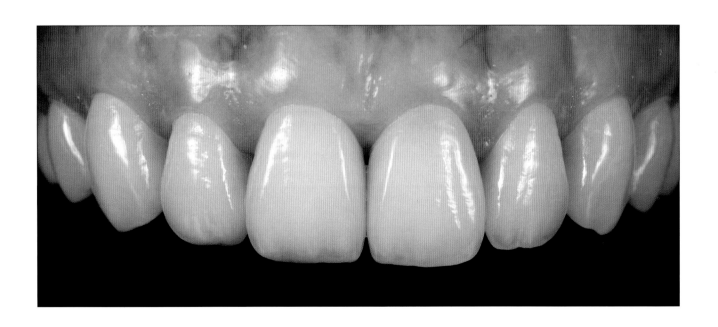

致谢

Dr Ninomiya借此机会对Dr Luiz Narciso Baratieri、Dr Kazutoshi Sakaki和Dr Shohei Terasawa一直以来的支持表达诚挚的感谢。

参考文献

[1] Bardsley PF. The evolution of tooth wear indices. Clin Oral Investing 2008;12(suppl):s15–s19.

[2] Van't Spijker A, Rodriguez JM, Kreulen CM, Bronkhorst EM, Bartlett DW, Creugers NH. Prevalence of tooth wear in adults. Int J Prosthodont 2009;22:35–42.

[3] Lussi A, Jaeggi T. Erosion—Diagnosis and risk factors. Clin Oral Investing 2008;12(suppl):s5–s13.

[4] Bartlett DW, Blunt L, Smith BGN. Measurement of tooth wear in patients with palatal erosions. Br Dent J 1997;182:179–184.

[5] Wazani BE, Dodd MN, Milosevic A. The signs and symptoms of tooth wear in a referred group of patients. Br Dent J 2012;213:e10.

[6] Azzopardi A, Bartlett DW, Watson TF, Sherriff M. The measurement and presentation of erosion and abration. J Dent 2001;29:395–400.

[7] Lavigne GJ, Khoury S, Abe S, Yamaguchi T, Raphael K. Bruxism physiology and pathology: An overview for clinicians. J Oral Rehabil 2008; 35:476–494.

[8] Vailati F, Belser UC. Classification and treatment of the anterior maxillary dentition affected by dental erosion. Int J Periodontics Restorative Dent 2010;30:559–571.

[9] Dietschi D, Argente A. A comprehensive and conservative approach for the restoration of abration and erosion. Part I: Concepts and clinical rationale for early intervention using adhesive techniques. Eur J Esthet Dent 2011;6:20–33.

[10] Spear FM, Kokich VG, Mathews DP. Interdisciplinary management of anterior dental esthetics. J Am Dent Assoc 2006;137:160–169.

[11] Sicher H. The biology of attrition. Oral Surg Oral Med Oral Pathol 1953;6:406–412.

[12] Berry DC, Poole DF. Attrition: Possible mechanisms of compensation. J Oral Rehabil 1976;3:201–206.

[13] Dawson PE. Evaluation, Diagnosis and Treatment of Occlusal Problems, ed 2. St Louis: Mosby Elsevier, 1989.

[14] Turner KA, Missirlian DM. Restoration of the extremely worn dentition. J Prosthetic Dent 1984;52:467–474.

[15] Walther W. Determinants of a healthy aging dentition: Maximum number of bilateral centric stops and optimum vertical dimension of occlusion. Int J Prosthodont 2003;16(suppl):s77–s79.

[16] Carlsson GE, Ingervall B, Kocak G. Effect of increasing vertical dimension on the masticatory system in subjects with natural teeth. J Prosthet Dent 1979;41:284–289.

[17] Kohno S, Bando E. Functional adaptation of masticatory muscles as a result of large increase in the vertical occlusion [in German]. Dtsch Zahnarztl Z 1983;38:759–764.

[18] Hammond RJ, Beder OE. Increased vertical dimension and speech articulation errors. J Prosthet Dent 1984;52:401–406.

[19] Gross MD, Ormianer Z. A preliminary study on the effect of occlusal vertical dimension increase on mandibular postural rest position. Int J Prosthodont 1994;7:216–226.

[20] Abduo J. Safety of increasing vertical dimension of occlusion: A systematic review. Quintessence Int 2012;43:369–380.

[21] Spear F, Kinzer G. Approaches to vertical dimension. In: Cohen M (ed). Interdisciplinary Treatment Planning: Principles, Design, Implementation. Chicago: Quintessence, 2008:249–281.

[22] Johansson A, Johansson AK, Omar R, Carlsson GE. Rehabilitation of the worn dentition. J Oral Rehabil 2008;35:548–566.

[23] Kois JC, Phillips KM. Occlusal vertical dimension: Alteration concerns. Compend Contin Educ Dent 1997;12:1169–1174, 1176–1177.

[24] Magne P, Knezevic A. Simulated fatigue resistance of composite resin versus porcelain CAD/CAM overlay restorations on endodontically treated molars. Quintessence Int 2009;40:125–133.

[25] Gurel G, Yerusalmi BM, Shayder A. Monolithic CAD/CAM porcelain laminate veneers with external staining. Quintessence Dent Technol 2013;36:174–182.

[26] Magne P, Magne B, Belser UC. Adhesion restorations, centric relation, and the Dahl principle: Minimally invasive approaches to localized anterior tooth erosion. Eur J Esthet Dent 2007;2:260–273.

[27] Fradeani M, Barducci G, Bacherini L, Brennan M. Esthetic rehabilitation of a severely worn dentition with minimally invasive prosthetic procedure (MIPP). Int J Periodontics Restorative Dent 2012;32:135–147.

[28] Vailati F, Belser UC. Full-mouth adhesive rehabilitation of a severely eroded dentition: The three-step technique. Part 1. Eur J Esthet Dent 2008;1:30–44.

[29] Vailati F, Belser UC. Full-mouth adhesive rehabilitation of a severely eroded dentition: The three-step technique. Part 2. Eur J Esthet Dent 2008;2:128–146.

[30] Vailati F, Belser UC. Full-mouth adhesive rehabilitation of a severely eroded dentition: The three-step technique. Part 3. Eur J Esthet Dent 2008;3:236–257.

[31] Vailati F, Belser UC. Palatal and facial veneers to treat severe dental erosion: A case report following the three-step technique and the sandwich approach. Eur J Esthet Dent 2011;3:268–277.

超透氧化锆冠的临床应用

Clinical Applications of Ultra-Translucent Zirconia Crowns

Kazunobu Yamada

Cusp Dental Supply
Kanare Technical Center
2-1319, Umegaoka
Tenpaku-ku, Nagoya-shi
Aichi, Japan
Email: yamadakanare@cuspd.net

在美学修复牙科材料领域，长期以来居于主导地位的金属烤瓷的市场占有率逐年下降，与之相反的是氧化锆等全瓷材料逐年递增。使用CAD/CAM技术制作的氧化锆烤瓷冠可达到与天然牙相近的美观效果。临床病例显示，氧化锆具有较高的挠曲强度。近年来氧化锆材料的新进展包括色彩上的丰富（从白色到各种特定的色彩）以及高透光性的实现。

近年来，新改进的超透多层Katana氧化锆UTML系列和STML系列（Kuraray Noritake Dental Inc）拥有比该公司早期产品更高的透光性。这使得不加饰面瓷的全氧化锆冠获得良好的美观效果成为可能。同样的，由于在氧化锆盘内建立了不同色阶，因此无论是牙本质还是牙釉质、明或暗的色调以及不规则的色差均可实现最大限度地仿真。

本文阐述了这类材料的主要特征、使用建议及适用于临床的染色技术。

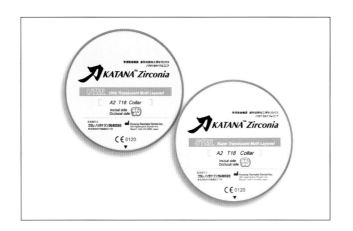

图1 第三代Katana氧化锆UTML和STML系列。

氧化锆应用于牙科领域的历史

氧化锆在美学牙科修复体的制作中主要有如下优势：

· 轻便耐用

· 可透光、无边缘灰线

· 生物相容性好，在口腔环境中耐酸蚀

· 不利于牙菌斑的积聚

氧化锆以其上述优点迅速占据优势。氧化锆材料刚出现时，因其具有较高挠曲强度（平均挠曲强度为1100MPa）的材料通常被称为"白色金属"。"第一代"氧化锆也被用于全口修复。氧化铝可作为添加剂以增强氧化锆的强度。与其他全瓷材料不同，氧化锆的透光特性相对较差。由于氧化锆存在低温降解现象，临床上推荐在氧化锆表面加饰面瓷，以避免氧化锆直接暴露在口腔环境中。

随后，"第二代"氧化锆面世，此类材料具有比第一代更好的透光性，而挠曲强度却并未明显降低。高透光性使其对饰瓷而言具有独特优势，因为它可以在降低前牙修复体颊侧回切量的同时而不必担心基牙变色。这种不加饰面瓷的全氧化锆冠在后牙区的应用日渐广泛。尽管与理想的美观效果尚有距离，但"第二代"氧化锆的出现大大拓展了这种结实耐用的"白色"牙冠的应用范围。

近年来，"第三代"氧化锆以其更高的透光性而备受瞩目（图1）。氧化锆材料在立方体结晶状态更为稳定，对低温降解的抗性也更强，而在正四面体晶相则相对较弱。然而，在挠曲强度和微裂纹的产生方面，我们需要特别注意烧结和加工工艺以便使其转换为立方体结晶状态。与前一代产品相比，第三代氧化锆获得了超高的透光性。

超透光性多层氧化锆的特征

基于患者逐渐增长的口腔保健意识和"80/20"计划的推动[1-2]，采用多颗牙联冠或长桥的修复方式越来越少。因此，牙科市场对适用于单冠或短桥修复、坚固耐用的新型牙科材料的需求越发强烈。

图2a、b比较了Katana STML系列和该公司的氧化锆烤瓷产品Cerabien ZR（CZR）厚度为0.8mm的样品切片在透光性上的差异。尽管在肉眼观察下，STML系列的透光性与体瓷相比相对较弱，但它却表现出和釉质相似的透光性，并且模拟出釉质部分微灰的色彩。STML系列展现出作为单牙整块修复材料的良好性能。

图3比较了单牙陶瓷材料的断裂韧性（MPa）。断裂韧性值越高，耐崩裂性就越强。第一、二、

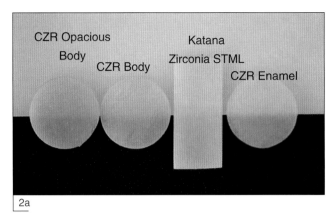

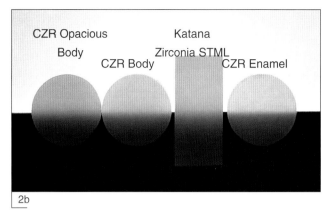

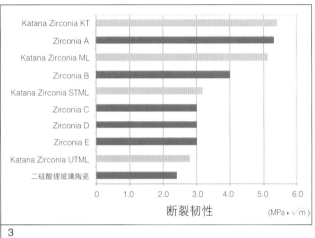

断裂韧性 (MPa·√m)

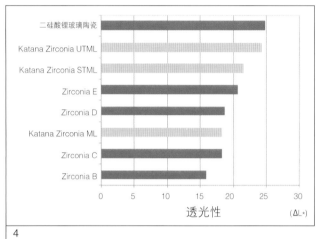

透光性 (ΔL*)

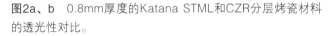

图2a、b 0.8mm厚度的Katana STML和CZR分层烤瓷材料的透光性对比。

图3 断裂韧性对比。测试条件：压痕断裂（IF）法；20kg重量。

图4 透光性对比。测试条件：光源：D65/2；样本厚度：0.5mm。

图5 挠曲强度对比。测试条件：根据ISO 6872:2008（三点弯曲试验）；距离：30mm；样本尺寸：40mm×4mm×3mm。

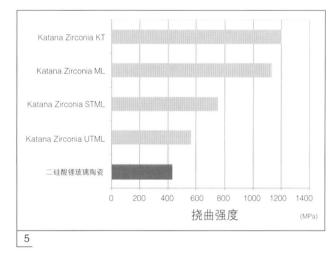

挠曲强度 (MPa)

三代氧化锆的强度各异。Kuraray Noritake Dental Zirconia这种第一代KT系列拥有最多高的标称强度。在外观方面，UTML系列拥有最佳的半透光性（图4），但其断裂韧性相对较低；尽管如此，它的断裂韧性值仍然不低于二硅酸锂玻璃陶瓷材料。同样的，其挠曲强度（图5）仅为前两代氧化锆的一半。因此，临床上并不推荐将STML系列和UTML系列应用于较长跨度的固定局部义齿或冠高度不足的病例。

图6a～c比较了同一患者口内的三代氧化锆在阴影、明度和半透光性方面的差异。为了比较氧化锆材料的外观，对每一颗经手工抛光、未染色的冠

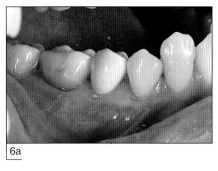
6a

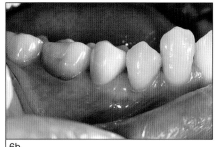
6b

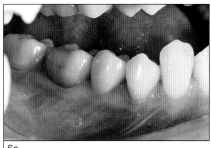
6c

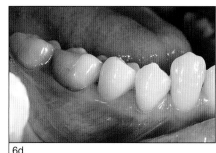
6d

图6a～c 比较了同一患者口内的三代氧化锆在shade、明度和半透光性方面的差异。

图6d 第三代STML系列氧化锆染色后在口内呈现出和谐的外观。

进行检测。KT系列（第一代）、HT和ML系列（第二代）以及STML系列（第三代）戴入口内均呈现出和谐的外观。图6d显示STML染色后的临床效果，仿真度进一步提高。除此以外，一篇临床报告指出，对颌磨牙面的磨耗程度并不受高度抛光的氧化锆表面所影响[3]；因此，不应不加限度地对氧化锆进行染色和上釉。

超透光性多层氧化锆的应用

　　Katana多层氧化锆盘由4层不同颜色和透光性的氧化锆粉末所构成，由于每层界面的材料混合得当，因此色彩的过渡很自然（图7）。除了Vita比色中A1～D4（Vita Zahnfabrik）的经典16色以外，UTML系列包括4种牙釉质色：EA1，EA2，EA3和ENW。为了不让内染色对牙本质颜色产生消极影响，应使用釉质色。STML系列由包括A1，A2，A3，A3.5，A4，B1，B2，B3，C1，C2，C3，D2，D3和NW（bleaching shade）在内的14种颜色构成。

　　这些具有较高美学特性的多层氧化锆盘的使用简便易行。医生和技师只需要根据指定的CAD/CAM系统的使用说明，简单地选择与修复体所需颜色相一致的氧化锆盘即可；也可以将修复体交付外包的CAD/CAM加工中心进行生产制作。

　　由于天然牙的色调及其他颜色特征与其透光性一样千变万化，我们很难在比色板上找到与天然牙完全匹配的颜色。因此，用染色的方法进行颜色和其他微妙的细节的调整显得非常必要。下文将详细阐述笔者对于染色的建议。

染色和上釉的应用

　　笔者使用最多的是Kuraray/Noritake CZR LF外染（LF-ES）及LF内染色（LF-IS）系列。染色配合CZR Press Glaze，可实现更广泛地应用（图8）。使用较明亮而不是较暗的染色可以创造出更为均匀的颜色。染色用的稀释液必须是内染色液（IS Liquid），它同样可以用于外染色。CZR Press Glaze与氧化锆的热膨胀系数相匹配，且其含有白榴石晶体成分。除了较高的韧性以外，上釉后的氧化

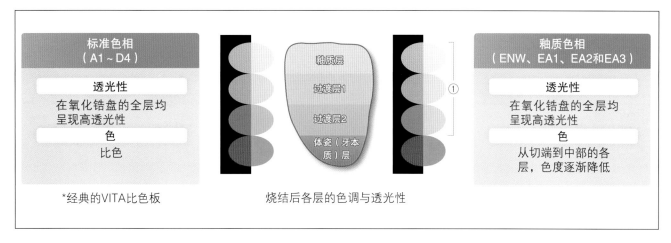

标准色相（A1～D4）		釉质色相（ENW、EA1、EA2和EA3）
透光性 在氧化锆盘的全层均呈现高透光性	釉质层 过渡层1 过渡层2 体瓷（牙本质）层	透光性 在氧化锆盘的全层均呈现高透光性
色 比色		色 从切端到中部的各层，色度逐渐降低
*经典的VITA比色板	烧结后各层的色调与透光性	

图7 Katana多层氧化锆圆饼的颜色和透光性。

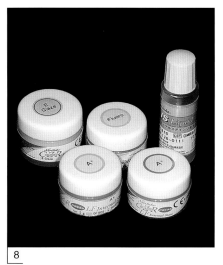

图8 Kuraray/Noritake CZR内外染色、上釉及内染稀释液。

图9a、b 显示了CZR Press Glaze和CZR External Stain的断裂韧性试验结果，平均为2.0MPa·$\sqrt{m}$。这种表现优于一般的烤瓷。

图10 显示了CZR External Stain（880℃/1161℉下烘烤）及CZR Press Glaze样本在相同温度下的差异。

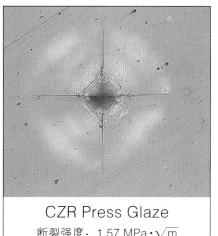

CZR Press Glaze
断裂强度：1.57 MPa·$\sqrt{m}$

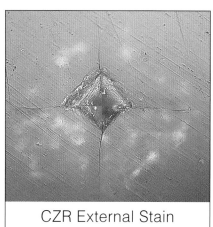

CZR External Stain
断裂强度：1.44 MPa·$\sqrt{m}$

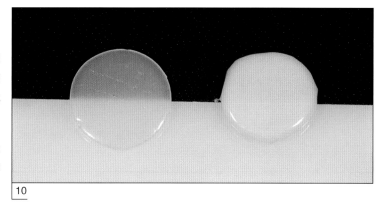

锆具有更强的抗渗透性。图9a、b显示了CZR Press Glaze和CZR External Stain的断裂韧性试验结果，平均为2.0MPa·$\sqrt{m}$。这种表现优于一般的烤瓷。图10显示了CZR External Stain（880℃/1161℉下烘烤）及CZR Press Glaze样本在相同温度下的差异。

如果不考虑与原始的UTML和STML颜色相匹配，也不需要制作特殊的颜色特征，在染色后烘烤一次，然后使用CZR Press Glaze进行上釉，再烘烤一次。联合使用CZR Press Glaze（推荐烘烤温度：850℃/1562℉）和LF Stain可在低于850℃/1562℉的温度下进行烘烤，从而减少了对氧化锆的影响。

图11a显示了CZR Press Glaze和A+ Stain在不

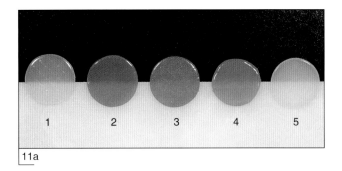

11a

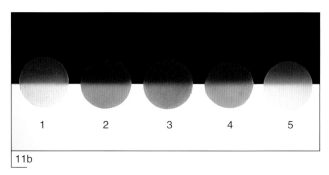

11b

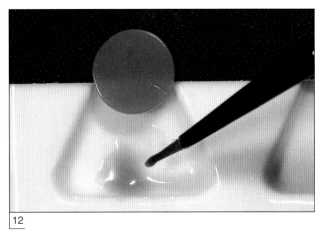

12

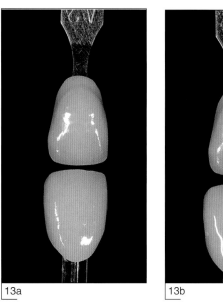

13a　13b

图11a　将CZR Press Glaze与A+ Stain样本在等比例（5:1）混合并在更大的温度范围内进行烘烤。（1）仅有Press Glaze；（2）Press LF External Stain A+和Press Glaze；（3）Press LF Internal Stain A+和Press Glaze；（4）CZR External Stain A+和Press Glaze；（5）Press LF Internal Stain Fluoro和Press Glaze。

图11b　具有半透光性的相同样本。

图12　用切端染色及灰染液对一份样品进行染色，并与5份CZR Press Glaze相混合，以增加切端的透光性。

图13a、b　用UTML EA1制作的VITA经典比色为A2的全瓷冠。（a）染色前；（b）染色后，如图12所示，增加了切1/3的透光性。

同温度条件下进行烘烤的结果。所有样本中，CZR Press Glaze和A+ Stain均以5∶1的比例进行混合。图11b显示了其透光表现。其中，与内染色（样本3）相混合的颜色最好。Katana UTML系列具有更高的透光性。因此，如果半透光性的呈现较弱，理想的修复体颜色便难以获得。

图11a、b中的样本5以1∶1的比例将CZR Press Glaze和LF–IS Fluoro混合。二者混合后，材料的透光性略减弱。然而，在前牙牙冠颈1/2的位置使用这种混合方式可以很好地模拟出天然牙的荧光特性。

为了增加透光性，降LF–IS Insical Blue、Incisal Blue 2和Gray的单一组分以2∶1∶2的比例进行混合。然后将1份混合后的染色成分与5份CZR Press Glaze相混合。将其应用于切1/3的区域（图12）。

染色的步骤很难做到和烤瓷一样的标准化，因为每位技师对期望的黏性的感觉各不相同，且使用的染色层非常薄。然而，染色过程需要持续的目测评估，因此技师可很快建立起属于自己的标准。

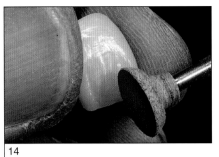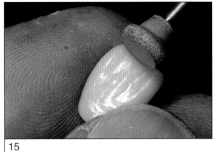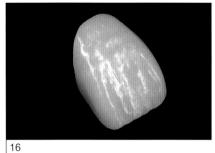

图14 使用有金刚砂颗粒的硅橡胶橡皮尖修整表面轮廓。

图15 使用Meister Point塑造颊侧较深的垂直向和水平向沟纹。

图16 完成后的全瓷冠,注意其表面轮廓及解剖调整。

图13a、b展现了使用UTML系列染色(图11a中的样本3)制作的全冠,染色过程详见图12。

本文发表之前,Kuraray/Noritake推出了Cerabien ZR FC Paste Stain,该系列的瓷粉具有更适宜的黏性以及27种颜色的预混合液。在染色和上釉中加入足够数量的荧光特性可以进一步改善不具有荧光特性的氧化锆外观,从而扩大其临床应用范围。Cerabien ZR FC Paste Stain的透光性和强度与前文所述的CZR Press Glaze相似,在物理学特性方面也表现优异。

染色/上釉材料和表面特性

使用CZR Press Glaze和染色时,材料的表面可能会变得平坦和不协调。因此,在调整外形和轮廓方面有一些要点需要向读者强调。

首先,对将要传输到CAD/CAM设计端的蜡型要进行两次扫描,以保证冠的形态和表面结构的准确性与蜡型相一致。对切削的全冠进行烧结之后,对其表面进行调整,使之与邻牙相一致,且具有合适的咬合接触点。

如果不需要染色,则将修复体高度抛光。裂缝通过这类材料传播的潜力比传统氧化锆更高。将CAM车针切削后形成的沟纹打磨光滑时,笔者建议不要使用细尖状的工具,因为它们可在材料表面制造出更深的划痕和裂纹。使用渗透了金刚砂颗粒的橡皮尖来修整表面,使其形态最大限度地接近原始的蜡型(图14)。

使用盘状Meister Point(Kuraray Noritake Dental)的边缘确定颊面纵沟的深度,然后用小直径的Meister Point侧向打磨确定出水平向的轮廓(图15)。接下来,用50μm的氧化铝以2bar(30psi、200kPa)的压力对冠的表面进行喷砂处理,使用蒸汽清洗装置清洁修复体,随后依照前文所述的方法,尽快完成染色和上釉的步骤。

图16展示了一例完成后的冠修复体的表面纹理和解剖调整。表面解剖轮廓可比较平坦,这是因为在颊侧加深的纵沟内充满了上釉材料。在第一种方法中,将薄的稀释后的CZR Press Glaze和IS Liquid混合液涂布在凹陷区,将更厚的CZR Press Glaze混合液涂布在凸起区。第二种方法则将厚的CZR Press Glaze混合液涂布在整个表面,然后选择性地擦除凹陷区的混合液,从而减少了上釉的厚度(图17a)。不管选用哪种方法,都需要进行微震荡,

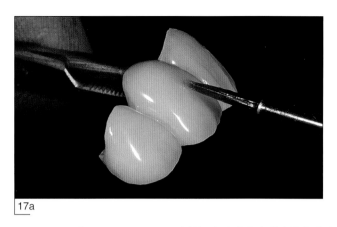

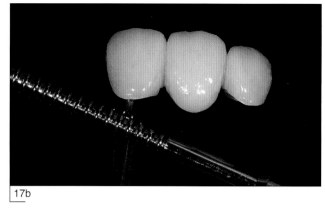

图17a、b 将CZR Press Glaze瓷粉混合液涂布在整个修复体表面，然后在凹陷区去除一部分以减少上釉的厚度。

表1	CZR Press Glaze的强度测试	
	喷砂	高度抛光
剪切强度	19.9	21.0
标准差	0.6	7.9

测量条件：ISO 9693；喷砂步骤：2bar，50μm；高度抛光：金刚砂橡皮尖。

以便使厚的上釉材料表面平坦（图17b）。在这一过程中，应防止过多的上釉材料堆积在凹陷区。

CZR Glaze的强度测试

表1显示了CZR Press Glaze在不同条件下的剪切测试结果。在850℃/1562℉的烤瓷炉保持1分钟达到高亮度，采用手工方式抛光表面与喷砂相比较。结果显示，两组的中位剪切试验强度值并无显著差异。然而，采用了高亮度和手工抛光的样本在烧结强度上差异更大（更高的标准差），而喷砂组结果相对一致。因此，笔者认为喷砂步骤更有利于产品的质量控制，对染色工序而言也更为便利。在耐酸强度测试中，将CZR Press Glaze置于溶解度为9.93μg/cm^{2}的4%醋酸溶液中16小时（80℃/176℉），样本未出现任何降解表现。然而，上述结果均源自早期的体外实验，其性能尚需更多的临床研究加以佐证。

病例报告

下面展示几个Katana Zirconia UTML和STML系列的临床病例。这些病例中，一些问题尚存歧义，比如材料选择的原因，这可能会引发一些疑问，但反过来这些问题也促成了新材料的革新。

病例1：中切牙

这位男性患者需要修复他的两颗中切牙。该患者咬合力较强。我们以侧切牙的颜色或者比侧切牙略明亮一点的颜色作为比色目标。通过对患者侧切牙的观察，我们发现近颈缘区域明度较高，切端的半透光性则较强（明度较低）。在堆瓷步骤中，技

病例1

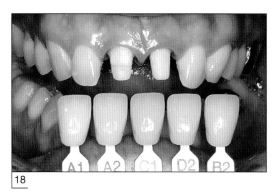
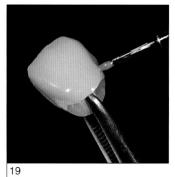
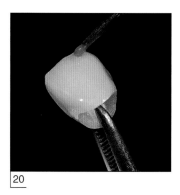

图18 比色。每颗天然牙都无法与比色板的色相完全匹配。技师要么调改A组的饱和度，或者选择D2以增强预备区域的透光性，或者选择C1来增强颈部的明度。

图19 3∶1将白染剂与D+以1∶3混合，再与CZR Press Glaze以1∶5混合，涂布在用UTML C1制作的冠颈部的区域以增加明度。将A+和CV-2混合涂布在靠近颈缘的区域。

图20 增强牙体预备后的切缘区的透光性。染色步骤参见图12所示。

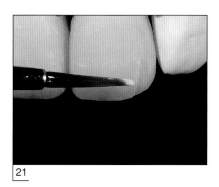
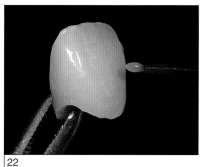
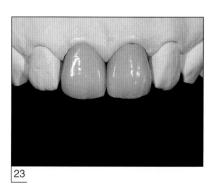

图21 将釉质折裂线和左上中切牙的裂缝标记出来。

图22 染色和烘烤（840℃/1544℉）结束后，CZR Press Glaze和LF-IS Fluoro（靠近颈部区域）覆盖在冠表面。将其他区域，如唇沟等处多余的上釉材料沿纵向轻轻擦干。

图23 最终制作完成的多层Katana Zirconia UTML冠。

图24 术后口内观。病例由Akira Nakazawa医生提供。

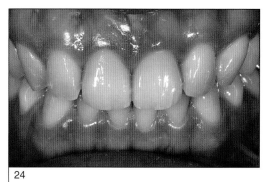

师可采用措施提高牙冠的明度（增加烤瓷的层数如遮色层，或混入牙本质瓷粉以增加反射层等）。对于UTML系列，如果仅进行染色和上釉，那么在改变色调和进行色彩选择时需格外小心。

病例2

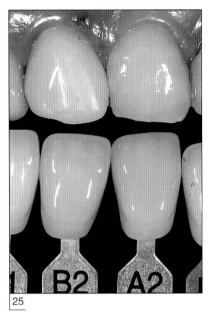

25

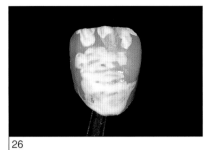

26

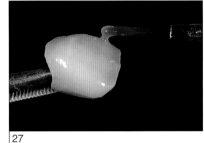

27

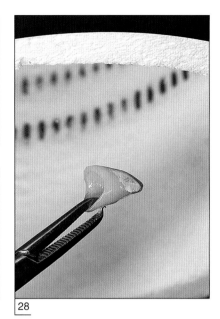

28

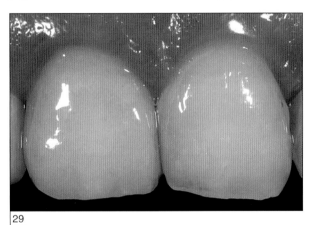

29

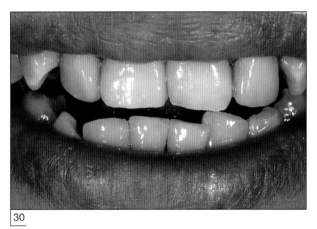

30

图25 椅旁比色。目标牙的颜色与比色板上牙本质色到釉质色到渐变并无显著差异。

图26 涂布染色剂并烘烤,步骤参见图11a和图12。仅使用LF-FS(外染色),然后烘烤固化。

图27 将混合后的染色剂涂布在近切缘处,大多数的区域使用的是具有一定荧光通透性的CZR Press Glaze,如图11a所示。

图28 烘烤开始时,将牙冠水平夹持。在垂直向放置牙冠之前应先将其烘干。这样可以防止厚的上釉材料在干燥时出现渗漏。

图29 粘接后的口内观。相邻天然牙在切缘处的透光性非常明显,由于未进行烤瓷,因此难以在修复体上复制。

图30 在正常交谈距离拍摄的口外观显示修复体自然、协调,达到了令人满意的效果。病例由Kiyonobu Saburi医生提供。

病例3

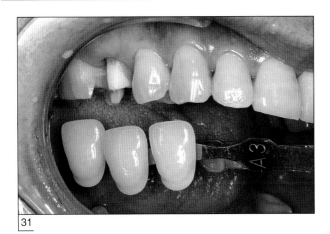
31

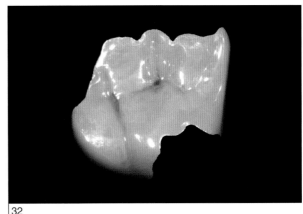
32

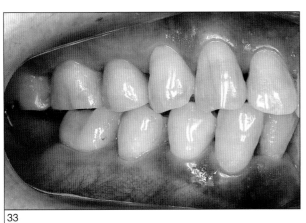
33

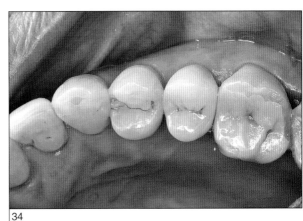
34

图31 第一磨牙嵌体比色。

图32 选择UTML A3.5色。嵌体的体部由氧化锆盘较低的色度区域切削出来，该区域的颜色与釉质差异较大。然后完成嵌体染色。使用Kuraray/Noritake Panavia V5 Universal（A2）完成嵌体粘接。

图33 在嵌体的近中侧可见氧化锆材料，但是与预备后的天然牙相比，材料的白色外观并没有显著影响美观。与嵌体相邻的第二前磨牙是使用STML A3.5制作的全氧化锆冠。使用表面染色的方式复制远中颊面的发育沟形成的釉质裂纹。

图34 口内𬌗面观可见，修复体的半透光性与天然牙存在一定差异，也缺乏与天然牙相近的色调。然而，在本病例中选择氧化锆作为嵌体材料的考虑主要是基于磨耗以及后续可能的修复材料损坏。

病例2：单颗中切牙

此女性患者的右中切牙的切缘有部分磨耗，此外还具有其他一些特征，在近切缘处有白色条带、白浊度和橙色表现。除近中切角处以外，该牙的牙色与比色板的标准色相差不大。我们选择UTML A2。

病例3：嵌体

根据Katana Zirconia的使用说明，嵌体的制作也是可行的。在本病例中，磨耗同样非常显著；氧化锆因其较强的机械强度便成为理想的选择。

病例4

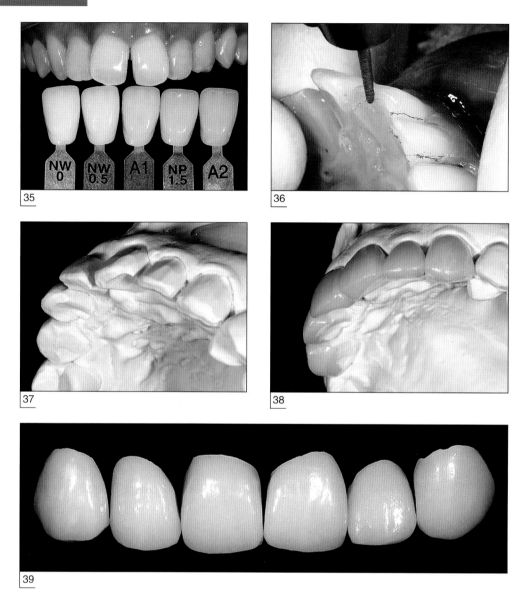

图35 术前观。患者主要的希望是改善由于中切牙间隙导致的美观问题以及牙列的颜色。这位女性患者希望获得比她自己的天然牙更为明亮的修复体。

图36 舌侧牙体预备。我们建议在这一步骤中用铅笔标记基牙的线角。预备出与牙体长轴成120°的倾斜角。

图37 贴面预备完成后的模型。

图38 模型上的贴面修复体。制作完成后的贴面最大厚度为0.5mm。

图39 选择UTML EA1氧化锆盘制作氧化锆贴面。对修复体进行最低程度的染色。为了加强预备后切缘区域的半透光性，采用图12所示的染色方法制作唇侧发育沟。本病例由Masayuki Yamakawa医生提供。

病例4：贴面

多牙贴面修复也可以用全氧化锆完成。患者中切牙间存在间隙，因此邻牙表面可以与贴面相接触。然而，两者的接触不应有任何压力存在，以防在口腔环境中引起修复材料的破裂。当采用CAD/CAM制作贴面时，理想的预备体在切缘位置应减少约1.2mm，在舌侧制备与牙长轴成120°的倾斜角。

病例5

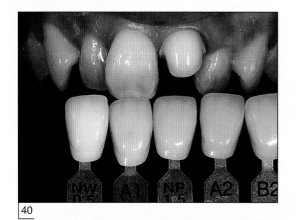

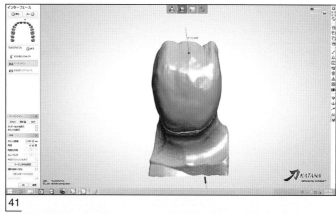

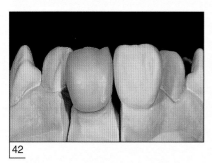

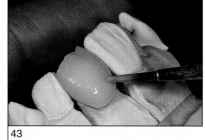

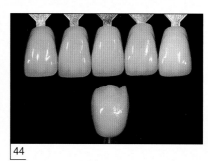

图40　比色。基础色调被设定为NP1.5（基于Noritake Shade Guide比色系统）。

图41　诊断蜡型设计，用双扫描方法将牙本质形态的数据录入，完成计算机辅助设计的步骤。

图42　UTML A2被用来制作牙本质的形态。堆瓷时选用具有牙本质色阶的氧化锆盘。

图43　20%的白色LF-IS（内染色）采用图11a所示的方法进行混合，然后调整牙本质结构的基本色调并将其用在颈2/3。

图44　使用比色板进行比色。将图12所示的染色用在靠近牙本质结构切端的"V"形沟处。

如果医生遵循上述原则完成牙体预备，在计算机辅助制作阶段就可以尽量避免可能出现的偏差。

病例5：使用堆瓷法的UTML系列

对于UTML系列和STML系列而言，保持材料强度的最小厚度为0.8mm。如果这个厚度得以维持，技师便可以添加饰面瓷。本病例中，目标牙有较深的半透光层，尤其在切1/3的位置，难以在比色系统中找到匹配的颜色。如果仅对外表面层进行薄的染色，是难以获得这种半透光表现的，我们决定用CZR Press LF烤瓷来实现这种效果。为便于对比，我们采用了两种不同方法：一组用UTML A2切削后染色、上釉，另外一组则采用牙本质色的烤瓷。然后分别戴入口内。

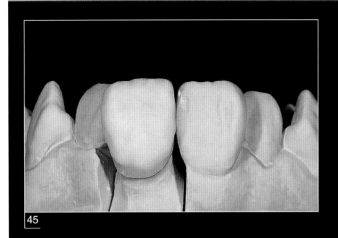
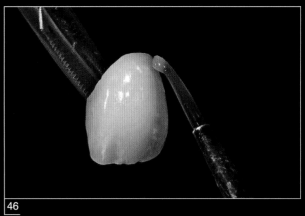

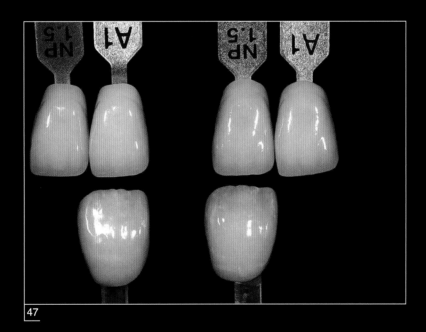

图45　从CZR Press系统中选择LF烤瓷LT0进行堆瓷。由于在颈缘区域UTML需要保持一定的厚度，没有空间可供堆瓷。

图46　在切缘区LF烤瓷的堆瓷完成后，采用图11a所示的方法涂布混合后的染色剂并烘烤，使硬固后的UTML暴露在近边缘处。

图47　用比色板比较两种完成后的瓷冠：（左）染色和上釉法；（右）堆瓷法。

图48　仅使用染色/上釉法完成的UTML全氧化锆冠。将Panavia V5 Universal（A2）试戴凝胶涂布在冠内表面。切端区域缺乏细节和半透光性，但是其底色与预期一致。

图49　使用UTML A2制作的氧化锆烤瓷冠。同样的，分层技术在复制天然牙的半透光层方面具有更大的灵活性。唯一的顾虑是表层染色过白。

图50　戴牙2周的临床随访。病例由Yumiko Amakawa医生提供。

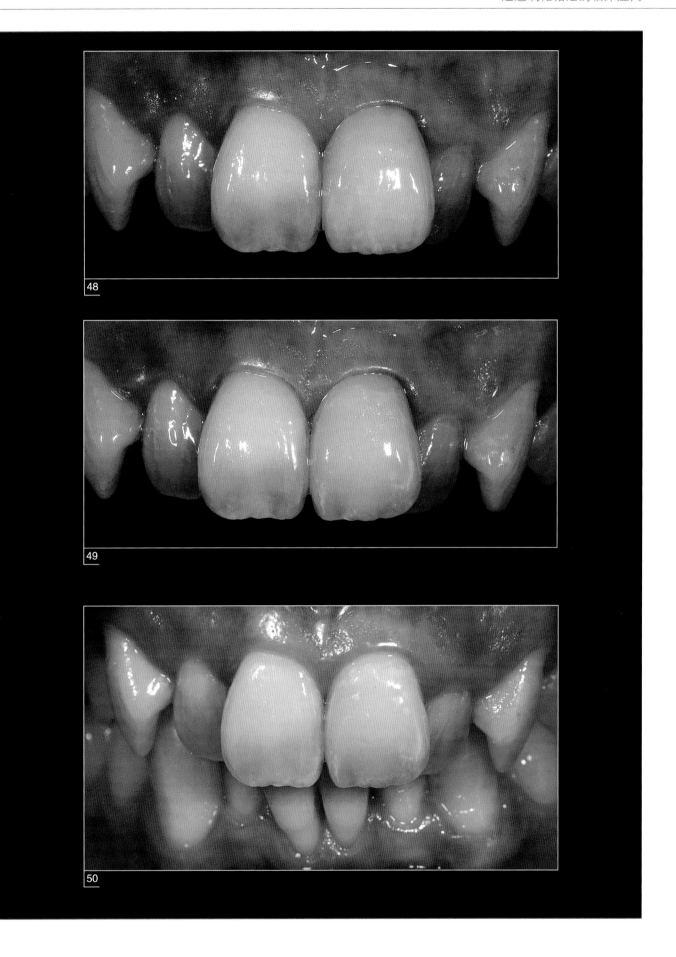

结论

在过去，使用传统CAD/CAM技术制作的修复体的外观表现更多要依赖技师的眼和手。然而，本文介绍的材料展示了一种我们认为可以更容易"制造色彩"的方法。使用CAD/CAM技术和不断改进的材料，我们已经可以根据患者的特殊需要做出选择。然而，正如本文的临床病例中所展示的，这同样需要人的眼和手。牙科技师需要深刻理解不同材料的特性，明白如何发挥每种材料的优势，并建立密切的医技协作关系。

致谢

在此，笔者谨对安川牙科诊所的Yumiko Amakawa博士、Sakae Swan牙科的Masayuki Yamakawa博士、Saburi牙科的Kiyonobu Saburi博士、Nakazawa牙科诊所的Atsushi Nakazawa博士、Hino牙科诊所的Toshizumi Hino博士表示感谢。感谢Quintessence Publishing为这次出版提供机会。感谢Kuraray Noritake Dental生产的材料。

参考文献

[1] Shinsho F. New strategy for better geriatric oral health in Japan: 80/20 movement and Healthy Japan 21. Int Dent J 2001;51:200–206.

[2] Ishii T. The meaning and problem of the 8020 movement in Japan [in Japanese]. Nihon Hotetsu Shika Gakkai Zasshi 2005;49:168–178.

[3] Kwon S, Lawson NC, Beck P, Bansal R, Burgess J. Bond strength, wear, and enamel wear of translucent zirconia. Presented at the American Association for Dental Research Meeting, Los Angeles, March 17, 2016.

低速正畸牵引和即刻牙槽嵴修复技术的多学科联合应用

Multidisciplinary Approach Using Slow Orthodontic Extrusion and the Immediate Dentoalveolar Restoration Technique

José Carlos Martins da Rosa, DDS, MSc, PhD[1]
Juliana Romanelli, DDS, MSc[2]
Luis Eduardo Calicchio, DDS[3]

采用种植修复的方式重建天然牙周围的骨和软组织结构始终是一项颇具挑战性的工作。对种植周组织生物学特性以及种植治疗局限性更深入地理解，有助于医生在美学区，特别是单颗牙缺失的美学区获得更可预期的修复效果。然而，对于复杂病例，如伴有广泛骨和牙龈缺损的无救牙，确定最佳的修复策略可能并非易事。对这类复杂病例，通常有3种修复方式可供选择：（1）通过手术进行组织重建；（2）牙齿–牙龈修复；（3）通过即刻牙槽嵴修复（IDR）技术与低速正畸牵引（SOE）的联合应用实现软硬组织的再生。

通过骨和软组织增量等外科手术方式进行软硬组织重建可以在种植前或种植同期进行。尽管使用该技术在一些伴有骨缺损的病例也可以获得良好效果，但在很多病例中，获得可预期的结果并非易事，有时候需要通过大量额外的手术步骤来实现。我们很难预测种植周组织在何种程度上能恢复到它本来的位置。

在牙齿–牙龈修复中，粉色的义龈部分由丙烯酸树脂、复合树脂或陶瓷制成。采用该方法同样可获得良好的美学效果，尤其是连续多牙修复的病例。然而，长期的口腔卫生或发音则难以保持理想状态，这对于牙周病易感患者尤甚。此外，由于丧失的软硬组织是通过人工材料修复的，患者对于这类治疗可能会心存芥蒂。

[1]Specialist in Periodontics and Prosthodontics, São Paulo
 Association of Dental Surgeons, São Paulo, Brazil.
[2]Specialist in Orthodontics, São Paulo, Brazil.
[3]Private Practice, Associate Director of Ateliê Oral, São Paulo,
Brazil.

Correspondence to: José Carlos Martins da Rosa, Av. São Leopoldo 680, CEP 95097–350, Caxias do Sul, RS–Brazil.
Email: josecarlos@rosaodontologia.com.br

联合应用可使软硬组织冠向移位的SOE与IDR技术，在伴有骨和软组织缺陷的美学区无救牙位点具有独特优势。IDR技术具有成骨速度快、成骨效果好等生物学特性，可有效改善软组织的长期稳定性。研究证实，该技术可防止骨吸收，减少移植物体积的渐进式减少。此外，该技术对牙龈缘及龈乳头组织等结构的保持同样具有促进作用[1-3]。

本文汇报了一例对双侧上中切牙进行正畸结合种植同期牙槽嵴缺损重建的病例。此病例的临床效果显示这种联合治疗的方法是一类可靠的种植修复手段。

复杂病例的多学科联合治疗

多学科联合治疗需要一个科学组织、分工协作的高效团队，构成团队的各专科医生之间应进行良好的沟通。如下文所述，在这个复杂病例中，我们在进行IDR和最终修复之前，先采用SOE技术[4]，改善龈缘和龈乳头的冠根向位置。

患者为32岁女性，要求解决创伤导致的美学区软硬组织丧失引发的美学修复问题。对患者的初步分析显示，双侧上中切牙均无法保留（图1a～d）。对于这类计划以种植修复取代两颗相邻天然牙的病例，由于种植体间的龈乳头重建的难度较高，美学预后存疑[5]。患牙之间大范围的"U"形骨丧失无疑使任何手术计划的制订均难以预期。骨缺损的范围从右上侧切牙近中根面到左上侧切牙的近中根面，相应地，双侧上中切牙和侧切牙间的龈乳头也完全丧失。

第1步：基础准备

在正畸牵引之前，先对患牙进行牙周基础治疗（3个阶段），龋病充填，及牙髓治疗。

第2步：低速正畸牵引

通过对待拔除患牙的低速正畸牵引，牙周临床附着水平向冠向移位，从而在垂直向增加了骨和软组织的量。治疗时间取决于所需的根-冠向移动的量。待拔牙周围骨组织的完全矿化和软组织解剖轮廓的成熟需要至少3个月的时间[6]。SOE需要邻牙支持组织的存在。对待拔除患牙的正畸牵引可能会造成组织损伤，必须要有足够的牙周支持组织以允许患牙在正畸力作用下发生渐进式的冠向移动。

SOE在牙周组织和龈乳头重建方面相较外科手术而言可获得更好的效果，患者的术后不适感也相对较轻[7-8]。该技术使得骨和牙龈在垂直和水平方向上获得足够的高度与厚度成为可能。上述优点有利于将种植体植入理想的三维位置并获得正确的种植体和上部修复的比例，简化了上部修复的设计和制作过程，因此有利于种植修复获得更可预期的长期效果。患者更易于接受这样的治疗方式，因为他们知道自己可以得到与天然牙形态相协调的种植修复体。

对无望保留的上中切牙进行低速正畸牵引，使得因外伤而丧失的牙槽骨得以重建并过度补偿。为实现此目的，正畸牵引采用约1mm/月的低速率。所需要的冠向移动量决定了正畸牵引的时间。由于此患者需要大量的冠向牵引量，因此需要2个月的保持期以便牵引后的新生组织得以成熟。

安装正畸装置（Equilibrium Mini, Dentaurum），使两颗待拔除患牙平齐（图2）。低速正畸牵引由左上中切牙开始。这种选择是随机的，因为本病例中，两颗中切牙均为待拔除的无望保留的患牙。在仅有一颗患牙需要拔除的病例中，待拔患牙应率先被牵出，正畸牵引一直持续到患牙被种植体替代为止。随后，在种植体骨和软组织改建完成后，邻牙可被牵引到相应的位置。在两颗牙均需要拔除，但

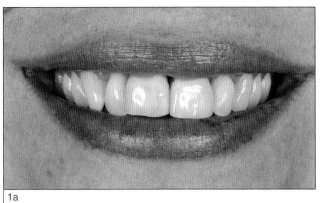

1a

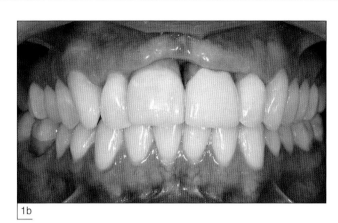

1b

图1a~d 双侧上中切牙均无法保留。对于这类计划以种植修复取代两颗相邻天然牙的病例，由于种植体间的龈乳头重建的难度较高，美学预后存疑。

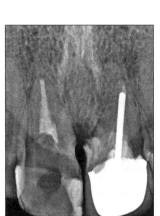

1c

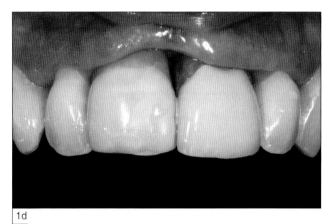

1d

图2 安装正畸装置（Equilibrium Mini，Dentaurum），使两颗待拔除患牙平齐。

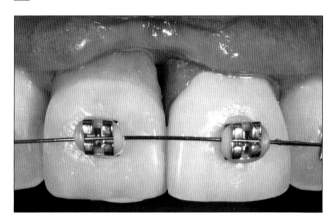

其中1颗患牙的位置更利于种植体植入且牙周状况更好时，应该先牵引状况较差的患牙。通过对预后较差的牙齿的正畸牵引，受到牙周附着组织营养的牙齿周围可形成更多的新生骨组织。

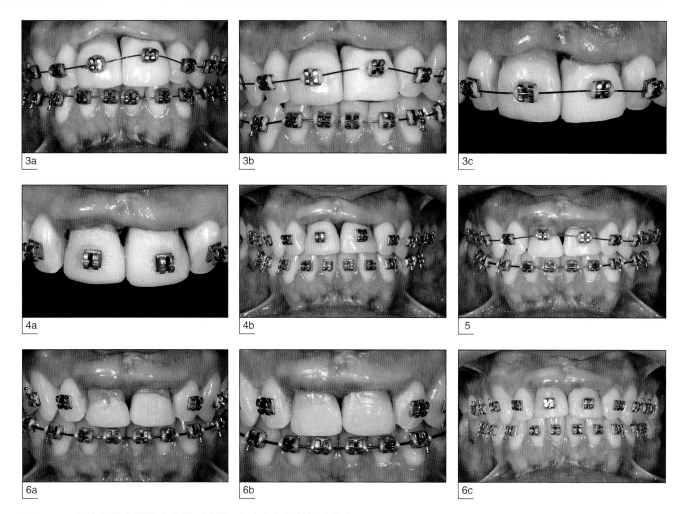

图3a ~ c　低速正畸牵引技术的第一阶段，左上中切牙的正畸牵出。

图4a、b　（a）右上中切牙的正畸牵出；（b）对牙的形态进行调整，使其呈现更明显的三角形，利于龈乳头形成。

图5　经过正畸牵引后，在颊腭侧均不可思议地形成了新的龈乳头，尤其是腭侧，因为在此区域存在更强的诱导刺激。

图6a ~ c　（a）低速正畸牵引治疗结束；（b）对牵出的患牙进行临时修复；（c）粘接托槽，使弓丝在牙齿不移动的情况下被动地达到稳定的状态。

该技术的第一阶段（图3a ~ c）需要45天（参考左上中切牙托槽和邻牙相对位置的变化）。总共的正畸牵出量为1.5mm。牵出速率控制在每个月1mm，这是治疗成功的关键。低速正畸牵引的方法多种多样，在本病例中采用的是具有轻微记忆功能的弓丝。将弓丝放置在偏根方粘接的托槽内[9]由于该牙的牙冠为方圆形，很难成功地实现龈乳头的再生。最佳的方法是根据最终修复的设计，对两个中切牙接触区的形态进行调整（图4a、b）。通过这种形态调整，为龈乳头区域的软组织提供了塑形的空间。这种效果在形态调整后的30天内便显现出来。对大多数病例而言，龈乳头再生的效果首先会在腭侧显现，随后才是颊侧，这主要是因为腭侧有更好的诱导刺激，从而促进该区域组织更快地生长（图5）。

为保证正畸牵引引起咬合干扰，应在治疗过程中对切端和腭侧进行预防性调𬌗。在牵引过程中，我们发现牙颈部区域的部分根面仍处在暴露状态，

图7a　正畸牵引后，两中切牙间的骨嵴顶仍然缺失。

图7b　CBCT显示双侧上中切牙的唇侧骨壁仍然完全丧失。

图7c～e　右侧和左侧上中切牙的唇侧探诊深度分别为10mm和9mm。

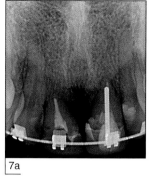

7a

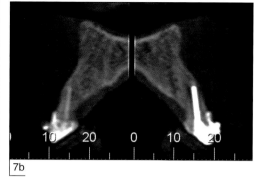

7b

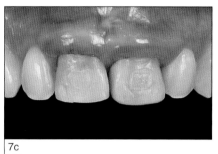

7c

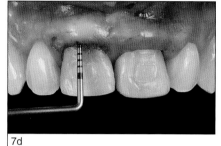

7d

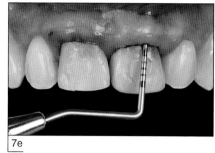

7e

这意味着这部分龈下的根面没有牙周韧带附着。在一些病例中，根面的暴露表明正畸牵引速度过快，过大的牵引力造成了牙周韧带的损伤。

在低速正畸牵引的最后阶段，通过硬方丝使托槽被动移动到所需位置（图6a～c）正畸牵引结束时，牙齿会出现一定的松动度。在6个月的保持期内，固定患牙的弹性纤维带被拆除，但患牙并没有出现移动。保持期的作用在于使新形成的骨组织成熟。骨的成熟是种植成功的关键。保持期需要6个月甚至更长的时间，当其结束时，患牙周围的软组织量得到维持，牙齿也不再松动。患者在种植前拍摄CBCT，可见正畸牵引后的牙根在前庭区域位于牙龈组织下方。

随后，我们进入手术阶段。为了制作手术导板和临时修复体，并且使手术操作不受干扰，在术前拆除前牙区的托槽。随着种植体骨整合的完成和种植体周围组织的成熟，我们发现侧切牙近中颈1/3处牙周附着组织的丧失导致该处龈乳头向根方退缩。因此，利用口内余留的托槽，将双侧侧切牙分别冠

向牵引约1.5mm，从而使邻面牙槽嵴顶得以恢复到更近冠方的位置。这一步骤促进了种植体远中龈乳头的形成。

第3步：即刻牙槽嵴修复

这一步骤分为外科和修复两部分，其目的是完成骨和软组织的重建从而使牙龈结构保持稳定。在即刻牙槽嵴修复技术中，医生可以在一次治疗中完成如下步骤：将种植体植入到骨壁不完整的拔牙窝内，通过从上颌结节供区获取的自体骨移植物，重建受损的牙槽骨壁，随之进行即刻临时修复[1-2,10-11]。即刻牙槽嵴修复技术有如下优点：微创，避免了复杂的取骨/软组织操作，从上颌结节获取自体组织移植物可显著减少患者的术后不适。

低速正畸牵引结束后，冠方牙龈结构显著改善，此时开始进行即刻牙槽嵴修复。双侧中切牙的颊侧骨壁仍然完全缺失，在正畸牵引后，嵴顶的骨形态也不规则；然而，在牙根的根方可见充足的骨

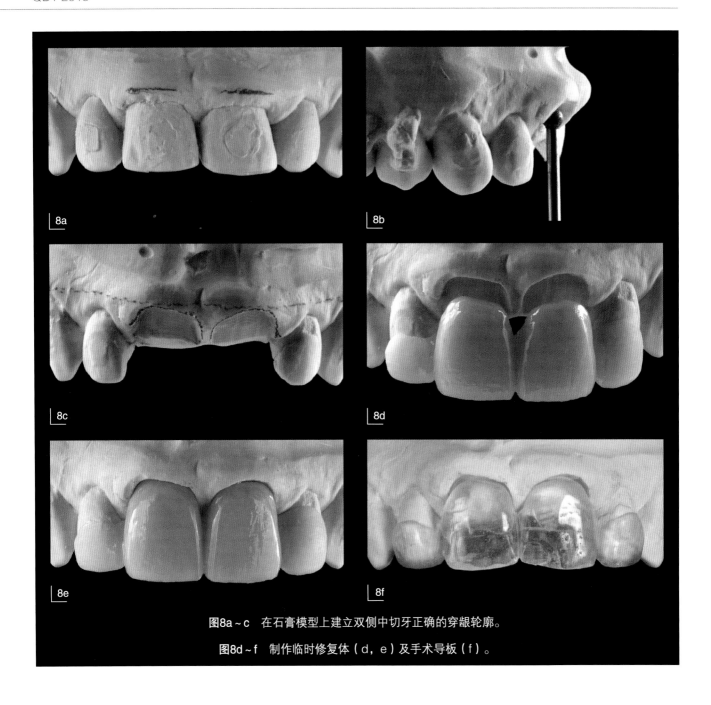

8a

8b

8c

8d

8e

8f

图8a～c 在石膏模型上建立双侧中切牙正确的穿龈轮廓。

图8d～f 制作临时修复体（d，e）及手术导板（f）。

量（图7a～e）。在石膏模型上制作上中切牙位点的手术导板和与理想解剖龈缘轮廓相一致的临时修复体（图8a～f）。

考虑到美观和功能的需要，治疗计划的制订包括以下几个步骤：微创拔牙（图9a、b）；拔牙窝搔刮；将种植体即刻植入到正确的三维位置，同时获得初期稳定性并保留种植体与唇侧骨板间约3mm的跳跃间隙（图10a～g）；临时修复体建立正确的穿龈轮廓；应用即刻牙槽嵴修复技术[1-3,10-11]，从上颌结节供区获取的皮质-松质骨移植物（图11a～c）恢复缺损的牙槽窝骨壁和中切牙之间的骨嵴顶。将取下的皮质-松质骨移植物进行修形，使之与骨缺损相匹配，同时保留骨到牙龈边缘2～3mm的生物学距离。余留的间隙充填从同一供区获取的松质骨，

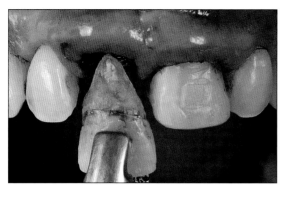

图9a　采用微创步骤拔除无望保留的右上中切牙，最大限度地保留余留骨壁。

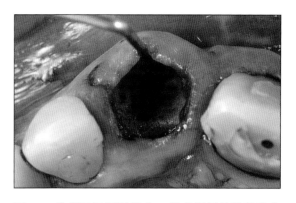

图9b　使用牙周探针探查、明确颊侧骨缺损的范围。

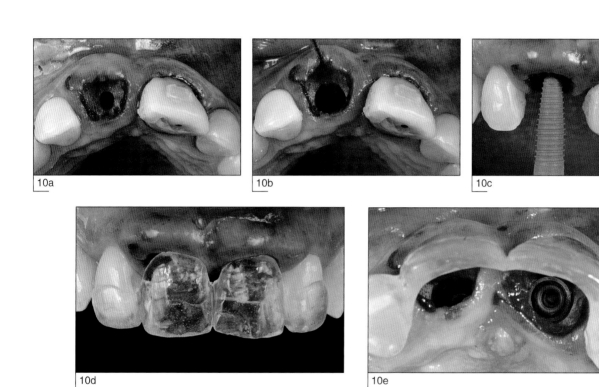

图10a、b　在腭侧骨壁上进行右上中切牙种植窝洞的预备。

图10c　利用拔牙窝根方的骨组织及腭侧骨壁完成种植体的植入。

图10d、e　戴入手术导板。

图10f、g　评估双侧上中切牙位点的跳跃间隙及需要修复的颊侧骨壁范围。

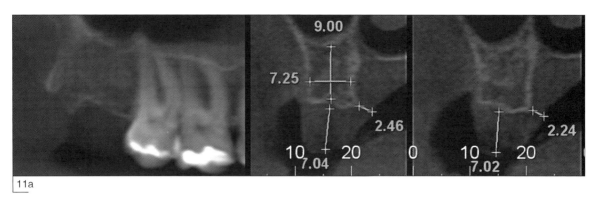

11a

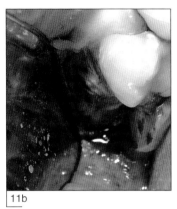

11b

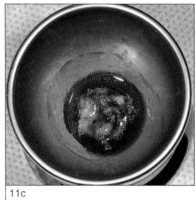

11c

图11a　CBCT显示右侧上颌结节区域具有足够的骨高度及宽度。

图11b、c　从上颌结节获取皮质–松质骨移植物。

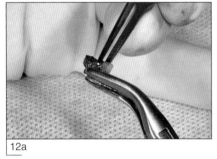

12a

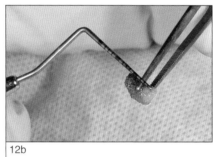

12b

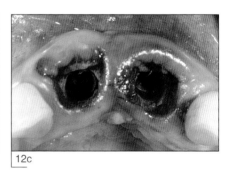

12c

图12a、b　根据缺损的外形，用咬骨钳对移植物进行修整。

图12c　将片状的皮质–松质骨移植物插入牙槽窝、修复受损的颊侧骨壁，在种植体和颊侧骨壁间的跳跃间隙内填满自体骨颗粒。同样，在龈乳头下方充填自体骨颗粒，以恢复邻面牙槽嵴。

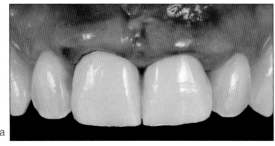

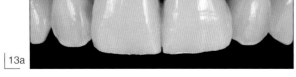

13a

图13a　拥有正确穿龈轮廓的临时修复体可为软组织提供生长的空间。

图13b　根尖X线片显示骨在顶骨区域密实。

图14　术后6个月的根尖片显示骨嵴顶改建完成。

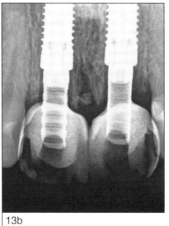

13b

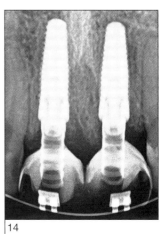

14

图15　戴入诊断饰面。软组织完全愈合，并保持在合适的位置。

图16a　种植周软组织愈合。

图16b　最终牙体预备完成后的胎面观，可见软组织的解剖轮廓得到保持。

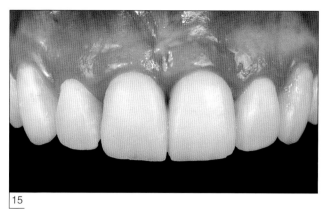

15

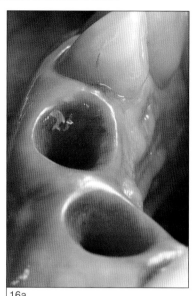

16a

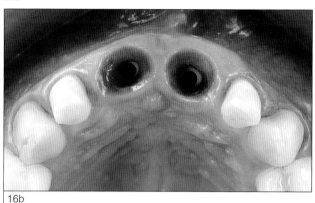

16b

以支撑重建的骨壁及周围的软组织。对于中切牙间邻面骨嵴顶的缺损，应仔细搔刮，填充颗粒状的松质骨，同时保持龈乳头的完整（图12a～c）。种植手术后，即刻戴入无咬合接触的临时修复体。术后根尖片可见重建的嵴顶区域的牙槽骨（图13a、b）。

6个月后再次拍摄根尖片，可见两种植体间的骨嵴顶完全恢复（图14）。此时可以制作最终修复体。

第4步：最终修复

最终修复包括个性化氧化锆基台和白榴石加强的牙冠，可实现令人满意的美观效果。我们在完成即刻牙槽嵴修复步骤后重新采集了患者的临床资料，包括新的面像和口内像，并且拍摄美学分析所必需的视频。为了获得和谐的形态和牙齿比例，侧切牙和尖牙需要进行瓷贴面修复，而中切牙则需要

种植体支持的冠修复。患者微笑的调整方案由双丙烯酸树脂的诊断饰面加以确定（图15）。只有当牙医和患者对呈现的最终效果达成一致时，才可以进行牙齿预备。计划进行瓷修复的预备体应该用橡皮轮进行抛光（图16a、b）。

种植体和预备体均采用两步法制取印模。天然牙预备体采用000和0号排龈线（Ultrapak，Ultradent）进行双线法排龈。种植体个性化转移体的制作是非常重要的一个环节；在本病例中，作者选择了闭口式印模。将穿龈轮廓正确且与最终修复设计相一致的中切牙临时冠连接在替代体上。在临时冠–替代体的周围添加硅橡胶至临时冠的颈部。印模材料固化后，将临时冠取下，替代体留置在印模材料中，将转移体与硅橡胶内的替代体连接，并使用丙烯酸树脂（Pattern Resin，GC）复制临时冠的穿龈轮廓，完成个性化转移体的制作。在口内将个性化转移体连接到种植体上，拍摄根尖片检查其是否完全就位。随后两步法取模，先使用重体硅橡

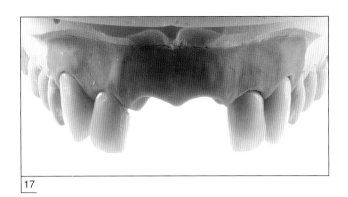

17

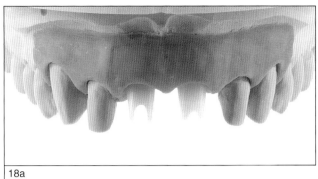

18a

胶，然后使用轻体硅橡胶（Honigum和Silagum，DMG）。

　　在技工室完成侧切牙和尖牙Empress CAD陶瓷（D'sign, Ivoclar Vivadent）贴面的数字化设计及制作（图17）。中切牙的种植修复基台采用生物相容性和生物机械性能俱佳的氧化锆材料制作。在氧化锆基台的颈部和中1/3，使用二硅酸锂陶瓷（e.max, Ivoclar Vivadent）来提高透光和粘接性能。E.max 是一种对酸蚀敏感（acid-sensitive）的材料，有助于Empress CAD（D'sign）陶瓷全冠

的粘接。如Rompen等[12]所述，基台的颈部在穿黏膜区域应设计成凹形，以减少修复后的龈退缩（图18a~c）。

　　检查修复体的颜色、质地和接触点（图19a~c）。在口外用10%氢氟酸处理陶瓷修复体90秒。根据Peumans等[13]的研究，酸处理可以在修复体表面制造出微机械嵌合结构，增强树脂水门汀的粘接力。修复体用35%的磷酸处理10秒，随后以大量水冲洗并吹干。将其置于超声蒸馏水浴5分钟，去除残留的磷酸，然后吹干。涂布硅烷偶联剂1分钟，

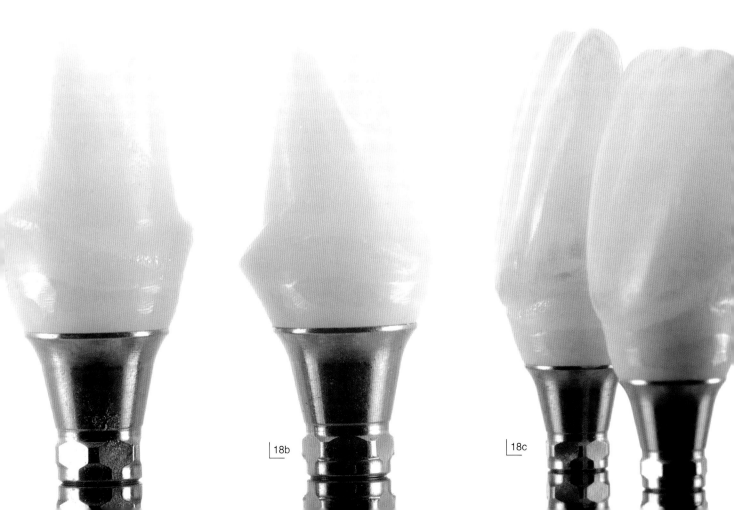

18b

18c

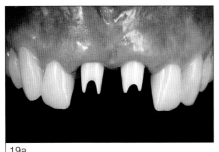

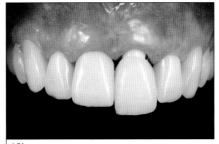

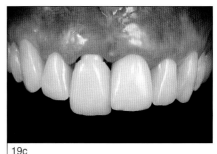

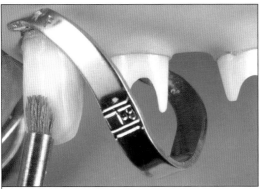

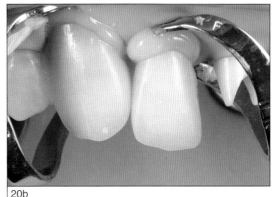

图17 模型上的Empress CAD瓷贴面。

图18a 模型上的氧化锆基台。

图18b 个性化氧化锆基台。

图18c 最终制作完成的个性化氧化锆修复基台及全冠。

图19a 检查氧化锆基台的口内就位情况。基台的颈部解剖轮廓与颊侧和邻面的软组织相协调。

图19b、c 检查冠的接触点。

图20a、b 使用树脂水门汀对冠进行粘接。

然后将修复体在100℃下烘干1分钟。

　　修复体的粘接在橡皮障隔离下进行（图20a、b）。先用沾湿的浮石粉清洁天然牙表面，大量水冲洗并吹干。用35%的磷酸酸蚀预备体表面15秒。随后再用大量水冲洗并吹干，按照产品说明涂布3～4层粘接剂（Single Bond, 3M）。不需光固化，将树脂水门汀（Variolink, Ivoclar Vivadent）涂布在贴面的内表面，在口内预备体上正确就位。用棉球、牙线和小毛刷去除多余的水门汀，与此同时保持已就位的修复体稳定不动。将修复体光固化3秒。残留的水门汀用12D刀片和锯齿状的金属带（Komet）予以去除。修复体的每个面均光固化60秒。

　　个性化制作的二硅酸锂基台，首先在口外用10%的氢氟酸酸蚀20秒。瓷的处理步骤如前所述。将基台在口内就位，加扭力至35N。冠的粘接步骤与前文所述的相同材质的贴面粘接步骤一致。

　　用咬合纸检查前伸和其他非正中运动时的咬合接触点。用硅橡胶制取终印模，以获得坚固的咬合保护（rigid occlusal protector）。数字化设计和制作的瓷修复体重建了正确的穿龈轮廓及天然牙外形（图21a～d）并为软组织提供了理想的支持（图22a、b）。修复完成后，我们对患者进行了3年随访。在术后3年进行的临床及X线片检查显示骨和软组织均保持在稳定状态（图23a～c）。

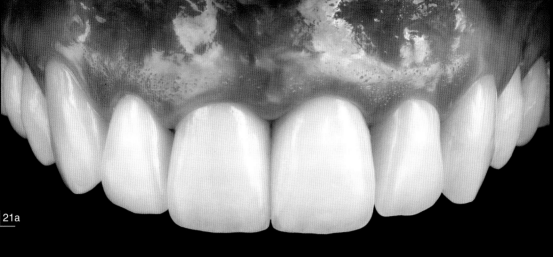

21a

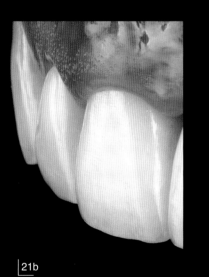

21b

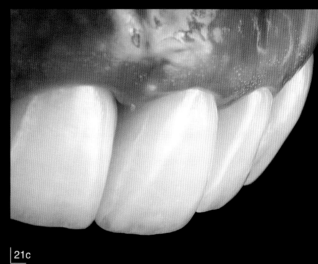

21c

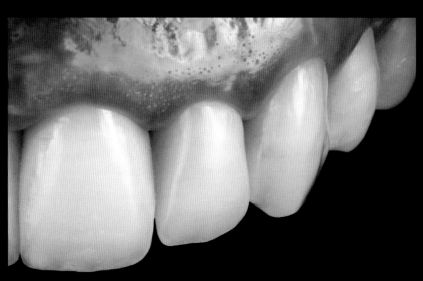

21d

图21a ~ d 最终修复效果（技师：Wagner Nhoncance

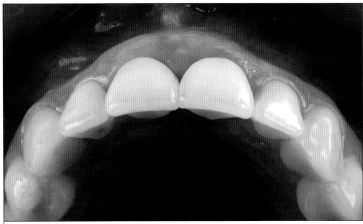

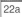22a

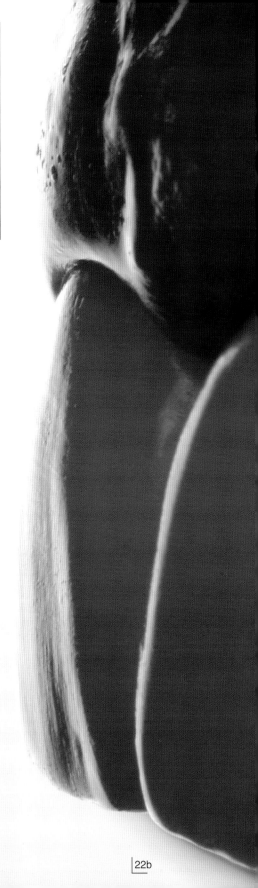

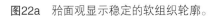
图22a　殆面观显示稳定的软组织轮廓。

图22b　最终修复体的穿龈轮廓。

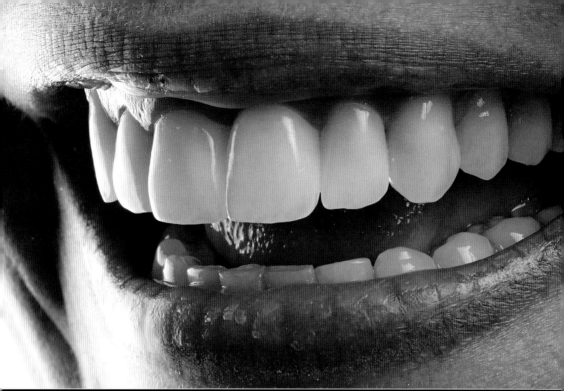

23a

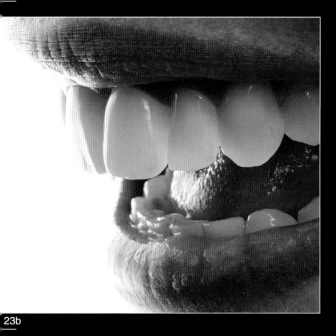

23b

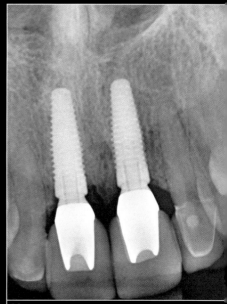

23c

图23a、b　3年后的临床照片显示唇、修复体与牙龈呈现出和谐的美学效果。

图23c　3年后的X线片显示，两相邻种植体之间以及种植体和天然牙之间的骨高度均保持稳定。

多学科联合治疗的优势

1. 更微创的外科步骤：这类治疗提倡以对软硬组织的"最大保存"代替复杂的重建手术。通过尽量避免创伤性的外科步骤，减轻了患者的术后不适。因此，令人满意的美观效果变得更加可预期。

2. 更易于制作修复体：由于修复体在最大程度上复制了临床牙冠的外形，其制作也变得更加简便。相反，使用牙龈瓷的牙齿－牙龈修复体不仅制作工艺更为复杂，而且往往难以为患者接受。

3. 生物机械学方面：可获得更佳的冠－种植体比例，避免了牙齿－牙龈修复体等复杂的修复方式产生的悬臂。

4. 更利于口腔卫生维护：良好设计、具有理想外形轮廓的单冠更易于患者维护口腔卫生，因此也更利于保持种植体周围组织的长期健康。

5. 发音：对于重度骨吸收和龈乳头丧失的患者，重建牙和软组织之间的理想关系有助于避免因种植固定修复体较大的邻间隙引起的发音问题。

6. 生物学的修复：与更为复杂的软硬组织移植术式相比，使用低速正畸牵引和即刻牙槽嵴修复技术可以获得软硬组织在生物学上的理想修复。

7. 组织稳定性：本方法降低了移植物吸收和逐渐丧失的风险。这种并发症对于大多数采用移植方式进行的美学区外科手术来说，都是难以避免的。

结论

本病例在完成治疗3年后仍然保持了良好的功能性、生物性和美学效果，以及稳定的垂直和水平骨量。除此以外，牙龈轮廓和龈乳头等软组织结构也

保持稳定。如本文所述，对遭受前牙外伤和大量组织丧失的患者而言，采用低速正畸牵引和即刻牙槽嵴修复技术的多学科联合治疗是一种可获得良好美观效果的有力武器，尤其是对于垂直向的骨和软组织再生。此方法可改善种植修复体的效果。一丝不苟的外科和修复步骤、良好的菌斑控制及口腔卫生的维护是本文所述的方法获得成功的关键。

参考文献

[1] Rosa JC, Rosa AC, Fadanelli MA, Sotto-Maior BS. Immediate implant placement, reconstruction of compromised sockets, and repair of gingival recession with a triple graft from the maxillary tuberosity: A variation of the immediate dentoalveolar restoration technique. J Prosthet Dent 2014;112:717–722.

[2] Rosa JC, Rosa AC, Francischone CE, Sotto-Maior BS. Esthetic outcomes and tissue stability of implant placement in compromised sockets following immediate dentoalveolar restoration: Results of a prospective case series at 58 months follow-up. Int J Periodontics Restorative Dent 2014;34:199–208.

[3] Rosa JCM (ed). Immediate Dentoalveolar Restoration: Immediately Loaded Implants in Compromised Sockets. Sao Paulo: Quintessence, 2014.

[4] Salama H, Salama M. The role of orthodontic extrusive remodeling in the enhancement of soft and hard tissue profiles prior to implant placement: a systematic approach to the management of extraction site defects. Int J Periodontics Restorative Dent 1993;13:312–333.

[5] Salama H, Salama MA, Garber D, Adar P. The interproximal height of bone: a guidepost to predictable aesthetic strategies and soft tissue contours in anterior tooth replacement. Pract Periodontics Aesthet Dent 1998;10:1131–1141.

[6] Mankoo T. Esthetic rehabilitation of the periodontally compromised dentition: A novel interdisciplinary approach using orthodontic extrusion and dental implants. J Cosmet Dent 2014;29:12.

[7] Mirmarashi B, Torbati A, Aalam A, Chee W. Orthodontically assisted vertical augmentation in the esthetic zone. J Prosthodont 2010;19:235–239.

[8] Rose TP, Jivraj S, Chee W. The role of orthodontics in implant dentistry. Br Dent J 2006;201:753–764.

[9] Romanelli J. Excelência nas finalizações estéticas e periimplantares. In: Napoleão (ed). Especialidade em foco: Beleza do Sorriso. Brasil: Napoleão, 2013:216–245.

[10] Rosa AC, Francischone CE, Cardoso MeA, Alonso AC, Filho LC, Rosa JC. Post-traumatic treatment of maxillary incisors by immediate dentoalveolar restoration with long-term follow-up. Compend Contin Educ Dent 2015;36:130–134.

[11] Rosa AC, Rosa JC, Dias Pereira LA, Francischone CE, Sotto-Maior BS. Guidelines for selecting the implant diameter during immediate implant placement of a fresh extraction socket: A case series. Int J Periodontics Restorative Dent 2016;36:401–407.

[12] Rompen E, Raepsaet N, Domken O, Touati B, Van Dooren E. Soft tissue stability at the facial aspect of gingival converging abutments in the aesthetic zone: A pilot clinical study. J Prosthet Dent 2007;97(6 suppl):S119–S125.

[13] Peumans M, Van Meerbeek B, Lambrechts P, Vanherle G. Porcelain veneers: A review of the literature. J Dent 2000;28:163–177.

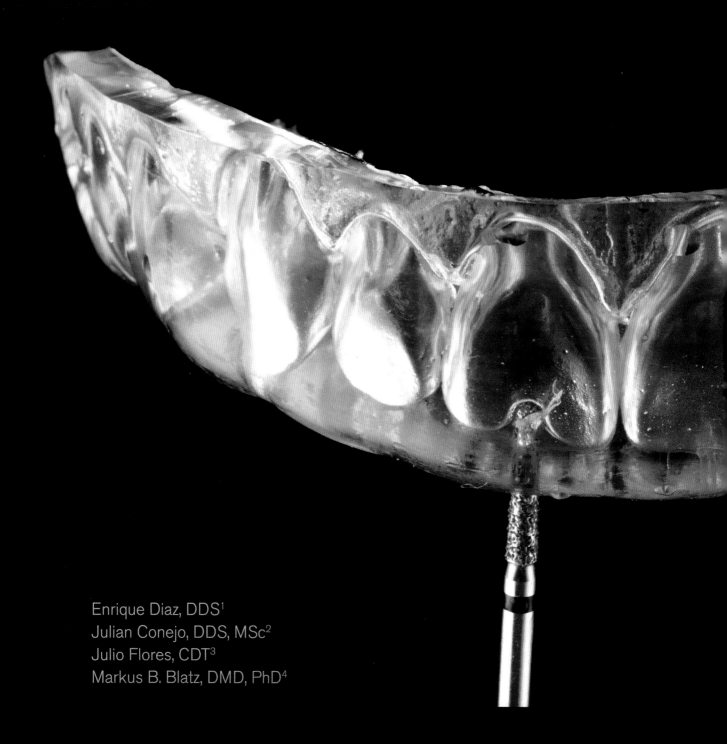

Enrique Diaz, DDS[1]
Julian Conejo, DDS, MSc[2]
Julio Flores, CDT[3]
Markus B. Blatz, DMD, PhD[4]

[1]Private Practice, Mexicali, México.

[2]Visiting Professor, Department of Preventive and Restorative
Sciences, University of Pennsylvania School of Dental Medicine,
Philadelphia, Pennsylvania, USA.

[3]Dentaltek Lab, Michoacán, México.

[4]Professor of Restorative Dentistry and Chairman, Department of
Preventive and Restorative Sciences, University of Pennsylvania
School of Dental Medicine, Philadelphia, Pennsylvania, USA.

Correspondence to: Dr Julian Conejo, Robert Schattner
Center, University of Pennsylvania School of Dental Medicine, 240
South 40th Street, Philadelphia, PA 19104, USA. Email: jconejo@
upenn.edu

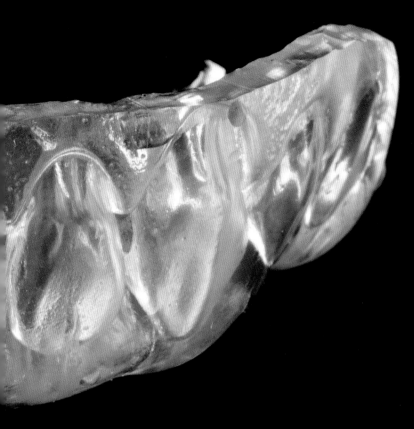

采用流动注射技术进行全口重建

Full-Mouth Rehabilitation
with the Flowable Injection Technique

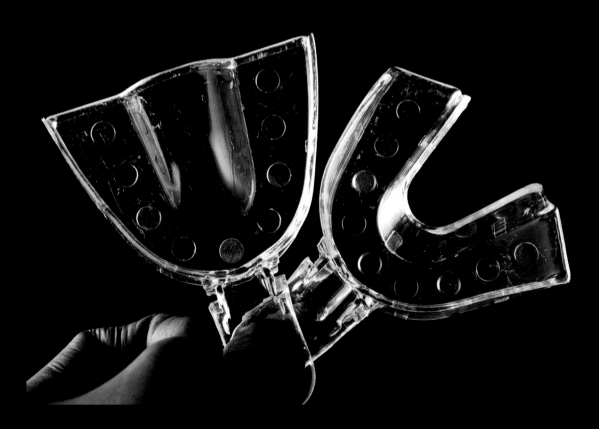

对口腔临床医生而言，为患有非龋病损的年轻人进行全口重建的必要性是一个共同挑战[1]。在全口重建所需的周密治疗决策过程中，是否预备基牙进行间接全瓷修复还是不备牙直接修复的两难困境则是另一个挑战。

一般通过CAD/CAM间接修复的粘接技术一般可最大限度地减少健康牙体组织备牙量[2]。这一概念的好处包括减少牙齿敏感反应以及在许多情况下可避免牙髓治疗[3]。

可流动注射技术结合口腔修复咬合和美学概念提供了一种不同以往的方法来恢复受磨损和磨牙症影响的牙齿。本文将逐步介绍该技术的临床应用，以便广大牙医同行将其作为自己解决问题的治疗手段之一[4]。

治疗指南

为获得长期高成功率，应遵循包含正确的诊断及治疗计划在内的修复指南。通过详细的临床执行获得美学和功能结果的简化技术将为我们的患者提供高质量的牙科护理[5]。

通过准确评估和正确地在临床上重建咬合垂直距离（OVD）对于微创全口重建修复而言至关重要。通过增加OVD，可以创建新的咬合修复空间，而无须去除健康的牙体组织[6]。

根据口腔修复术语表，最大颌间交错位（MIP）是对颌牙齿之间的最佳关系位，而与髁突位置无关[7]，但只少数无咬合方案改变的全口重建修复能使用该位置。全口重建中，更重要的是使用正中关系位（CR位）。CR位的定义为"是上下颌之间的关系，与牙齿接触无关。在该位置上，关节结节的后斜面位于髁突的前-上；它是临床上常用的、可重复的参照位置"。当使用CR位作为参考时，可获得正中殆（CO），其定义是"当下颌骨处于中心关系时对颌牙间的牙殆位"[7]。

为了正确诊断和改善OVD——当对颌物（蜡堤）接触时两点之间测量出的距离[7]——建议使用半可调殆架。需要一个面弓来记录上颌牙弓和一些解剖学参考点之间的空间关系，然后将这种关系转移到殆架上[8]。

在技工室制作最终修复体前给患者使用功能性咬合诊断饰面进行预治疗对那些涉及OVD改变的全口重建而言是极其关键的步骤[9]。

首先使用透明的聚乙烯基硅氧烷（PVS）印模材料在新的OVD上复制诊断蜡型。然后将这种透明的PVS母版置于未预备的牙齿上，把未来流动树脂塑造的新形态转移到口腔中。随后将流动复合材料注入母版中固化。这种新技术显示出理想的短期效果，而长期效果仍有待进一步观察[4]。该技术的另一个优点是，由于其无创性，它不会影响未来再使用传统的治疗方式，如长期成功率已得到证实的间接法全瓷部分覆盖修复[10-11]。

病例展示

一名23岁年轻女性患者，上颌双侧中切牙近中出现了影响美观的4类缺损。由于1级（近远中）修复体断裂，她的右下第一磨牙还出现敏感和不适。术前先采集数字微笑设计（DSD）所需的口内和口外照片（图1~图3）。

在用PVS取得上、下颌印模后（图4a、b），做面弓记录（Artex, Amann Girrbach）（图5a、b）。为了将模型安装在半可调殆架上的CR位，在记录CR位时使用叶片规和咬合记录材料（Aluwax Dental Products）来避免对颌牙之间的接触（图6a、b）。首先把模型安在相应的转移台上（Artex,

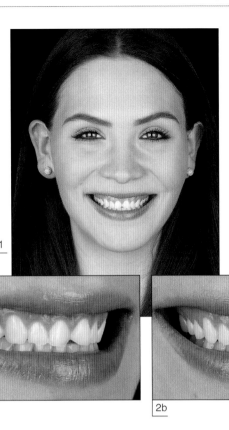

图1　术前面部视图。

图2a ~ c　患者术前笑像。

图3a ~ c　上、下颌术前口内观。

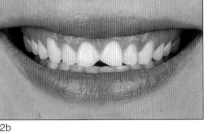

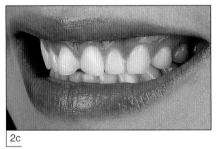

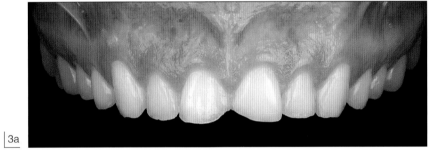

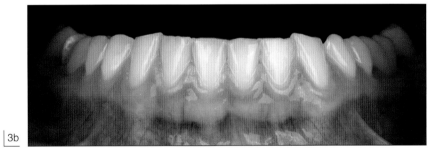

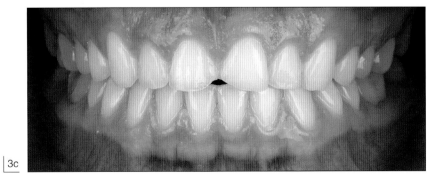

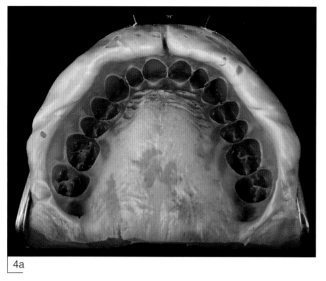

4a

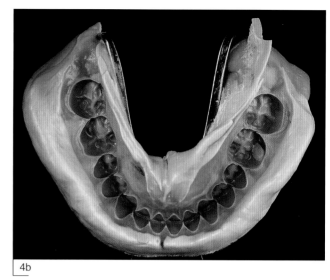

4b

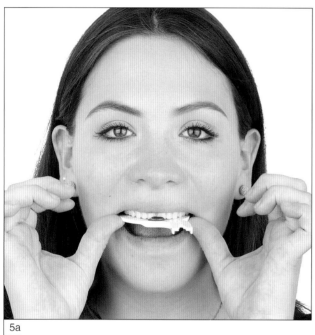

5a

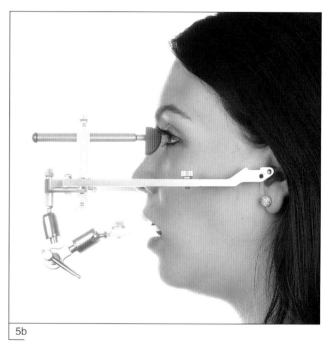

5b

图4a、b 上、下颌PVS印模。

图5a、b 面弓记录。

Amann Girrbach）。用金属钉和黏性蜡把两个模型固定好，下颌模型也就安好了（图7）。通过抬高切导针将前牙区OVD增加3.0mm，就可以在第一磨牙上形成1.0mm的咬合间隙。OVD的这种改变为重建缺损患牙的自然长度以获得最佳美学效果提供了足够的空间。后牙殆面需要设计新的解剖形态，以重建理想的后牙支撑（图8）。

在翻制研究模型后，制造第二套可摘代型（Geller型）以优化蜡型和软组织之间的关系，避免轮廓过度外突。第二组模型也用交叉法安装在殆架上。在技工室制作全口蜡型，目的是设计出一个具有相互保护殆的新笑像，这对于任何固定修复体的长期成功来说都是至关重要的（图9）。

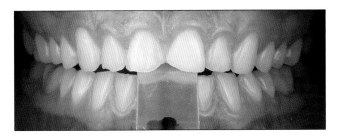

图6a、b　用于正中关系咬合记录的叶片规。

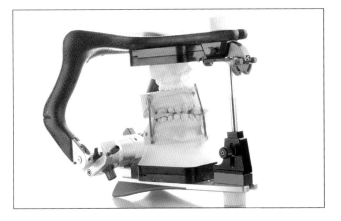

图7　安装在𬌗架上的上、下颌模型。

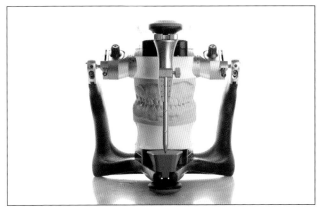

图8　使用切导针增加OVD。

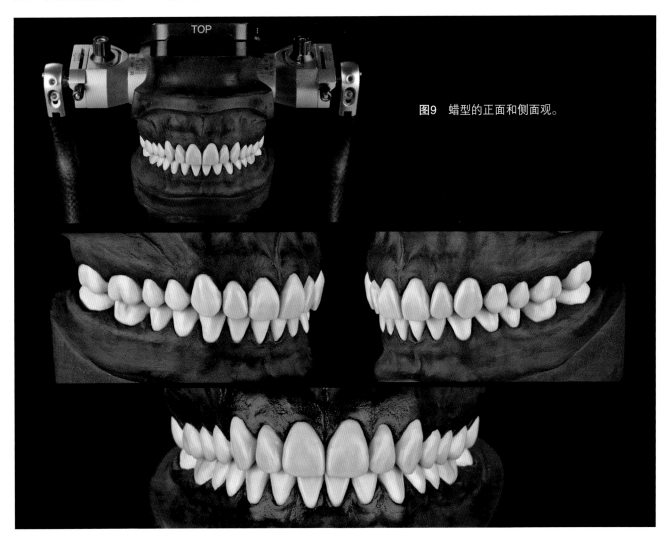

图9　蜡型的正面和侧面观。

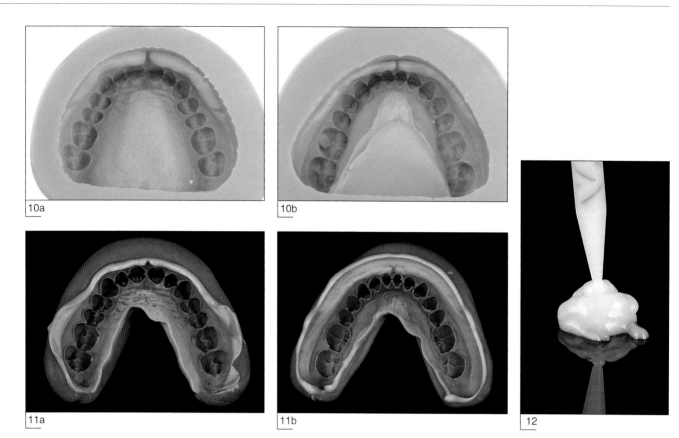

图10a、b 翻制上、下颌蜡型。

图11a、b 上、下颌诊断饰面的代型。

图12 双丙烯酸材料。

用技工室用硅橡胶材料（Elite Double, Zhermack）翻制上、下颌蜡型（图10a、b）。再拿轻质加油泥制取蜡型的PVS硅橡胶阴模，用于制作全口诊断饰面（图11a、b）。将B1色双丙烯酸材料（图12）注入阴模并牢固地放置在患者口腔中的牙齿上做出诊断饰面。去除多余的材料后，将诊断饰面精修并抛光。采集口内、口外照片和视频为后面同患者沟通治疗方案提供影像资料。当需要全口重建时，这些步骤对于提高患者的接受度至关重要（图13和图14）。

出于尽可能少备牙、少花钱的天性，患者倾向于选择直接法树脂修复。在试戴饰面1个月后，患者没有反应任何疼痛、不适，也没有观察临时饰面有任何折断。患者每天24小时佩戴该饰面进行美学、语音和功能评估，为颞下颌关节和咀嚼肌提供了稳定而有利的位置。如果不需要修改蜡型，如本病例的情况下，使用透明材料的印模来制造母版。

将透明PVS材料（Exaclear, GC Corporation）注入透明印模托盘中。预制透明托盘（RSVP Tray, Cosmedent Inc）用于后部区域。然而，对于前牙，制造个性化托盘为透明PVS材料提供支撑（图15a~f）。将托盘置于压力罐（Aquapres, Lang Dental Mfg Co）内以限制PVS材料中的气泡（图16）。这种空气滞留可能损害复合材料在注射过程中的可见性，因此应该避免。

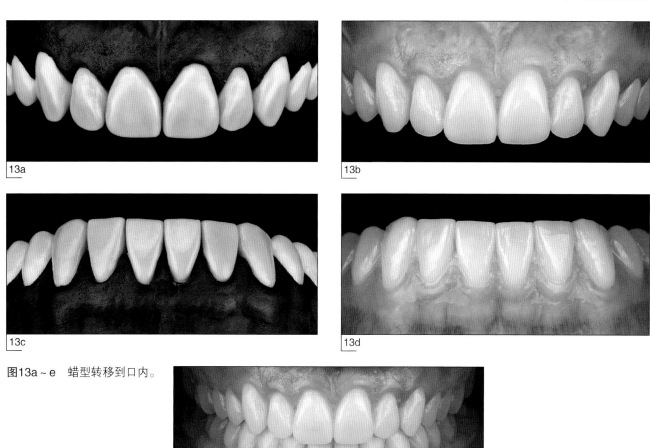

13a

13b

13c

13d

图13a ~ e 蜡型转移到口内。

13e

图14a ~ d 患者微笑像与口内蜡型就位。 |14a

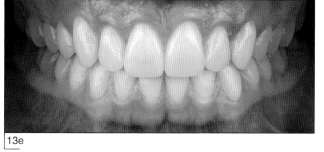

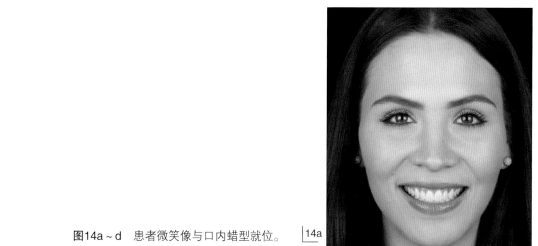

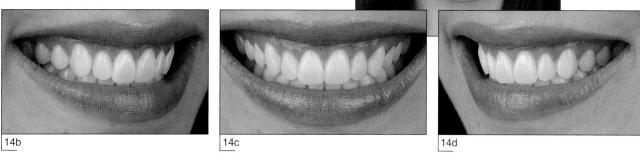

14b

14c

14d

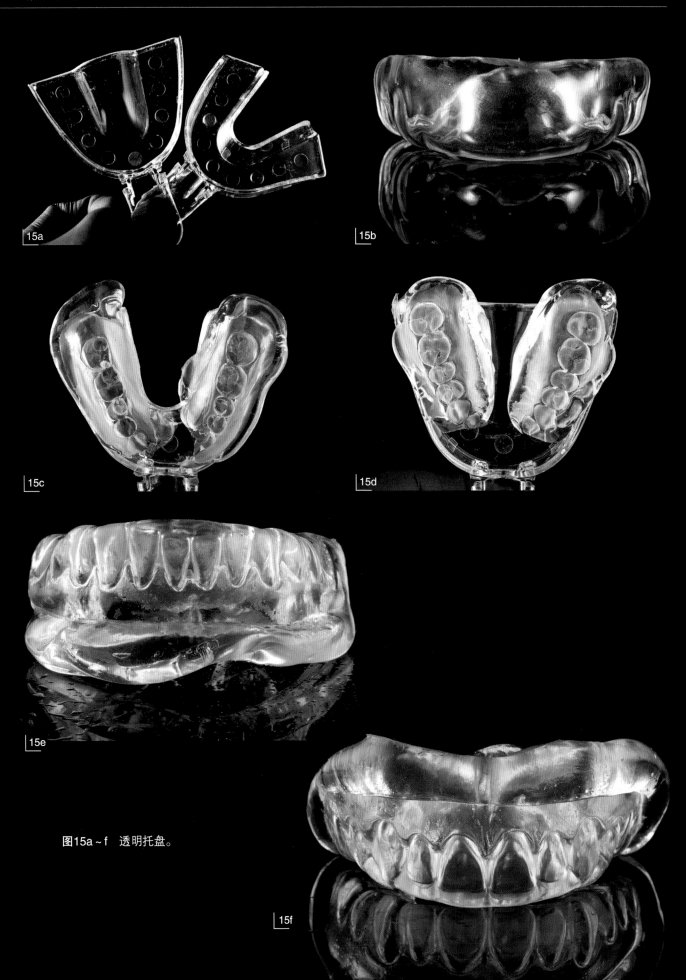

图15a ~ f　透明托盘。

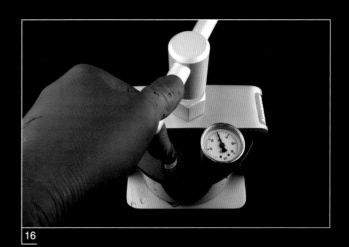

图16 压力罐。

图17 透明母版的穿孔应与树脂注射器的尖端直径相同。

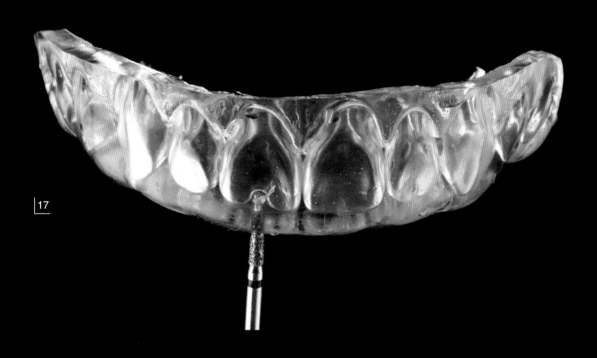

把颈部区域中的多余材料去除后，用粗糙的金刚砂车针在透明PVS母版上穿孔。穿孔位于前牙的切缘和后牙的颊尖上。这些穿孔是流动树脂注射器尖端的通道（图17）。因此，车针直径必须与注射器的直径相同。在蚀刻和粘接过程之前放置聚四氟乙烯膜以保护近远中邻牙。磷酸酸蚀基牙15秒。用水彻底冲洗后，将粘接剂涂在酸蚀的牙齿表面上，气枪吹薄并光固化（图18）[12]。在注入流动树脂材料时，要固定好透明硅氧烷阴模。注入具有阴影漂白剂L的可流动的纳米杂化复合树脂材料（Tetric

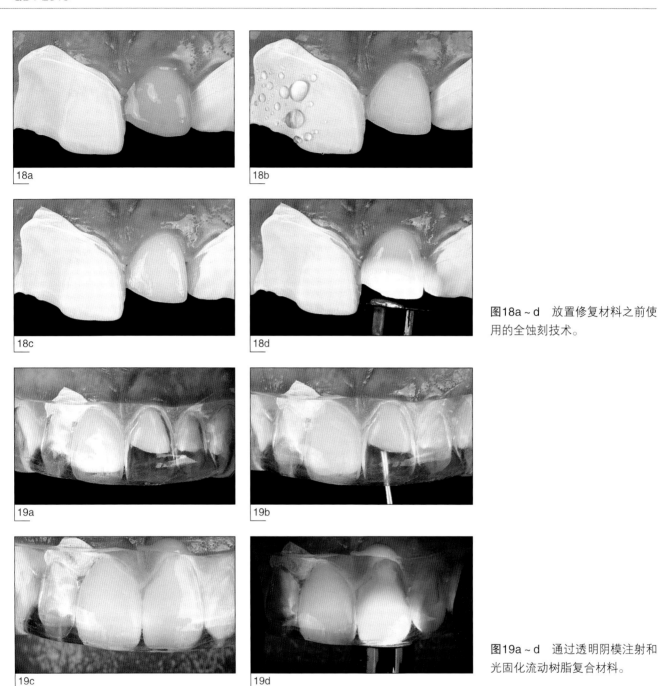

图18a～d　放置修复材料之前使用的全蚀刻技术。

图19a～d　通过透明阴模注射和光固化流动树脂复合材料。

EvoFlow，Ivoclar Vivadent）并光固化10秒（图19a～d）。纳米杂化复合树脂材料因其良好的光学和物理性质而作为优选[13-14]。

除去硅氧烷阴模后，将甘油层置于复合材料修复物上以进行额外的光固化（40秒）。用解剖刀片（12号）和邻间抛光条（图20a～e）小心地除去多余的材料。

至关重要的是，要单独注射每颗牙齿以获得适当的近端接触区域，从而为牙线清洁提供通道。后牙使用相同的技术（图21a～c）。

低速抛光盘用于抛光复合修复体的颊面和切面（图22）。在完整地按序列用完抛光盘后，用

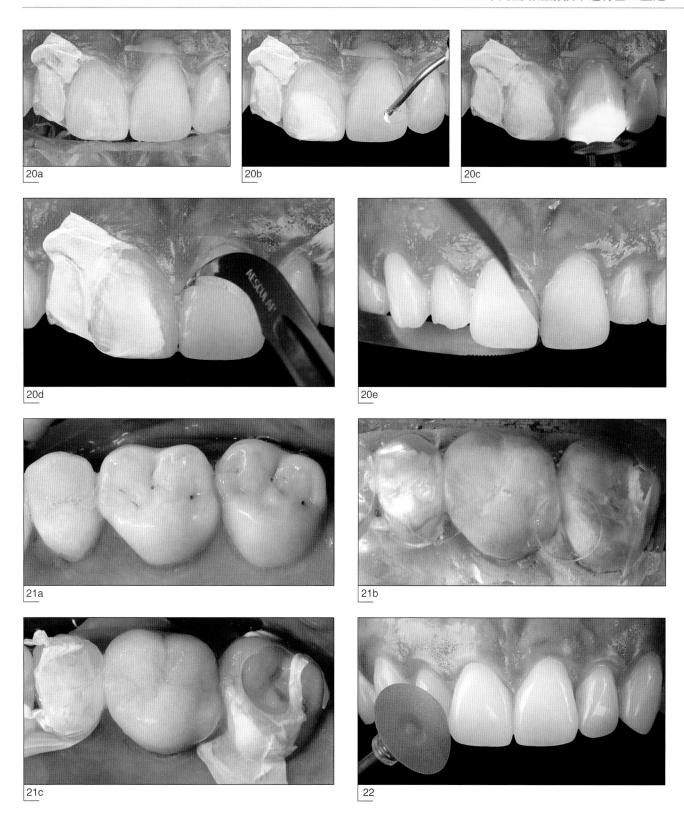

图20a ~ e　应用甘油凝胶并光固化，然后除去多余材料。

图21a ~ c　在后牙上注射可流动材料。

图22　抛光切牙邻间外展隙。

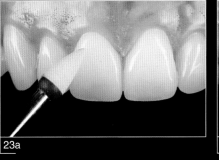
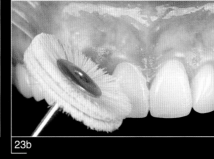
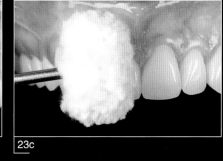

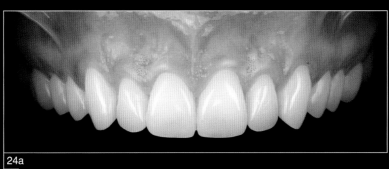

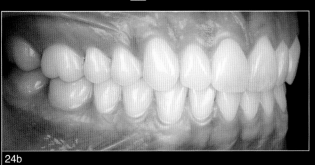
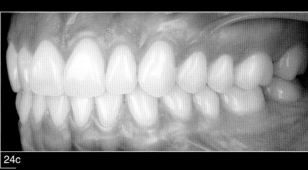

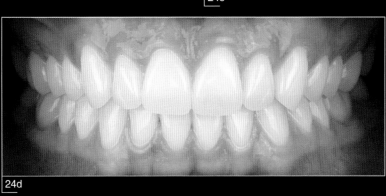

图23a ~ c　是颊面的精修序列。

图24a ~ d　术后口内观。

金刚砂和山羊毛刷做出光滑的表面。最后一步是用棉团蘸复合抛光膏抛光获得高度光滑的表面（图23a ~ c）。在检查静态和动态咬合之后，对后牙采

这样就获得了具有切导和尖牙引导的相互保护𬌗，而侧方运动没有𬌗干扰（图24a ~ d）。口外治疗效果如图25和图26所示。

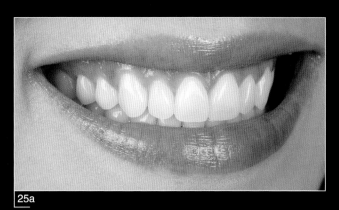

25a

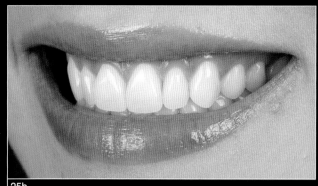

25b

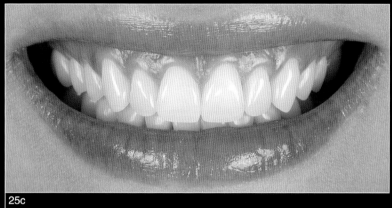

25c

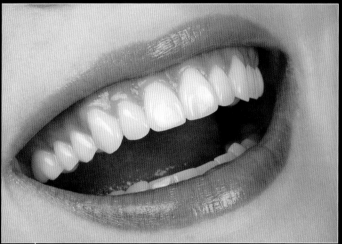

25d

图25a ~ d 术后口外观。

图26 术后肖像。

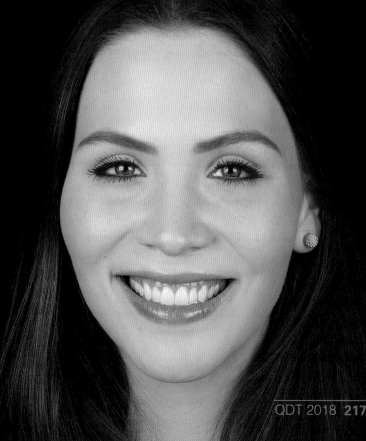

26

结论

具有改良物理和光学特性的纳米杂化流动复合树脂材料注入技术，是一种用于微创全口重建修复的新型治疗方式。传统的口腔修复和咬合概念与注射技术的结合有助于达到令人满意的美学和功能效果。该技术的长期成功仍有待进一步的临床研究来评估。

参考文献

[1] Vailati F, Gruetter L, Belser UC. Adhesively restored anterior maxillary dentitions affected by severe erosion: Up to 6-year results of a prospective clinical study. Eur J Esthet Dent 2013;8:506–530.

[2] Blatz MB, Vonderheide M, Conejo J. The effect of resin bonding on long-term success of high-strength ceramics. J Dent Res 2017 Sep 1:22034517729134 [Epub ahead of print].

[3] Schlichting LH, Resende TH, Reis KR, Magne P. Simplified treatment of severe dental erosion with ultrathin CAD-CAM composite occlusal veneers and anterior bilaminar veneers. J Prosthet Dent 2016;116: 474–482.

[4] Terry DA. Restoring with Flowables. Chicago: Quintessence, 2015.

[5] Cohen M (ed). Interdisciplinary Treatment Planning: Principles, Design, and Implementation. Chicago: Quintessence, 2008.

[6] Moreno-Hay I, Okeson JP. Does altering the occlusal vertical dimension produce temporomandibular disorders? A literature review. J Oral Rehabil 2015;42:875–882.

[7] The Glossary of Prosthodontic Terms, ed 9. J Prosthet Dent 2017; 117(5):1–105.

[8] Fradeani M, Barducci G, Bacherini L. Esthetic rehabilitation of a worn dentition with minimally invasive prosthetic procedure (MIPP). Int J Esthet Dent 2016;11:16–35.

[9] Edelhoff D, Schweiger J, Prandtner O, Trimpl J, Stimmlmayr M, Guth J. CAD/CAM splints for the functional and esthetic evaluation of newly defined occlusal dimensions. Quintessence Int 2017;48:181–191.

[10] Blatz MB. Long-term clinical success of all-ceramic posterior restorations. Quintessence Int 2002;33:415–426.

[11] Blatz MB, Sadan A, Kern M. Resin-ceramic bonding: A review of the literature. J Prosthet Dent 2003;89:268–274.

[12] Chapman LJ, Burgess JO, Holst S, Sadan A, Blatz MB. Precuring of self-etching bonding agents and its effect on bond strength of resin composite to dentin and enamel. Quintessence Int 2007;38:637–641.

[13] Hyun HK, Christoferson CK, Pfeifer CS, Felix C, Ferracane JL. Effect of shade, opacity and layer thickness on light transmission through a nano-hybrid dental composite during curing. J Esthet Restor Dent 2017;29:362–367.

[14] Ilie N, Rencz A, Hickel R. Investigations towards nano-hybrid resin-based composites. Clin Oral Investig 2013;17:185–193.

全程数字化流程制作无牙颌美学修复体

Esthetic Rehabilitation of an Edentulous Arch Using a Fully Digital Approach

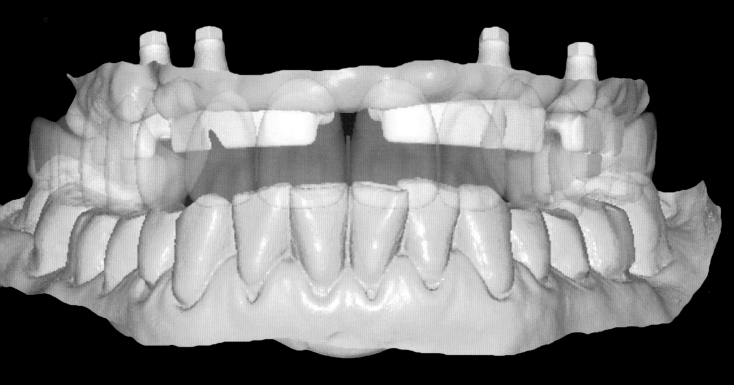

Tae Kim, DDS[1]
Fabiana Varjão, DDS, MS, PhD[2]
Sillas Duarte, Jr, DDS, MS, PhD[3]

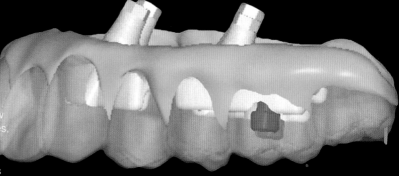

[1]Associate Professor and Section Chair, Removable
Prosthodontics, Division of Restorative Sciences, Herman Ostrow
School of Dentistry, University of Southern California, Los Angeles,
California, USA.

[2]Assistant Professor, Division of Restorative Sciences, Herman
Ostrow School of Dentistry, University of Southern California, Los
Angeles, California, USA.

[3]Associate Professor and Chair, Division of Restorative Sciences,
Director of the Advanced Program in Operative Dentistry, Herman
Ostrow School of Dentistry, University of Southern California,
Los Angeles, California, USA.

Correspondence to: Dr Tae Kim, Division of Restorative
Sciences, Herman Ostrow School of Dentistry, University of
Southern California, 925 W 34th Street, DEN 4365, Los Angeles,
CA 90089–0641, USA. Email: thk@usc.edu

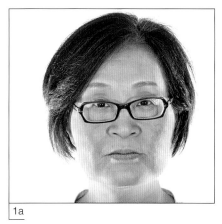
1a

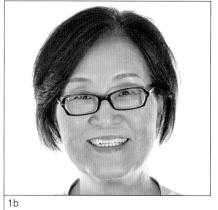
1b

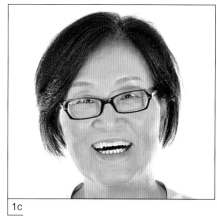
1c

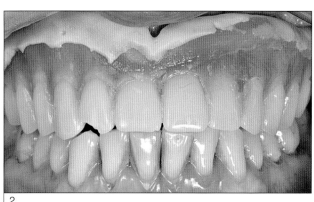
2

图1a~c 患者在临床展示佩戴了6个月的种植修复义齿,她要求制作新的上颌修复体。

图2 使用软衬材料重衬临时全口义齿。

数字化的工作流程可以为无牙颌患者的康复提供更可预测和可靠的治疗顺序。使用数字化技术,在现今可以减少预约的次数并为患者提供舒适的感觉。本文介绍了使用全程数字化工作流程制作种植体支持式的全牙弓氧化锆固定牙科修复体的顺序。

患者初诊

口内数字化扫描和CBCT图像

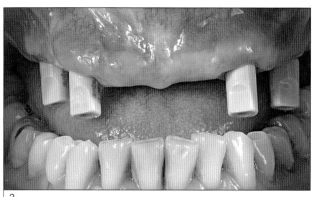
3

图3 在使用3Shape(Trios)扫描之前,在4颗种植体上放置4个扫描体就位。

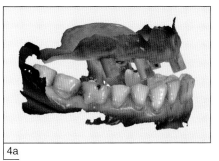

4a

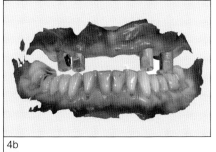

4b

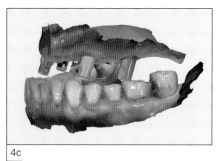

4c

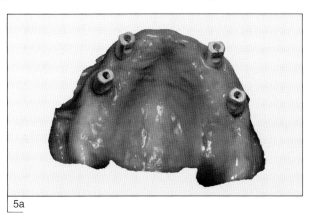

5a

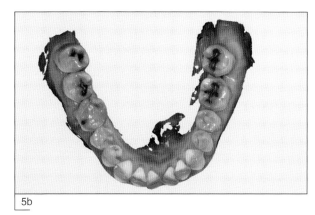

5b

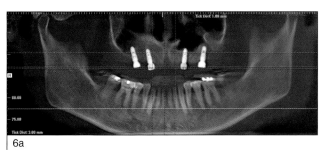

6a

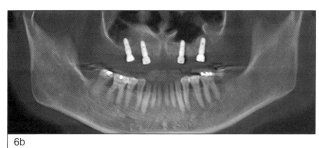

6b

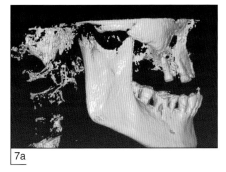

7a

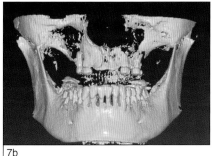

7b

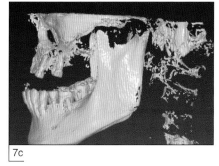

7c

图4a~c　使用Trios进行口内数字化扫描。

图5a、b　上、下颌牙弓的口内数字化扫描。

图6a、b　来自iCat机器的曲面断层数字化图像。

图7a~c　CBCT图像。

患者离开后

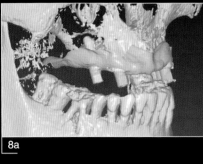
8a

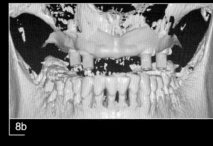
8b

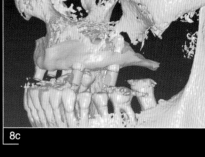
8c

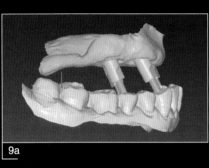
9a

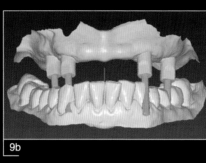
9b

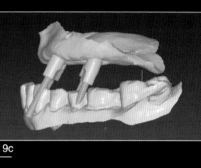
9c

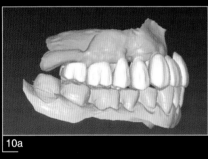
10a

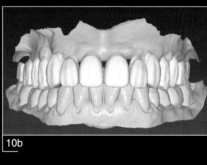
10b

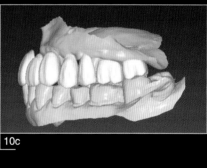
10c

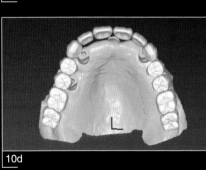
10d

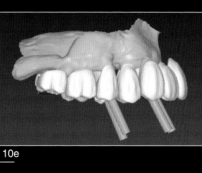
10e

图8a～c 使用Dentca SW软件将CBCT图像与口内扫描图像进行匹配。这个数字化流程可提供上、下颌数字化印模的正中关系和适合的咬合垂直距离。

图9a～c 确认上颌种植体的位置和与下颌牙齿的对应关系。

图10a～e 自动生成上颌牙齿的排列及与对颌牙齿的位置关系（Dentca SW）。然后生成3D打印临时义齿的原型。

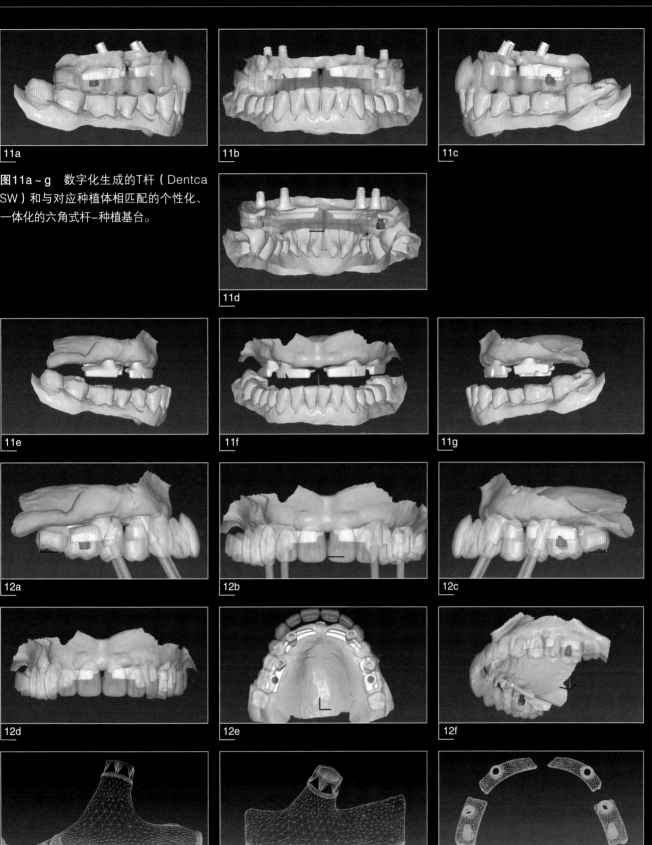

11a

11b

11c

图11a~g 数字化生成的T杆（Dentca SW）和与对应种植体相匹配的个性化、一体化的六角式杆–种植基台。

11d

11e

11f

11g

12a

12b

12c

12d

12e

12f

13a

13b

13c

图12a~f 数字化设计的T杆和数字化排牙之间透视重叠效果的设计关系图。

图13a~c 发送T杆的网格图像用于切削加工。

患者第二次就诊

T杆的放置和终印模制取

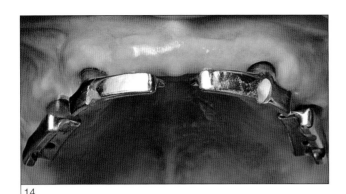

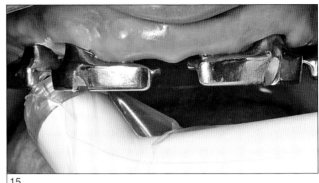

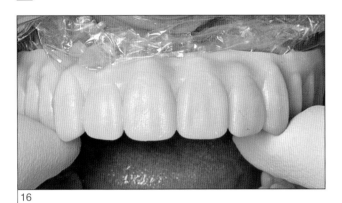

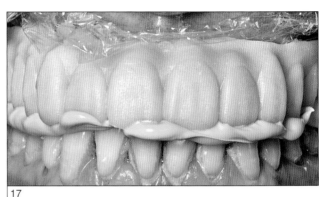

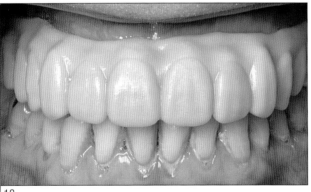

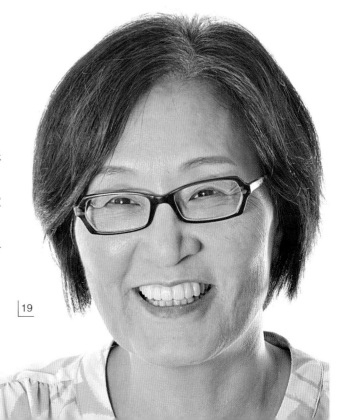

图14　放置4个个性化的T杆并加扭力至扭矩为30Ncm。

图15　固位螺丝拧紧后，螺丝通道孔内用间隔物填充（临时光固化树脂填充）。

图16　用终印托盘制取组织面终印模，以确保T杆的准确定位，用于制作最终氧化锆修复体最新的数字化设计。

图17　在终印托盘上取新的咬合关系定位。此步骤将生成最终氧化锆修复体新的咬合关系。

图18　患者口内最终修复体的临时义齿。

图19　患者佩戴修复体临时义齿的照片。

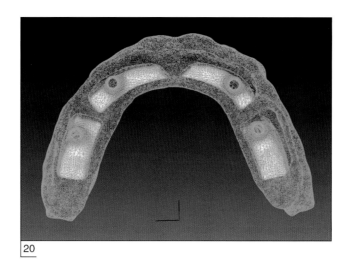

20

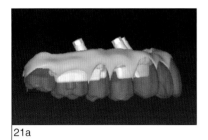

21a

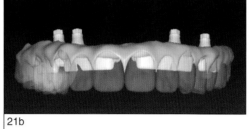

21b

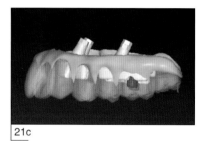

21c

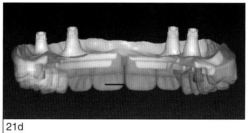

21d

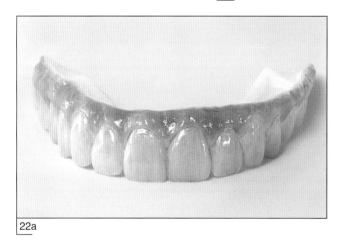

22a

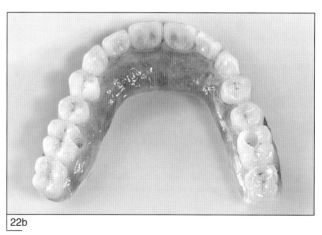

22b

图20　使用终印模和提供的咬合关系定位完成最终修复体的设计（图16和图17）。

图21a～d　最终氧化锆修复体的数字化设计完成。

图22a、b　染色完成后的氧化锆全瓷修复体。

患者第三次就诊

种植体支持式的全牙弓氧化锆固定牙科修复体的戴牙

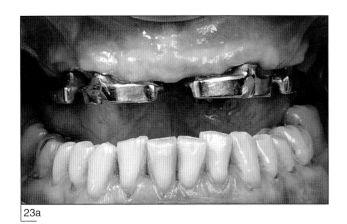
23a

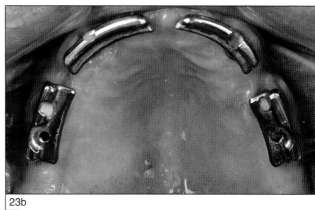
23b

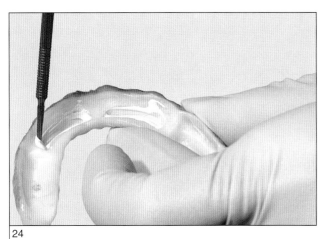
24

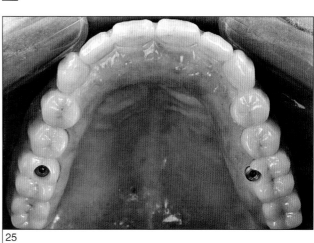
25

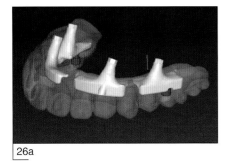
26a

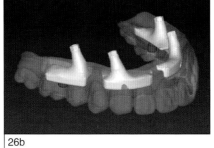
26b

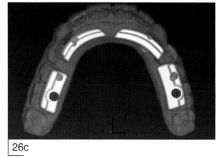
26c

图23a、b　取下临时义齿可见两个前牙杆的粘接和两个后牙固定螺丝放置的位置。

图24　用临时粘接剂Temp-Bond（Kerr）粘接两个前牙杆。

图25　放置两个后部固定螺丝并加扭矩至30Ncm。

图26a～c　固定螺丝（紫色显示）。

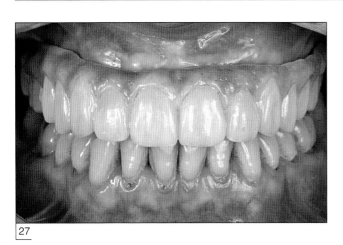

27

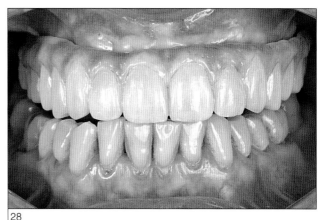

28

图27 正中关系位时的氧化锆全瓷修复体。

图28 侧方运动时的氧化锆全瓷修复体。

图29a、b 最终修复效果。

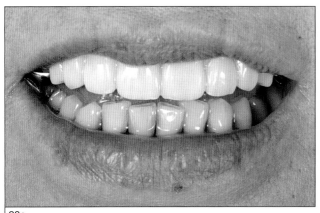

29a

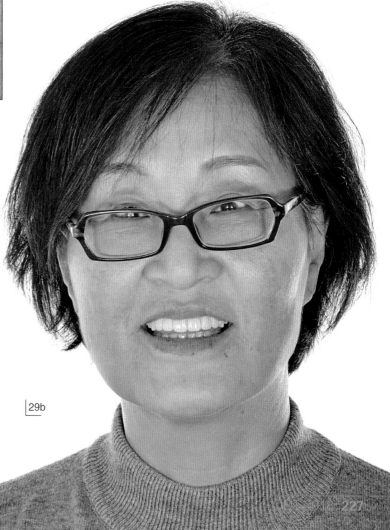

29b

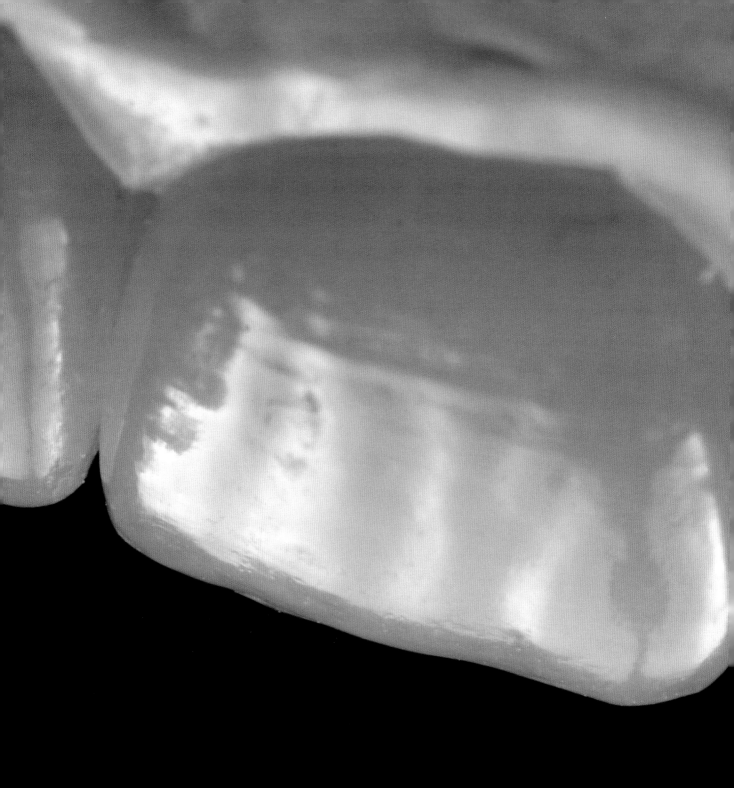

Stefano Inglese, CDT

via Romolo Tranquilli, 15, 67057 Pescina (AQ), Italy.
Email: harmonysmiledesign@gmail.com

穿龈轮廓：形态学、生物学及美学之间的关联

Emergence Profile: Relation Between Morphology, Biology, and Esthetics

　　义齿的美学包括很多方面：形态和光学效果，与功能相关的外形以及它们对美学效果的影响、生物相容性等多个方面。在2014年QDT大会上，作者简要陈述了形态、光学因素以及它们是如何影响最后牙体以及修复体的视觉效果。今天在这里将要分析的是牙齿颈部的穿出轮廓，牙龈软组织情况以及它们对修复体最终美学效果的影响。这里简要概述一下在义齿加工过程中怎样使修复体维持

并保护天然的生理结构，减少创伤。

　　观察天然牙颈部起始于釉牙骨质界的结构有助于理解穿出轮廓的概念。边缘龈、龈乳头的形态及其冠根向的位置水平，显示出牙齿穿出轮廓对维持软组织形态的作用。同样我们也可以将牙齿与牙龈之间的平衡协调关系分为以下两类：龈下穿出轮廓，对于软组织的支持及稳定非常重要；龈上穿出轮廓，对于软组织的保护非常重要。

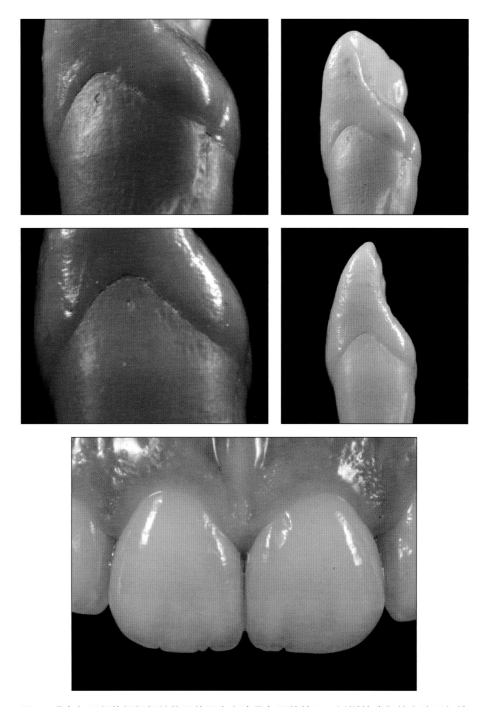

图1 观察与牙龈软组织相关的天然牙齿应该是每天的练习，以训练我们的大脑更好地感知和提高我们模仿自然的能力。

我们都知道，硬组织支撑着软组织，根据牙齿颈部穿出轮廓的解剖结构，我们可以利用软组织的质和量维持软硬组织的和谐稳定，达到预期的美学效果。

粉白美学应该互相支持，软组织应该与硬组织处于完美的平衡关系。我们不能靠想象去试图改变，而应该尽力去模仿自然的状态。

材料和方法都只是工具，即使是数字化，如果没有相关的知识、经验作为指导，没有相匹配的能力去实现，对于患者都是非常危险的。在任何情况下，我们都应该用脑、用手、用心。

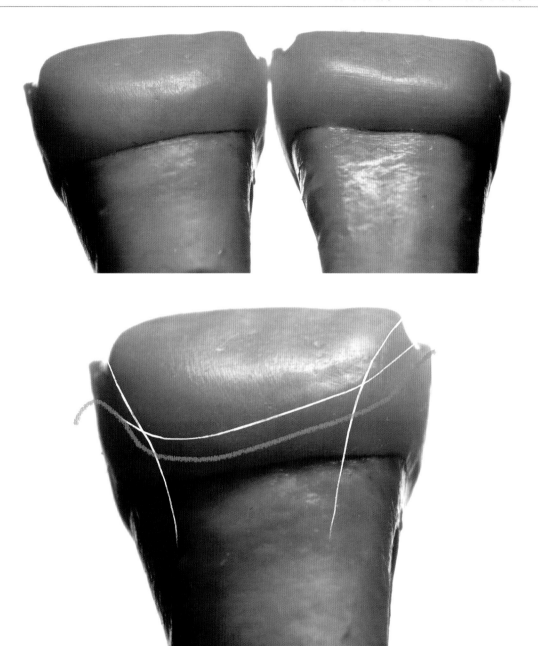

图2　蜡型轮廓仿真：通过颈部第三条线过渡形态，对牙龈软组织的设计进行管理。

蜡型的穿出轮廓

在这些蜡型上，我们可以通过观察牙齿从远中到近中穿出轮廓的变化，建立正确的牙龈顶点，塑造龈缘和龈乳头的外形及位置水平。修复体在颈部的穿出轮廓直接决定了粉白美学效果。

颈部过突会导致龈缘根方移位，相反颈部突度不够会导致龈缘冠方移位。在这个理论的指导下，我们就可以通过改变修复体颈部的外形，塑造软组织形态，以达到最自然的效果。同样，修复体邻面的外形和边缘形态也会影响龈乳头的位置、形态和高度[1-6]。

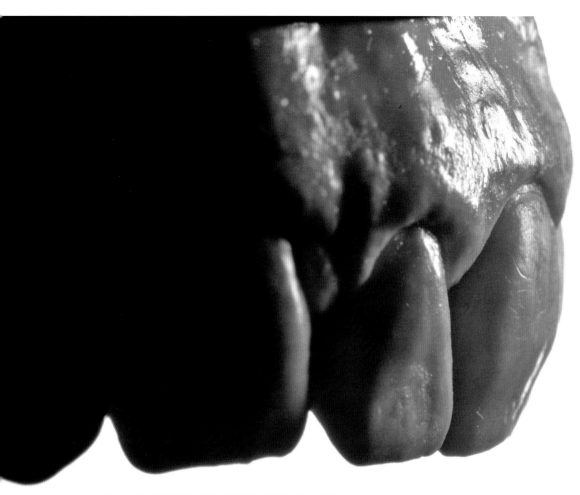

图3 蜡型颈部相对于主铸型软组织的突出轮廓。

适当的形状和近端三角形空间允许龈乳头以冠向的方式生长直到完全填补"黑三角",正如我们在这个临床病例中看到的(左)1个月和(右)4年后的效果。

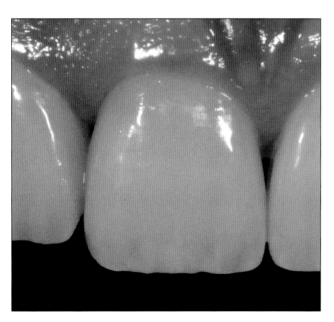 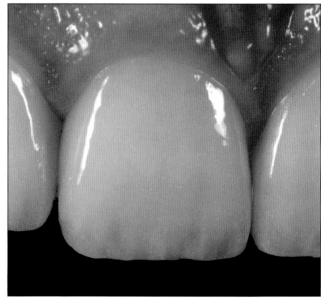

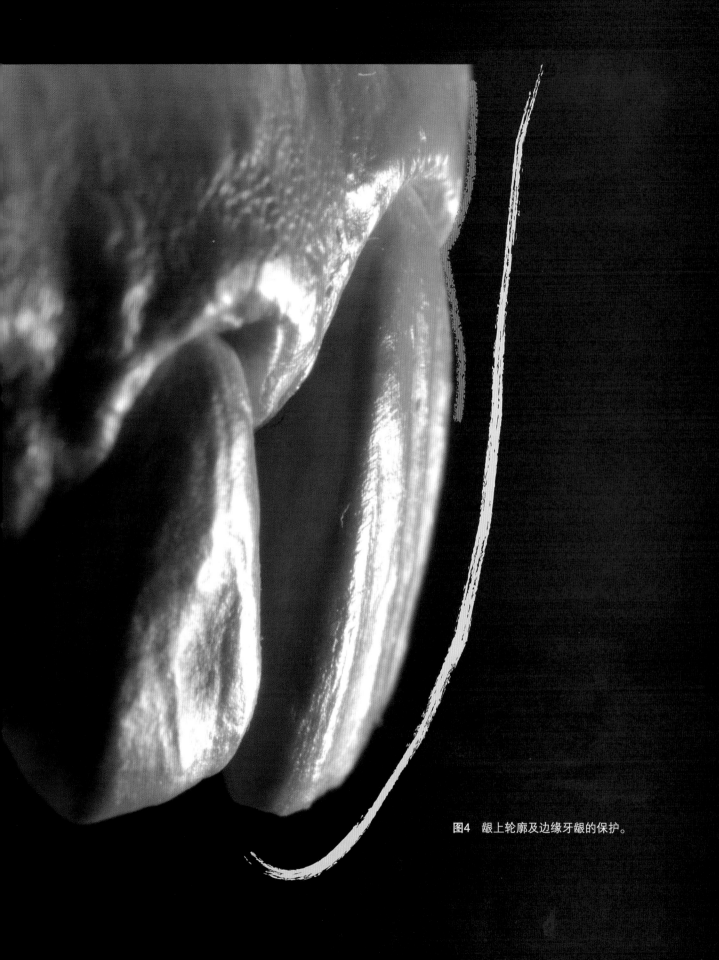

图4 龈上轮廓及边缘牙龈的保护。

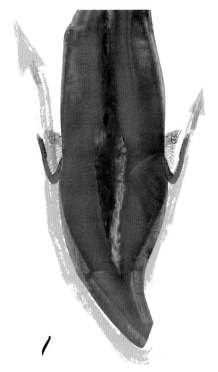

图5 突度不足。

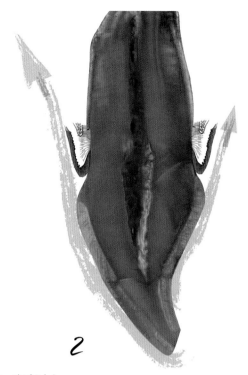

图6 突度过大。

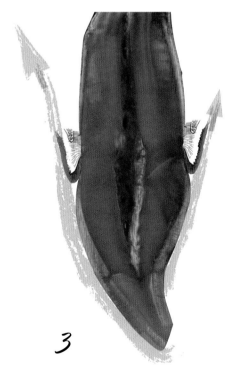

图7 突度正常。

修复体唇侧颈部的3种情况：

1. 突度不足：在受到机械和化学刺激时，龈缘
   无法得到保护，进食及刷牙都会造成对牙龈
   的机械创伤。
2. 突度过大：龈缘受到过度保护，缺乏食物的
   机械刺激及自洁作用，导致菌斑堆积及食物
   滞留。
3. 突度正常：龈缘就能得到保护，也能得到正
   常的机械刺激。在我们的修复体中就应该达
   到这种状态[5-8]。

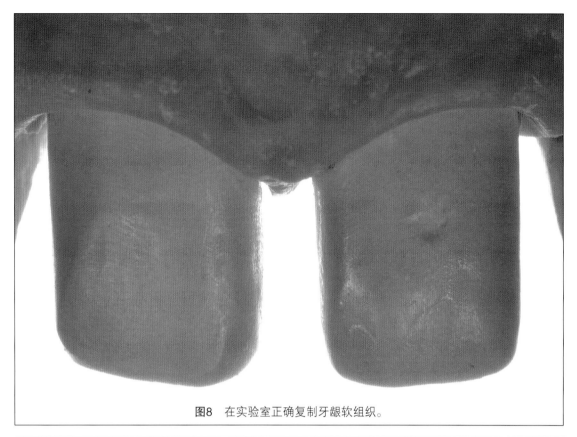

图8 在实验室正确复制牙龈软组织。

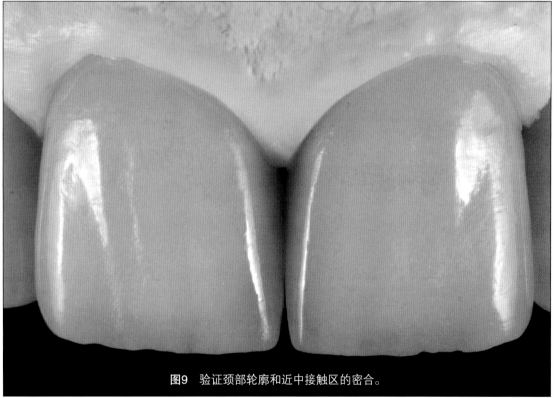

图9 验证颈部轮廓和近中接触区的密合。

　　在加工厂复制准确的人工牙龈非常重要，这样我们就可以设计修复体正确的龈下及龈上穿出轮廓，同时要将修复体放置在石膏模型上进行验证并调整。

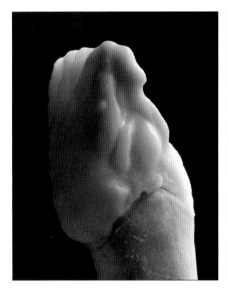
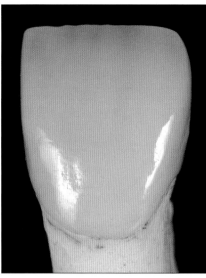

图10 从蜡型到最后抛光，以及通过所有的中间实验室程序，都必须保持修复的边缘密合的精度。

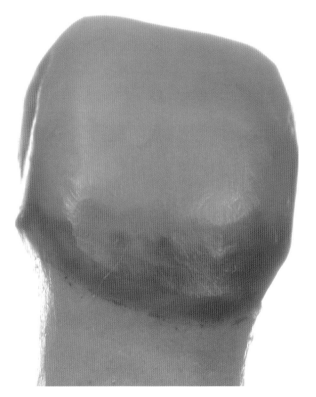
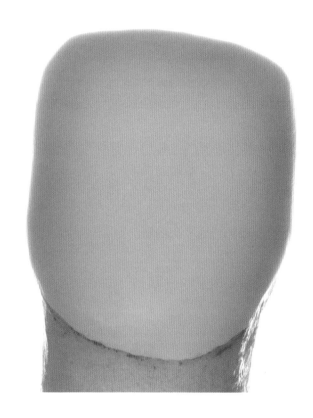

边缘封闭

获得精确的预备完成线也非常重要，它可以：（1）保护牙齿结构；（2）避免修复体颈部水平向突度过大，造成龈缘的根向移动；（3）减少粘接剂对软组织的刺激。过大的边缘间隙意味着过多的粘接剂暴露，这对牙龈健康是非常不利的，尤其是当修复体边缘位于龈下，或者邻面的粘接剂难以被清理干净的时候。

在加工厂及临床操作的每一步骤中，我们都应该努力获得并维持清晰准确的预备体边缘，我们甚至可以利用放大设备获得更加精确的边缘。使用放大设备使我们进入另一个微观世界，我们能够看到更多隐蔽的地方，这使得我们的工作模式也发生了翻天覆地的变化。掌握新的技术以及不断更新的方法设备需要我们足够的时间和耐心。

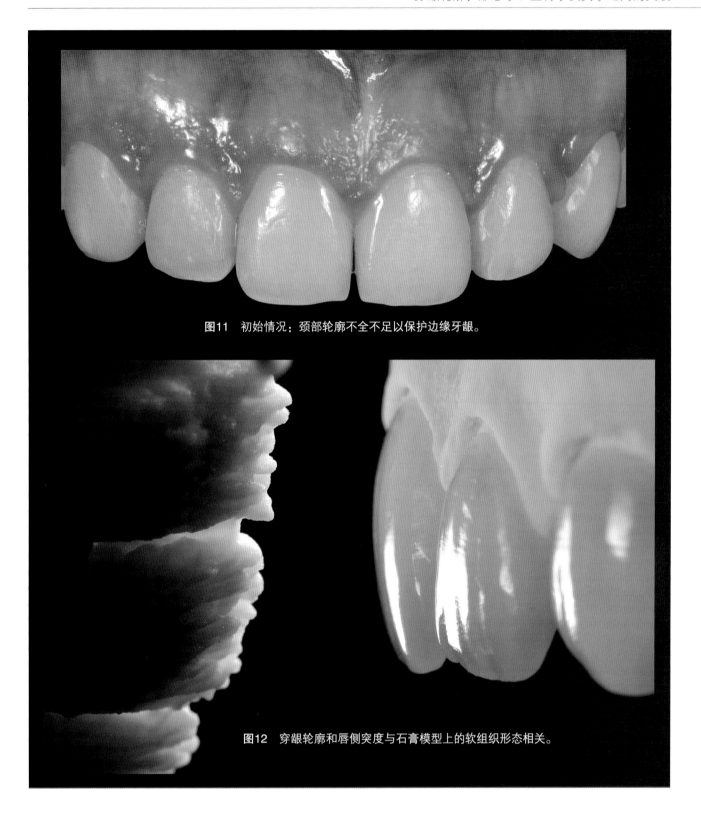

图11　初始情况：颈部轮廓不全不足以保护边缘牙龈。

图12　穿龈轮廓和唇侧突度与石膏模型上的软组织形态相关。

病例报告

这是一例典型的酸蚀症患者，唇侧颈部突度变小，不能够保护牙龈受到的机械刺激。通过6个贴面改变前牙的轴向，重塑颈部的正常穿出轮廓，牙龈逐渐恢复健康，达到软硬组织的和谐。

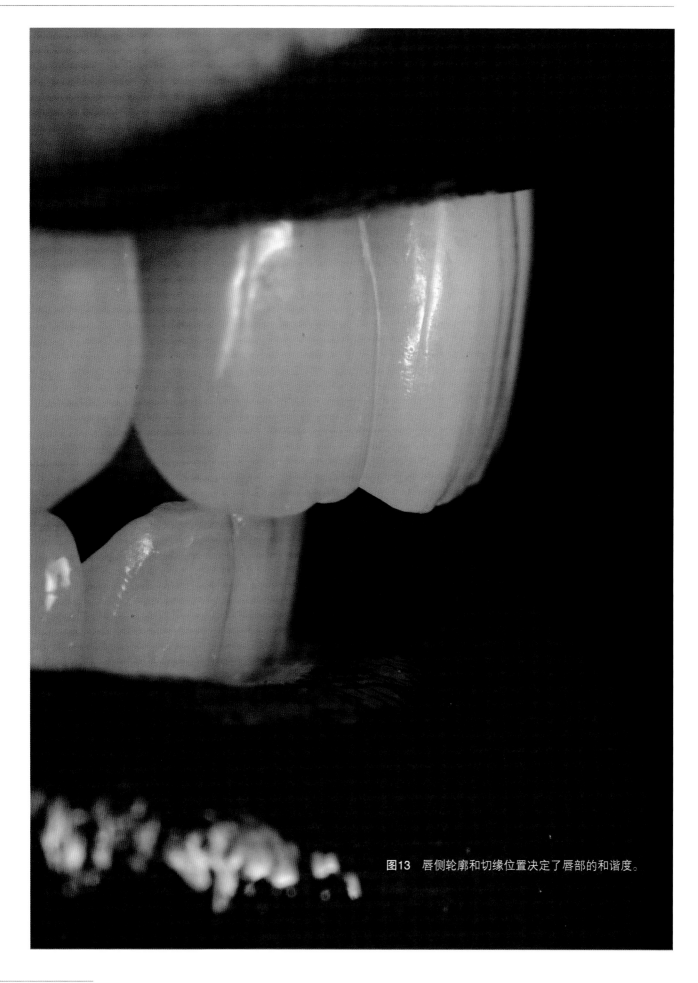

图13　唇侧轮廓和切缘位置决定了唇部的和谐度。

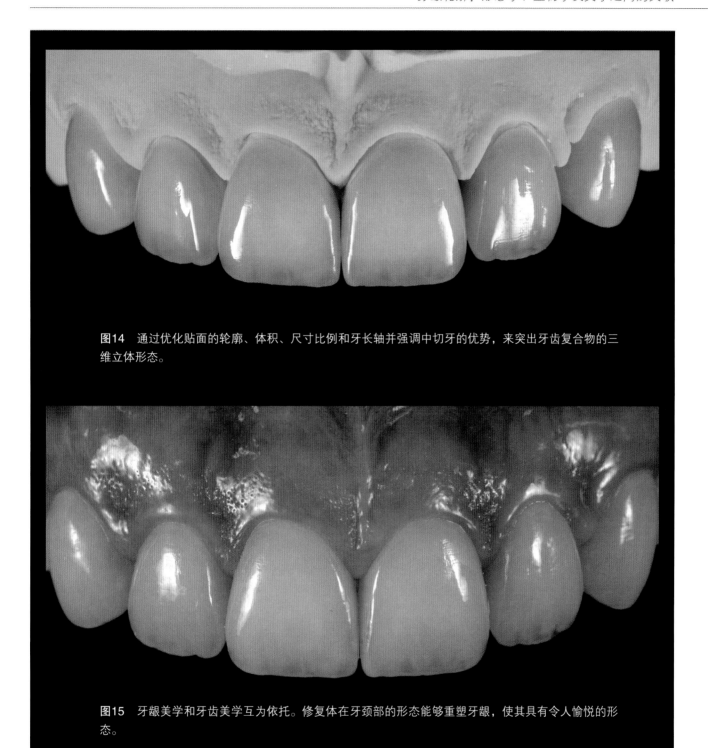

图14 通过优化贴面的轮廓、体积、尺寸比例和牙长轴并强调中切牙的优势，来突出牙齿复合物的三维立体形态。

图15 牙龈美学和牙齿美学互为依托。修复体在牙颈部的形态能够重塑牙龈，使其具有令人愉悦的形态。

粘接完成后1年，牙龈的状态得到进一步的改善，虽然牙齿的外形是通过贴面改变的，但软组织的健康对于整体的美学效果至关重要。同样，牙齿的功能、切缘的位置、三维方向的颜色对于获得修复体与唇部、面部的和谐及改善患者的情绪都是非常重要的。

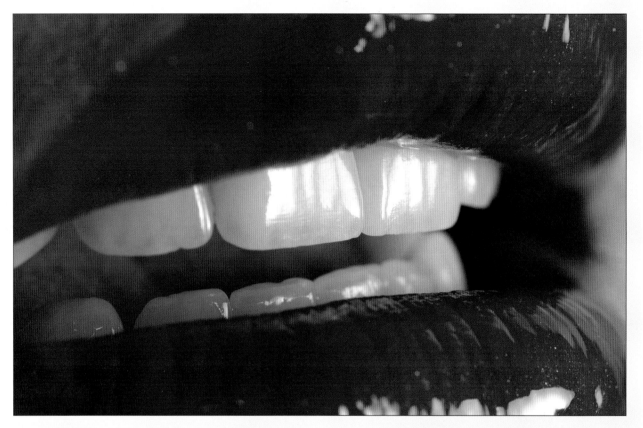

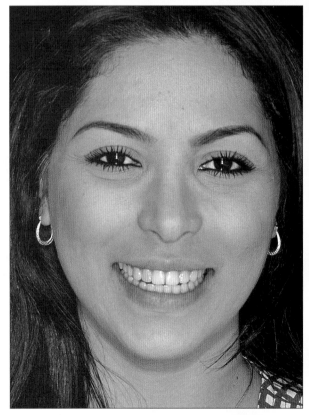

图16 患者在治疗前。

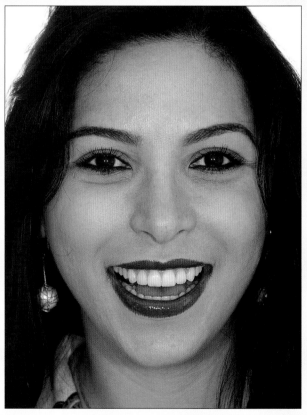

图17 患者治疗后：获得新的笑容，身心和谐。

结论

牙齿的美学效果一定要有软组织的支持，相反也一样。任何硬组织或者软组织的缺陷都将影响患者的面容。

牙齿颈部的曲线轮廓很大程度上影响牙龈的外形，只有通过扎实的理论、丰富的经验、足够的耐心，我们才能够获得正确的穿出轮廓。

精确的预备体边缘对于软组织的健康和稳定也非常重要，在临床操作及修复体制作过程中的每一个步骤，从印模制取到最后修复体的粘接，维持精确的预备体边缘是最基本的要求。

科学的知识体系、强大的团队协作，对于最终修复体的成功也是至关重要的。

致谢

非常感谢Nuria Otero博士对本文所示病例临床工作的投入和付出。

参考文献

[1] Inglese S. Tooth morphology, optical phenomena, and esthetic perception. Quintessence Dent Technol 2014;37:158–171.

[2] Bichacho N. Achieving optimal gingival esthetics around restored natural teeth and implants. Rationale, concepts, and techniques. Dent Clin North Am 1998;42:763–780.

[3] Bichacho N. Cervical contouring concepts: Enhancing the dentogingival complex. Pract Periodontics Aesthet Dent 1996;8:241–254.

[4] Su H, Gonzalez-Martin O, Weisgold A, Lee E. Considerations of implant abutment and crown contour: Critical contour and subcritical contour. Int J Periodontics Restortive Dent 2010;30:335–343.

[5] Inglese S. Customized treatment for esthetic success: A case report. Quintessence Dent Technol 2012;35:211–212.

[6] Inglese S. Aesthetic Dental Strategies: Art, Science, and Technology. Milan: Quintessence, 2015: 9,60,92–93,145–146,158,166–167, 176–177,209,216–218.

[7] Kissov HK, Todorova BP, Popova EV. Correlation between overcontouring of fixed prosthetic constructions and accumulation of dental plaque. Folia Med (Plovdiv) 2001;43:80–83.

[8] Morrow RM, Rudd KD, Eissmann HF. Laboratory Procedures, vol 2. St Louis, MO: Mosby, 1980:140–146.

Excellence
in Esthetics

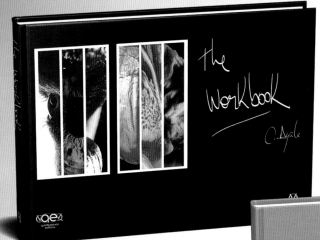

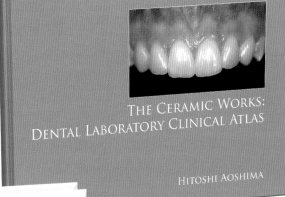
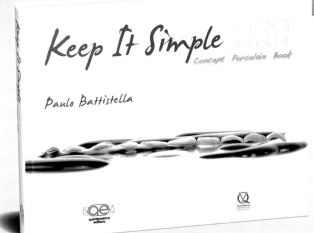

一例被动萌出不足的瓷贴面美学修复：
适宜的材料选择是关键

Esthetic Restoration with Ceramic Veneers
in a Case of Altered Passive Eruption:
The Appropriate Choice of Materials Is Key

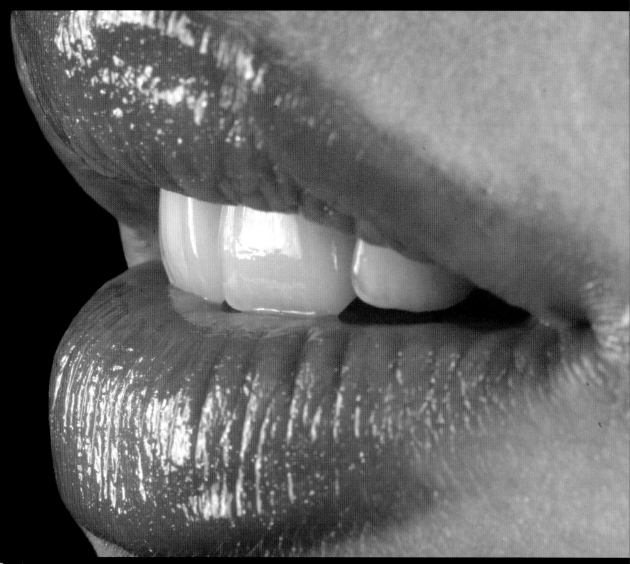

Davide Bertazzo

Dental Technician
Via Eccettuato 7/A, 15033 Casale Monferrato, Italy.
Email: info@bertazzolab.it, www.bertazzolab.it

基于牙釉质粘接的瓷贴面修复，是目前改善牙齿颜色和形态最具代表性的微创治疗方法。瓷贴面修复尽可能保存了牙齿结构并实现了长期的高成功率，在观察期为15年[1]和10年[2]的两项研究中分别达到了96%和93%的成功率。

本文旨在强调材料特性在修复中的重要性，慎重选择适宜的修复材料才能满足治疗计划的要求。同时，治疗计划的制订和团队的配合也至关重要。合理的治疗计划和流程能保证修复体在美学性能与长期稳定性上都获得成功。

被动萌出不足

被动萌出不足（Altered Passive Eruption, APE）是牙龈过多显露的一种临床表现。正如文中病例所示，被动萌出不足多表现为短而不美观的牙冠。在修复重建中，需要通过手术获得适当的生物学宽度，并且恢复被软组织覆盖的天然牙形态。本文中的病例，需要分别加长牙齿的根方和冠方。通过重建牙齿形态和比例的协调，最终实现生理和美学的平衡[3-4]。

临床研究和文献回顾在验证一项技术成功与否的同时，也在引导我们不断改进。我们的工作是通过深入观察和研究，探讨在行使功能和副功能、创伤[5]或磨耗后，牙齿与其他组织结构的关系，研究牙齿与修复材料的相互作用（图1）。

治疗过程中最重要的步骤之一是仔细地分析最初的石膏模型，这一步最好采用动态面弓转移正中关系位并上𬌗架。从而对贴面修复的磨耗、早接触、干扰、磨耗面进行综合评估，并且分析安氏分类、覆𬌗、覆盖，上下牙弓的对称性以及每颗牙齿的倾斜度。

磨耗的发生主要是机械因素[6]，而酸蚀则是化学过程，但是在口内都很难直接判断。众所周知，无意识的夜磨牙是釉质磨耗和修复材料应用的重要风险因素[7-9]。磨牙症患者会产生10倍于正常咬合

的咬合力[10]，从而造成修复体的破损频率增加。因此，为磨牙症患者选择适宜的修复材料至关重要。

修复材料

由于填料技术的进展[11]，新型超微混合填料复合树脂在美学和机械性能上都得到了很大改善，成为前牙和后牙修复中瓷修复材料的良好替代品[12-13]。尽管，在极端或压力条件下，复合树脂仍存在耐磨性能较低的局限性[14-15]。但临床研究表明，随着时间的推移，复合树脂贴面有望将表面性能提高到瓷贴面的6倍[16-17]。

影响复合树脂和陶瓷材料最终修复效果的另一个重要因素是分层堆塑技术。陶瓷材料可以在湿润状态下堆塑，从而通过材料的渗透实现精细的结构效果。复合树脂的分层堆塑技术因材料性质和可塑性的不同有较大差异。树脂修复获得的颜色和效果与树脂分层堆塑的专业性和精细度成正比。同时，还要注重对牙齿形态的控制，以及避免在不同层之间形成不美观的间隙。

通过将材料的挠曲强度和弹性模量（杨氏模量）关联起来，我们可以计算出材料的脆性。与金属修复体不同，牙科陶瓷材料在达到其弹性极限时，即使还有弹性变形的余量，也会发生断裂。相较塑性变形的金属而言，陶瓷的这种特性使其被归为脆性材料[18]。

玻璃陶瓷在耐火代型或铂片上分层烧结，无论其玻璃相用白榴石基晶体、长石类或氟磷灰石加强，由于瓷层可以做到很薄，因此均能获得理想的颜色效果。充分利用材料的半透光性，将光线透射到下面的牙体组织和牙龈，从而避免产生Pascal Magne所描述的不美观的"伞"效应[1,19]。

玻璃陶瓷的缺点在于试戴过程中易碎，以及在树脂水门汀硬化后体积收缩产生的牵张力，玻璃陶瓷70~120MPa的挠曲强度使其脆性较大。树脂水门汀的颜色也是一个重要因素，如果低估其颜色影

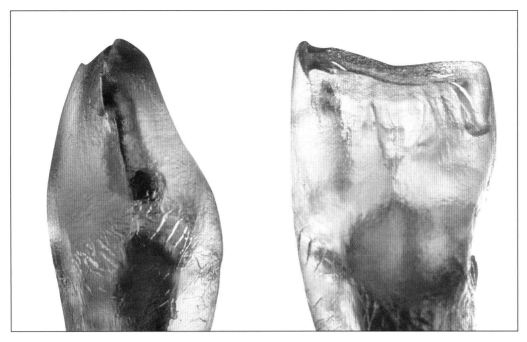

图1　我们的目标是学习和复制天然（由Alessandro Conti, DDS提供）。

响，会因为透出底色而影响最终修复效果，并且有可能导致修复失败。

随着玻璃陶瓷由Empress 2迭代为IPS e.max Press（Ivoclar Vivadent），因其玻璃基质添加了约70%二硅酸锂晶体[20]，从而使材料的挠曲强度增加到了350～400MPa[21]。而且其精密度完全可以满足热压铸或CAD/CAM的需要[22]。

病例示例

一位24岁的女性患者，想要改善她的笑容（图2）。患者不喜欢目前牙齿的形态，认为牙齿太短并且比例不协调（图3a）。全口影像学检查确认了该患者为被动萌出不足（APE）1类B亚类，手术是获得理想牙齿比例的第一步（图3b）[23]。

分析石膏研究模型后发现尖牙引导路径有一定程度的磨耗，牙齿的切缘需要进行修复。因此需要选择较高挠曲强度和机械性能的贴面材料，从而保证功能引导修复的长期稳定（图4）。

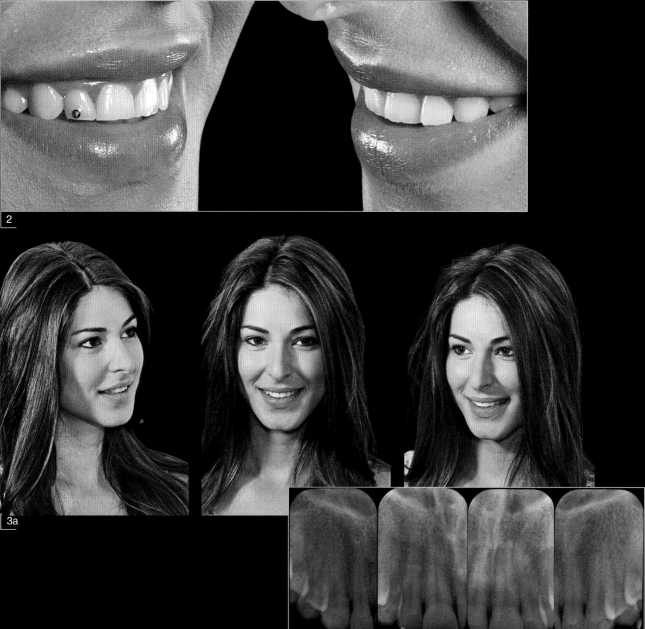

图2 评价磨耗和牙齿比例的基线侧貌图。

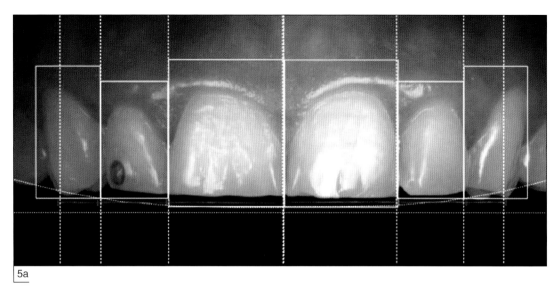

5a

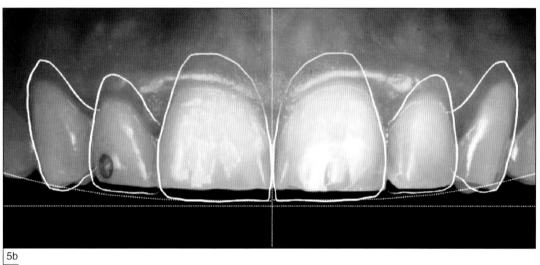

5b

图5a　新的美学参考线。

图5b　通过微笑美学设计（DSD）确定新的牙齿形态。

初次诊断蜡型和诊断饰面

新的治疗计划（Alessandro Conti医生）基于牙齿形态、新的参考线和数字微笑设计（DSD，Christian Coachman）确定的牙齿位置来确定，同时还要考虑其他的美学参数（图5）。例如，唇对于支持牙齿功能和空间发挥重要作用（图6）。笑线在男性和女性间存在差异。与男性相比，女性下唇弧度更大，笑线更高并且与切缘也更平行。文中的病例需要通过修复获得高-低-高的前牙曲线[24]。

诊断分析后，技师依照临床设计制作诊断蜡型作为最初的美学分析模型，并确定出牙周手术所需的牙龈曲线位置。将美学蜡添加到白色超硬石膏模型（Fujirock EP，GC Europe）上，牙龈上被蜡覆盖的部分即为需要冠延长的区域。在这个诊断蜡型阶段，牙齿形态的细节不必过于在意，重点在于协助完成手术（图7）。

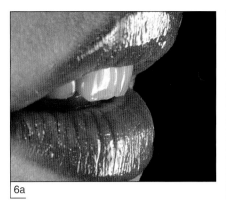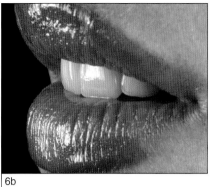

图6a、b 上下唇和牙齿的比例关系（和图2中的基线比较）。

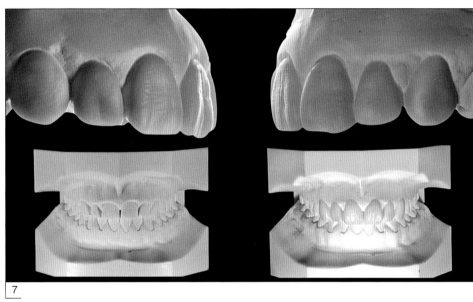

图7 第一副和第二幅蜡型。（上）最终的蜡型更加准确精准。（下）为牙周手术制作的第一幅石膏模型和蜡型。

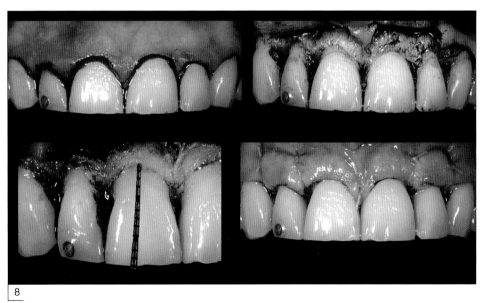

图8 手术流程（由Roberto Rossi医生，DDS, MScD提供）。

完成牙周手术（Roberto Rossi医生）后，利用模型制作透明的硅橡胶导板，用双组分复合树脂在患者口内制作诊断饰面（Protemp，3M Espe）（图8）。

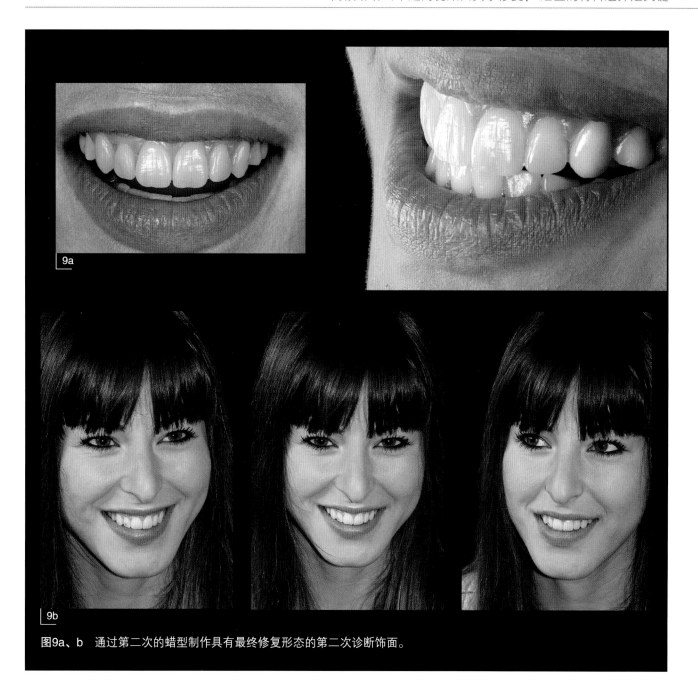

图9a、b　通过第二次的蜡型制作具有最终修复形态的第二次诊断饰面。

第二次诊断饰面

　　1年后，牙周组织达到稳定，制取新的白色超硬石膏模型（Fujirock EP）。然后制作更精确的美学蜡型，需要考虑牙齿形态与患者面型、年龄和性格的协调。需要特别关注的是上颌前牙的牙龈缘，以期实现美观对称的理想龈缘位置（图9a）。

　　通过硅橡胶导板和复合树脂在患者口内制作第二次诊断饰面（Alessandro Conti医生），同时通过口内和口外的照片与视频对新的设计进行动态的评估（图9b）。

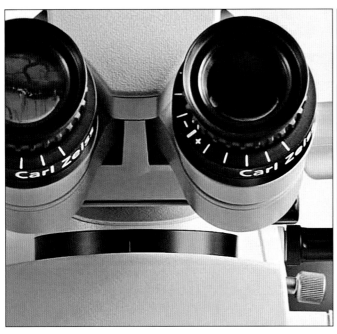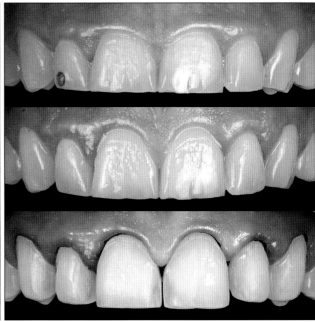

图10　显微镜在临床和技工室的操作过程中必不可少。（右侧从上到下）前牙基线，手术后1个月，微创牙体预备后。

患者接受诊断饰面和治疗计划后，开始进行显微镜（Zeiss OPMI Pico）下牙体预备阶段。利用显微镜可以实现以缺损为导向的微创牙体预备[25]，通过正确的粘接流程和完善的操作区域隔湿[26-27]实现高质量的粘接，以及精确的间接修复体制作，从而实现最终修复的成功（图10）。

贴面制作

制作两副不同的石膏模型用于贴面的制作。第一副模型利用Zeiser技术（Zeiser Sockelplatten，Zeiser Dentalgeräte GmbH）制作，并分割成可卸代型。第二副采用聚氨酯树脂制作成不分割模型（Exacto-Form，Bredent）。贴面基底层蜡型在可卸代型上制作，利用显微镜（Zeiss Stemi 1000）实现蜡型在预备体终止线位置的准确连续。瓷层的解剖形态在未分割模型上制作，将已经在患者口内验证过诊断饰面的蜡型形态复制，制作成新的独立的

蜡型（图11）。蜡型制作过程中，最大限度复制第二次的蜡型/诊断饰面形态，要注重细节和特点，尽量在复制过程中减小误差。

这一切都是为了更好地集中精力注重细节，尽可能地复制第二次蜡型的形状，避免改变牙齿的个性特征。

贴面基底材料的选择对于明度和最终效果至关重要。分层堆塑技术应尽量模拟天然牙的结构层次，同时考虑牙齿的增龄性特点。

选择具有半流动性的低透瓷块（LT，Ivoclar Vivadent），采用热压铸技术制作完成6个贴面。LT低透瓷块是具有良好荧光特性的纯牙本质色瓷块，需要配合回切技术使用（图12和图13）。

为了避免多次烧结造成的明度降低，确保最终修复体具有理想的明度，贴面基底选择A1色并且占70%厚度，分层烧结的瓷层厚度占30%。文中病例要求复制稍不透明但明度高的年轻牙齿，需要降低牙本质饱和度，在切端1/3形成渐变的半透明效果。

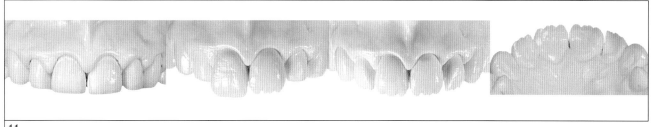

11

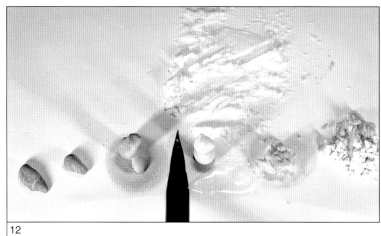

12

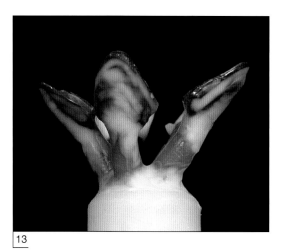

13

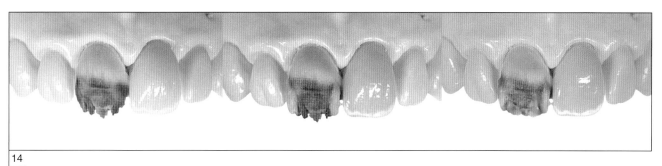

14

图11 聚氨酯树脂制作第二副工作模型。（从左到右）微创牙体预备，对比蜡型和二硅酸锂基底，二硅酸锂基底（LT A1）在模型上的试戴。

图12 分层堆塑。

图13 热压铸前蜡型准备。

图14 堆瓷过程（从左到右）：牙本质层修整，乳光效果，透光层。

在分层堆塑过程中切端需要包括吸光部分和透色部分，从而实现切端的透光效果[28]（图14）。

因为陶瓷材料有一个低温熔点，第一次烧结时可采用低温，以获得瓷块固有的色彩和色调（Ivoclar Vivadent）。尽量减少瓷层到达最终烧结温度（705℃）的次数，可以获得更好的烧结效果。

将釉质色和过渡色（60%～40%）应用到切端半透明层的制作中，完成贴面的最终解剖形态。少量的牙本质层向下方延伸，结合橙色不透明牙本质色和半透明的颈部色（70%-20%-10%）混合应用，实现该区域部分遮光效果（图15）。

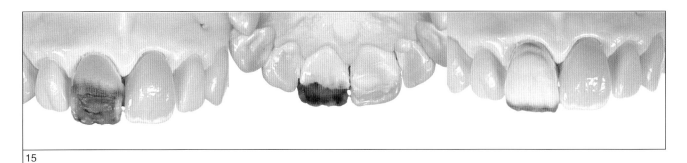

15

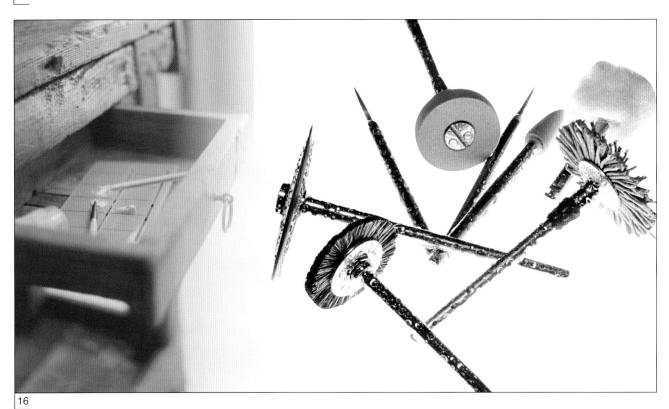

16

图15 堆瓷过程（从左到右）：吸光层和釉质色。

图16 完成和抛光阶段使用的工具。

精修阶段首先采用水冷却的金刚砂车针，模仿年轻牙齿形成明显的凹凸表面，然后通过形成釉质生长线（Retzius线）和微小的沟纹实现光反射效果。利用过渡线、解剖参数和3个Kuwata平面，共同形成三维立体效果[1,29]。

使用毛刷少量精细上釉，完成最终烧结。用橡皮杯、毛毡和金刚砂抛光膏完成最终抛光（图16～图18）。

粘接

使用粘接剂的粘接过程需要遵循严格的操作规范，包括获得操作区域的完善隔湿和规范的粘接步骤（图19）。四代全酸蚀粘接剂（OptiBond FL，Kerr）和超微混合填料复合树脂加热到52℃作为粘接材料使用。图20a～e展示了口内最终效果，图21a、b是术前和术后口外效果的对比。

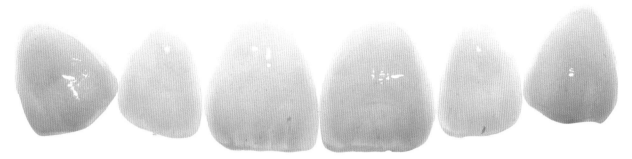

17

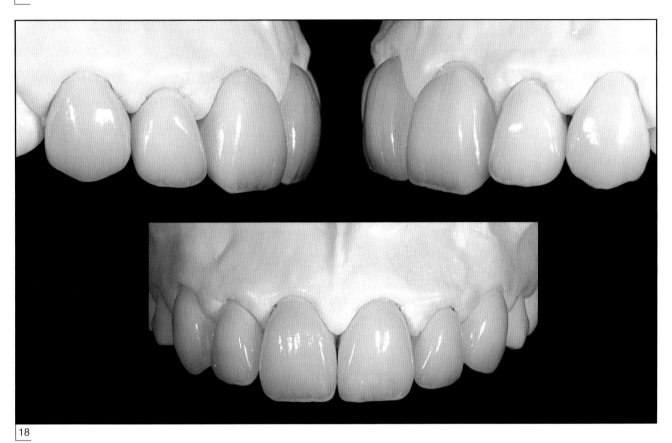

18

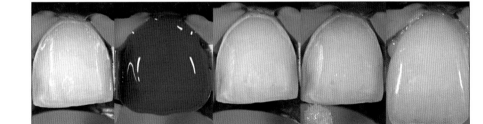

19

图17　最终完成的贴面。

图18　二硅酸锂贴面在未分割的工作模型上试戴。

图19　粘接过程（从左到右）：隔湿，酸蚀，冲洗，涂布粘接剂，粘接。

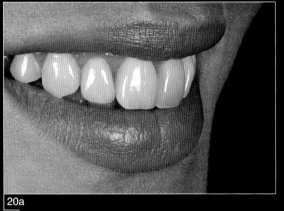
20a

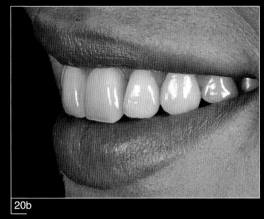
20b

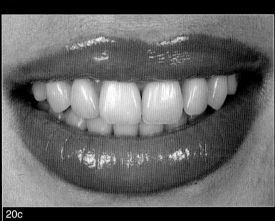
20c

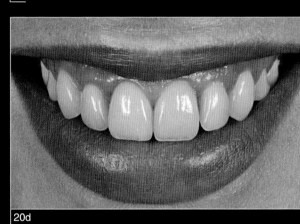
20d

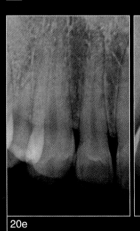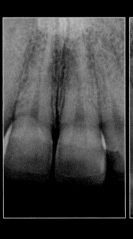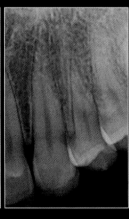
20e

图20a~e 最终修复体的口内像和X线片。

图21a、b （a）口外照片评估最终效果；（b）修复前正面观。

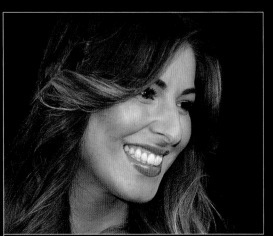
21a

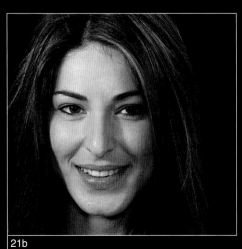
21b

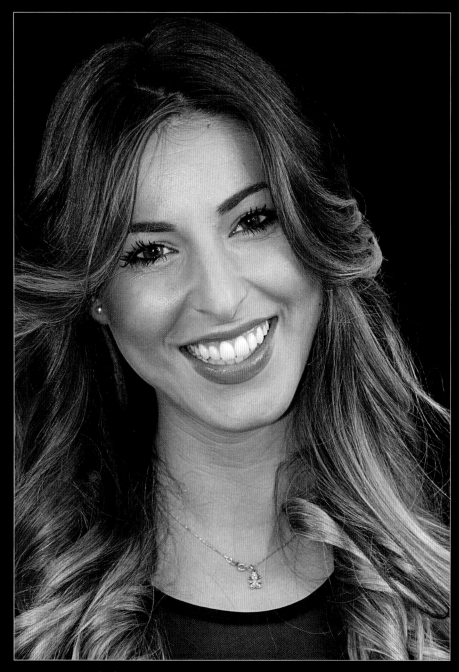

图22　最终的修复效果获得患者的满意。

结论

目前美学牙科学日趋成熟。其目标是创造出患者认可的美观的修复体。瓷贴面修复是一个具有较高要求的挑战，但也能带来令人满意效果。临床修复效果受若干因素的影响，只有通过团队合作的方式才能保证最终的成功。

正确的个性化治疗计划，微创的牙体预备，适合的粘接技术，制作精确的修复体和准确的材料选择，最终为患者提供健康、满意和最专业的修复效果（图22）。

致谢

我非常感谢Roberto Rossi医生和Alessandro Conti医生让我成为这个重要项目的一部分。感谢所有与我合作的专业人士，他们是我们工作中不可或缺的伙伴。并特别感谢Quintessence给予我这个机会。

参考文献

[1] Friedman MJ. A 15-year review of porcelain veneer failure—A clinician's observations. Compend Contin Educ Dent 1998;19:625–628.

[2] Peumans M, De Munck J, Fieuws S, Lambrechts P, Vanherle G, Van Meerbeek B. A prospective ten-year clinical trial of porcelain veneers. J Adhes Dent 2004;6:65–76.

[3] Gargiulo AW, Wentz FM, Orban B. Dimensions and relations of the dentogingival junction in humans. J Periodontol 1961;32:261–267.

[4] Rossi R, Benedetti R, Santos-Morales RI. Treatment of altered passive eruption: Periodontal plastic surgery of the dentogingival junction. Eur J Esthet Dent 2008;3:212–223.

[5] Magne P, Belser U. Bonded Porcelain Restorations in the Anterior Dentition: A Biomimetic Approach. Chicago: Quintessence, 2002.

[6] Kunzelmann KH. Wear Analysis and Quantification of Restorative Materials In Vivo and In Vitro [in German]. Aachen: Shaker Verlag, 1998.

[7] Baba K, Clark GT, Watanabe T, Ohyama T. Bruxism force detection by a piezoelectric film-based recording device in sleeping humans. J Orofac Pain 2003;17:58–64.

[8] Bernhardt O, Gesch D, Splieth C, et al. Risk factors for high occlusal wear scores in a population-based sample: Results of the Study of Health in Pomerania (SHIP). Int J Prosthodont 2004;17:333–339.

[9] Pallesen U, Qvist V. Composite resin fillings and inlays. An 11-year evaluation. Clin Oral Investig 2003;7:71–79.

[10] Nishigawa K, Bando E, Nakano M. Quantitative study of bite force during sleep associated bruxism. J Oral Rehabil 2001;28:485–491.

[11] Dietschi D, Spreafico R. Adhesive Metal-Free Restorations. Chicago: Quintessence, 1997.

[12] Monaco C, Scotti R, Miceli P. Die mit dem neuen, mikrogefüllten Komposit-Material SR Adoro verblendete Inlay-Brücke: Ein klinischer Fallbericht. Quintessenz Zahntech 2003;29:292–305.

[13] Ferracane JL. Resin Composite - State of the Art. Dent Mater 2011; 27:29-38.

[14] Tyas MJ. Correlation between fracture properties and clinical performance of composite resins in Class IV cavities. Aust Dent J 1990; 35:46–49.

[15] Schlichting LH, Stanley K, Magne M, Magne P. The non-vital discolored central incisor dilemma. Int J Esthet Dent 2015;10:548–562.

[16] Gresnigt MM, Kalk W, Ozcan M. Randomized clinical trial of indirect resin composite and ceramic veneers: Up to 3 year follow-up. J Adhes Dent 2013;15:181–190.

[17] Moura FR, Romano AR, Lund RG, Piva E, Rodrigues Júnior SA, Demarco FF. Three-year clinical performance of composite restorations placed by undergraduate dental students. Braz Dent J 2011; 22:111–116.

[18] Kappert HF. Dental materials: New ceramic systems. Academy of Dental Materials Proceedings Transactions 1996;9:180–199.

[19] Fradeani M, Redemagni M, Corrado M. Porcelain laminate veneers: 6- to-12-year clinical evaluation—A retrospective study. Int J Periodontics Restorative Dent 2005;25:9–17.

[20] Edelhoff D, Spiekermann H, Rùbben A, Yildirim M. Kronen- und Brückengerüste aus hochfester Presskeramik. Quintessez 1999;50: 177–189.

[21] Pospiech P, Kistler ST, Frasch C, Rammelsberg P. Clinical evaluation of posterior crowns and bridges of IPS Empress 2: Preliminary re-sults after one year [abstract 1610]. J Dent Res 1999;78(special is-sue):307.

[22] Rinke S, Behi F, Hüls A. Fitting accuracy of all-ceramic posterior crowns produced with three different systems [abstract 997]. J Dent Res 2001(special issue);80:651.

[23] Garber DA, Salama MA. The aesthetic smile: Diagnosis and treatment. Periodontol 2000 1996;11:18–28.

[24] Hidaka T. Solutions for Dental Esthetics: The Natural Look. Tokyo: Quintessence, 2008.

[25] Massironi D, Pascetta R, Romeo G. Precision in Dental Esthetics: Clinical and Laboratory Procedures. Milan: Quintessence, 2007.

[26] Brentel AS, Ozcan M, Valandro LF, Alarca LG, Amaral R, Bottino MA. Microtensile bond strength of a resin cement to feldspathic ceramic after different etching and silanization regimens in dry and aged conditions. Dent Mater 2007;23:1323–1331.

[27] Edelhoff D, Liebermann A, Beuer F, Stimmelmayr M, Güth JF. Minimally invasive treatment options in fixed prosthodontics. Quintessence Int 2016;47:207–216.

[28] Ubassy G. Shape and Color: The Key to Successful Ceramic Restorations. Chicago: Quintessence, 1993.

[29] Kataoka S, Nishimura Y. Nature's Morphology: An Atlas of Tooth Shape and Form. Chicago: Quintessence, 2002.